基金项目：
福建中医药大学2022年校管重大专项
"百年闽台中医史研究"阶段性成果

闽台中医药文化丛书

福建中医药文献概论

王尊旺 著

厦门大学出版社

XIAMEN UNIVERSITY PRESS

国家 一级 出版社
全国百佳图书出版单位

图书在版编目（CIP）数据

福建中医药文献概论 / 王尊旺著. -- 厦门：厦门
大学出版社，2023.11
（闽台中医药文化丛书）
ISBN 978-7-5615-9210-6

Ⅰ．①福… Ⅱ．①王… Ⅲ．①中国医药学-文献-汇
编-福建 Ⅳ．①R2-5

中国版本图书馆CIP数据核字(2023)第233355号

美术编辑　蒋卓群
责任编辑　陈金亮　薛鹏志
技术编辑　朱　楷

出版发行　厦门大学出版社
社　　　址　厦门市软件园二期望海路 39 号
邮政编码　361008
总　　　机　0592-2181111　0592-2181406(传真)
营销中心　0592-2184458　0592-2181365
网　　　址　http://www.xmupress.com
邮　　　箱　xmup@xmupress.com
印　　　刷　厦门集大印刷有限公司

开本　787 mm×1 092 mm　1/16
印张　15.5
插页　6
字数　260 千字
版次　2023 年 11 月第 1 版
印次　2023 年 11 月第 1 次印刷
定价　68.00 元

本书如有印装质量问题请直接寄承印厂调换

厦门大学出版社
微信二维码

厦门大学出版社
微博二维码

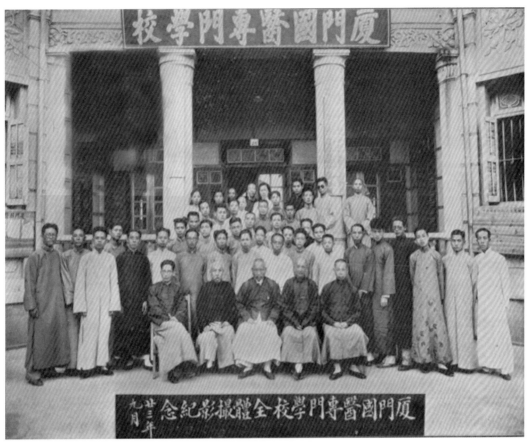

1934 年 9 月厦门国医专门学校全体合影

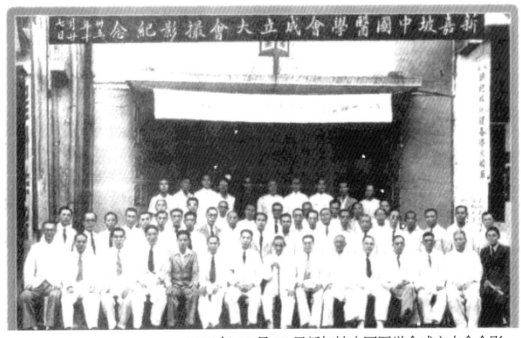

1946 年 10 月 27 日新加坡中国医学会成立大会合影

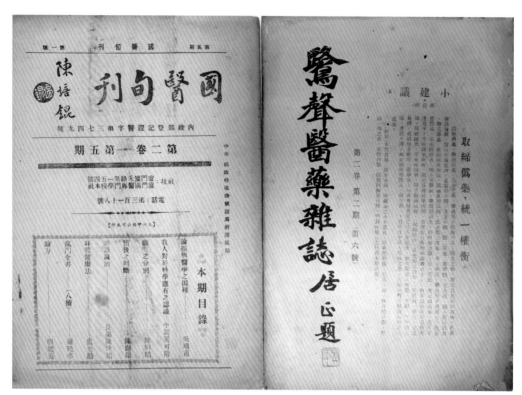

厦门国医专门学校创办《国医旬刊》

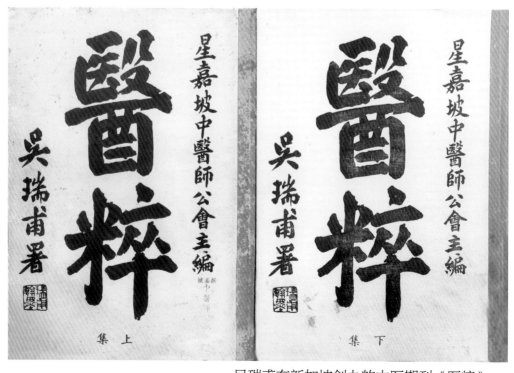

吴瑞甫在新加坡创办的中医期刊《医粹》

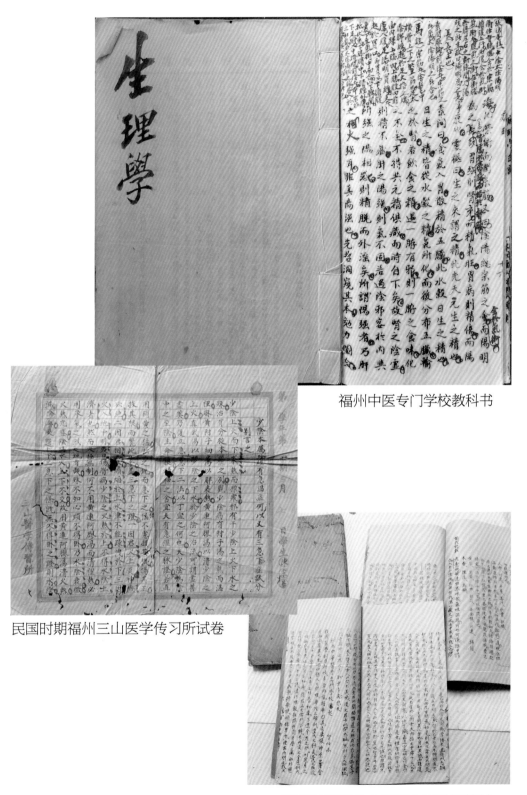

福州中医专门学校教科书

民国时期福州三山医学传习所试卷

民国时期闽台合编的中医学校教材

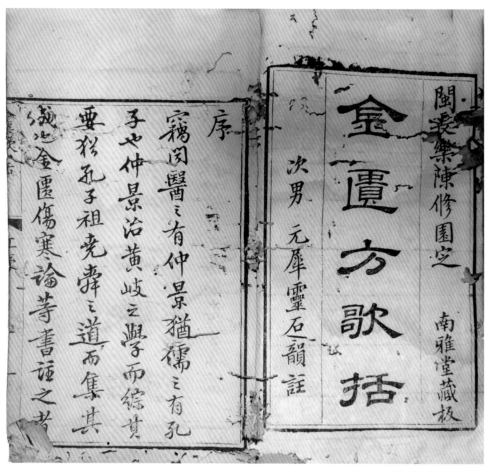

陈修园医书

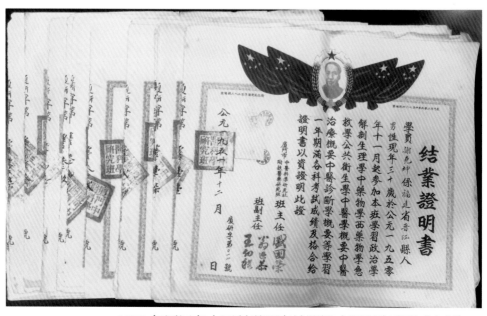

1951年厦门市中医科学研究社附设中医研究班结业证书

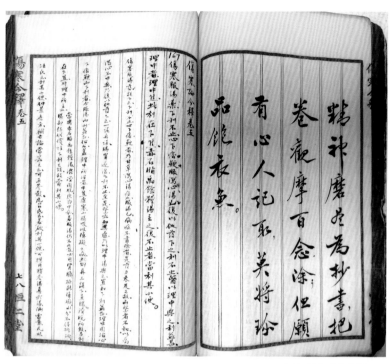

民间抄本医书

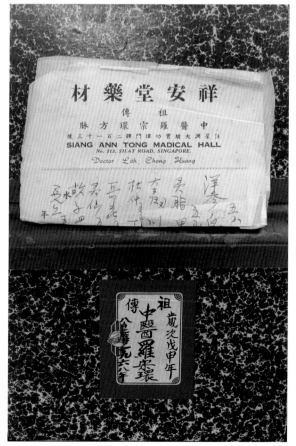

民间抄本医书

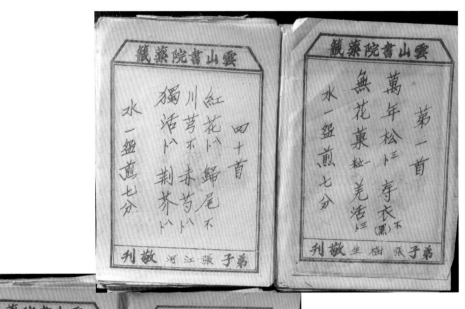

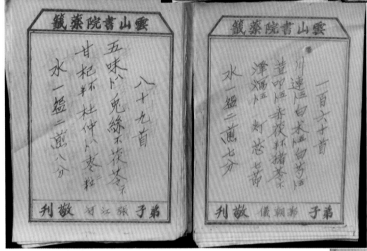

云霄县云山书院药签

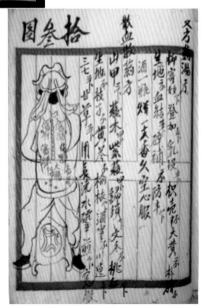

抄本民间验方

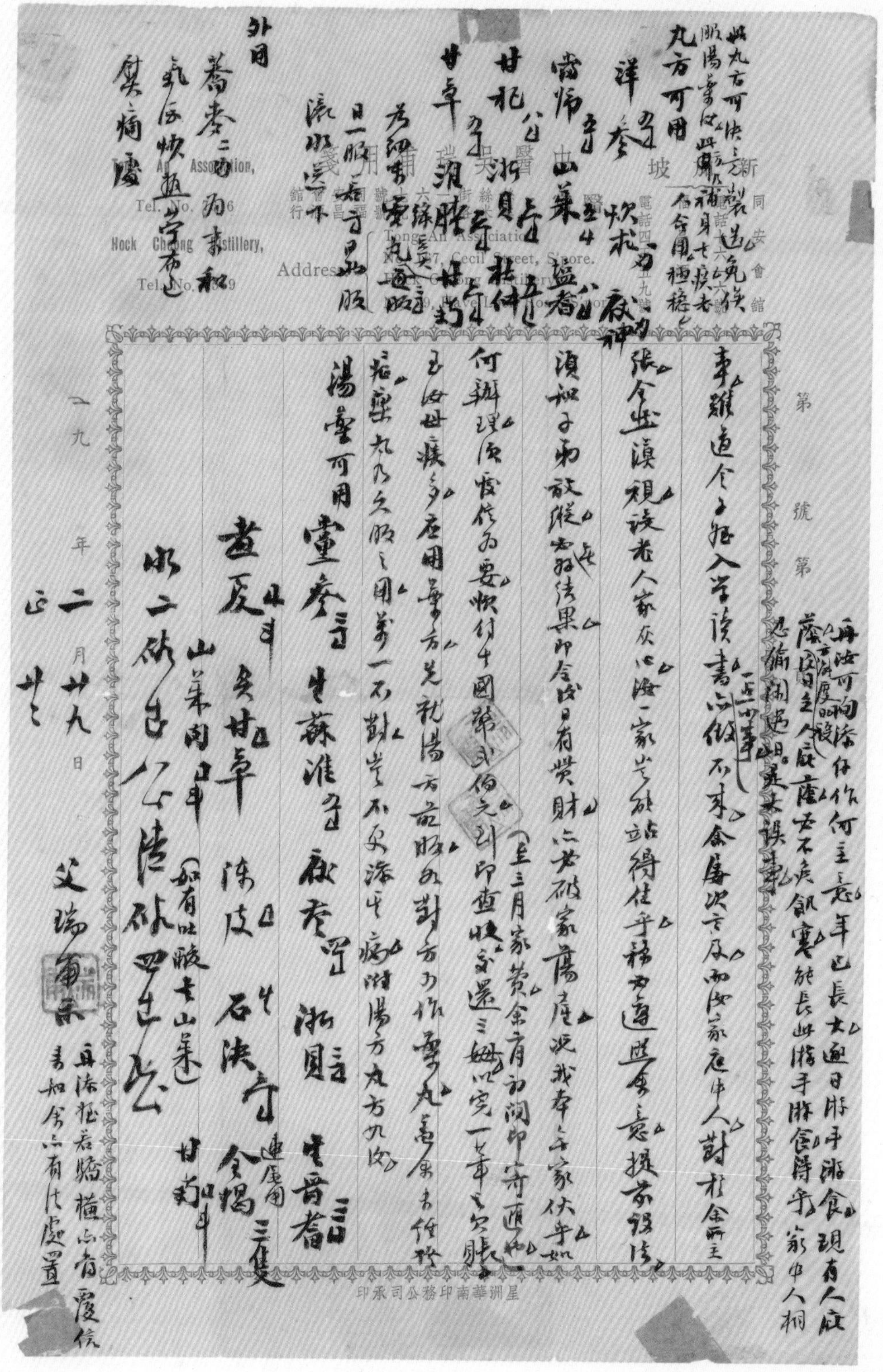

新同安會舘
Tong An Association,
No. 7, Cecil Street, S'pore.
Address

Hock Cheong Distillery,
Tel. No. ...

第 號 第

第一信

李继运食之狂入苦读书必须不来念……对于全……

一九 年 二月廿九日

艾瑞甫禀

星洲南華印务公司承印

吴瑞甫从新加坡寄厦门家书

端宜館長同道，您好！四月間您們訪問團蒞臨本校參觀指教，獲益良多，至表感 惟

因行期匆匆，未能善盡接待之責，深覺抱歉，訪問座談會中您提出之問題及指教 足證

您對藥學領域有精湛造詣，令人印象深刻。今收到您主編「台灣醫藥衛生概觀」、「台

灣中醫藥縱覽」及「台灣中醫藥概覽」三部大著，拜讀之餘，除益感上述印象不虛外，

亦深感大陸對台灣中醫藥發展、成長與現況，瞭解甚詳。 貴校諸同道，研究學問之執

著及鍥而不捨之精神，令人敬佩。至於囑寫一篇評估意見，恕不敢當，如須新材料，可

逕向本校圖書館洽商，我已囑其盡力支援，耑此敬覆，

並頌

夏安

弟 郭盛助 啓 87.7.17.

两岸关系正常化后闽台中医界通信

依中醫舊說凡腸下滿痛藏血器官之病驚

恐嘆怒之病掉眩瘈瘲之病以及外生殖器

之病皆屬肝病設有五人同時分患上五種

病而其病皆屬實屬熱可否用同一藥方治

之

今觀

夫子所來習題，以五種病皆屬肝病一

民国时期盛国荣教授作业簿

自　序

　　2014 年，我从福建中医药大学马克思主义学院转岗至图书馆，当时就有不少师友善意地提醒我，转岗一定要谨慎，因为在学院是教师，在图书馆是教辅。二者有很大的差异。无奈我主意已定，决心弃明投暗，师友们也只好给予我最美好的祝愿，纷纷说图书馆也挺好。此后，我从由教辅提供服务的教师变成了为教师提供服务的教辅。学校根据相关规定给马克思主义学院的教师发放月均 2000 元的思政津贴后，更有师友不止一次地表达了惋惜，直言不讳地说从来都是教辅、行政转教师，从未听说教师转为普通的教辅，这似乎更验证了我当时的决定是多么草率和错误。

　　老实说，我也时常为失去的思政津贴而懊丧不已。不过常言道"好马不吃回头草"，何况世易时移，我长期脱离教学，即便是回头，可能也嚼不动那些草了，甚至是无草可吃。此时，我也只能以"既来之，则安之""树挪死，人挪活"之类的言论来说服自己。工作岗位的转变，也使我不得不思考，作为教辅究竟能为教师提供什么服务？结合自己历史学的专业知识背景，从本职工作出发，我积极投身于图书馆特色中医药文献资源建设中。

　　无论在福州还是出差到外地，我都是各地旧书市场的常客。长期的坚持，也让我收获了不少意外之喜。数年之间，我竟然也搜集到数量不菲的珍贵文献，并结识了一些书界好友。爱书之人总是有些趣事。一次，我在福州象园旧书市场购买到一套心仪的抄本文献，刚刚拿到手中，立即有人凑过来希望以两倍的价格转让给他。见我不为所动，他热情地邀我去家里看看他的藏书，大概是想以书换书。我想一个大男人，要是真的被骗遭遇陷阱，大不了将书双手奉上。参观了这位老兄的藏书，还真的让我大开眼界，不过他的希望最终还是落空了。近几年来，随着文化的复兴，旧书价格日渐高攀，这让时常囊中羞涩的我更为羞涩，只好厚着脸皮向太太借钱买书，并一再保证会双倍归还所借资本。最终的结果自然是有借无还，再借也不难。

2015年在台湾地区访学期间，我阅读文献时得知20世纪30年代台湾医家和福建医家曾经在厦门创办一所华南中西医专门学校，主要招收闽台地区有志于学习中医者。回到学校后，我穷尽各种办法，先后赴厦门市图书馆、档案馆、博物馆，以及福建省图书馆和省内各主要高校图书馆查阅资料，拜访精通厦门文史的地方耆老，均未找到该校的任何蛛丝马迹。在孔夫子旧书网上，我惊喜地发现有三册该校编写的教材出售。根据出售者拍摄的数张图片，结合台湾看到的文献资料，我断定这三册教材是真品，立即将之收入囊中。出售者对此了解不深，标价不高，可谓捡漏。拿到三册教材的一刹那，内心的激动和满足感旁人无法体会。当然，其间更有珍稀医籍欲得而不能的遗憾。同样是在孔夫子旧书网，我见到一册民国时期台湾民间彩绘大开本《梁山人马与蛇图全门药簿及符簿》，将每一类蛇伤配梁山好汉一名，共计108类，后附用药和用法。蛇伤类文献我也见过不少，但从未见到此类有特色的东西。可惜该书标价高达数万，绝非我等靠薪水为生者所能承受。几番较量下来，终于还是和此书失之交臂，内心的沮丧和失落感旁人亦无法体会。说真的，我晚上的确做过将这本书买下来的美梦，真正体验了一把什么是"家贫梦买书"的欢喜。

考虑到中华大地各不相同的地理环境及风土人情，对地方中医药院校图书馆而言，重视区域性特色中医药文献的搜集和整理，无疑是图书馆资源建设革故鼎新的重要方向和必由之路。只有以丰富的地域文献为基础，才能层层解剖中国医学史的区域特征，才有可能归纳出中国医学史的基本属性，总结出传统中医药文化的发展规律和时代价值。将近年来搜集到的中医药文献加以阶段性的总结，既是对个人的一个交代，也能为学界开展相关研究提供新的资料和线索，这正是教辅为教师提供服务的形式之一，也是我致力于搜集福建中医药文献的初心，当然我也将之视为自己的使命。

转岗到图书馆以来，我似乎比当初从事一线教学工作时更忙了。看着图书馆渐成气候的"民国时期中医学校教科书"特色馆藏、闽台地区民间抄本医书特色馆藏，我觉得，所有的辛苦都是值得的，所有的辛苦都是快乐的。对图书馆而言，文献的搜集永无止境。根据本人了解的信息，福建地区仍有大量的未刊稿抄本医家著作、中医医案、单方验方、民俗疗法、涉医碑刻、民间医疗信仰、中医俗语谚语、寺庙药签、药店经营账册、武馆骨伤拳簿等散佚在民间没有被发掘，这是我未来努力的方向，也是坚定不移的目标。兴趣是我一路前行的最大动力。对有些人来说,整天面对这些破书烂纸,是一件多么枯燥的事情。但对一个读书人来说,还有比能够将个人兴趣和工作融为一体更有意思的事情吗!

感谢孔夫子旧书网。它搭建的平台提供了海量的资源,在这个神奇的网站上,只有想不到,没有找不到;只有买不起,没有买不到。数年来,它赚了我不少钱,我依然心存感激,这应该就是双赢吧。感谢我的前领导蔡鸿新馆长和现领导陈莘馆长。我知道,如此直白的表达似乎有些矫情,单独向领导表示感谢更有刻意巴结之嫌,但感谢之心是真诚的。没有他们的宽容、支持和帮助,就没有本书的写作和出版。

我唯一辜负的是我的太太李颖女士。2014年,她在为我的《明代九边军费考论》撰写的序言中说:"我知道,这本书的出版仅仅是王尊旺从事明代社会经济史研究的开端。我坚信,他肯定会继续写出更具水平的著作。"十年的时间过去了,我屡屡让她失望。本来想请她再写篇鼓励的序言,可想想自己曾经的豪情万丈和如今的平凡无奇,想想自己曾经的青春活力和如今的中年油腻,思虑再三,我觉得还是不要自取其辱,自己安慰下自己算了。

是为序。

王尊旺

2023 年 10 月

目　录

导　论

一、研究前沿

为系统总结 20 世纪的中医发展史,中国中医科学院张伯礼院士组织编纂了一套二百余万字的《百年中医史》[①],该书通过史料与史论相结合,全面、系统地展示了辛亥革命以来百年间中医事业的发展与学术进步,梳理了百年中医所经历的"抗争图存,自强发展""事业奠基,曲折前行""全面发展,走向世界"三个时期的历史脉络。通过内史与外史相结合,将中医置于社会文化的大背景下,深入探究百年中医发展史上重大事件的真相及其根源,总结历史经验和教训,以史为鉴,为发展中医药并提升至国家战略地位提供史学支撑。与此同时,北京、上海、江苏、广东、山西等地分别组织相关人员开展本区域的百年中医史研究,[②]部分研究成果正在陆续出版或发表。

闽台地区地处东南沿海,人文荟萃,文脉绵长,为医学发展提供了深厚的文化底蕴。宋代医家宋慈、杨士瀛先后开创了福建地区医学发展的新局面。此后医灯传焰,至明清民国时期,名家迭出,流派纷呈,成为全国重要的医学发展区域之一。明末以来,大陆中医开始传播到台湾地区,奠定了台湾地区中医发展的基础,中医成为海峡两岸文化交流的历史见证者。因此,百年闽台中医史,是一笔极为巨大且宝贵的文化遗产,值得深入挖掘和系统研究。

2014 年,笔者从福建中医药大学马克思主义学院转岗到图书馆后,即集中精力搜集闽台中医药文献,开展闽台中医史研究,相继主持数个与此相关的国家级、省部级项目,并以重大专项的形式获得学校的大力支持。2022 年,学校专

[①] 张伯礼总主编,朱建平主编:《百年中医史》,上海:上海科学技术出版社,2016 年。

[②] 谢阳谷:《百年北京中医》,北京:化学工业出版社,2007 年;刘玉成、王旭东:《金陵百年中医》,南京:南京出版社,2013 年;刘洋:《近代山西医学史:中医体制化历程》,太原:山西人民出版社,2018 年。

门设立校管重大专项课题"百年闽台中医史",资助经费 20 万元,这也使得百年闽台中医史的研究必须马上提上日程。根据最初的规划,以此项目为契机,要做好三个方面的工作:第一,依托图书馆的有利条件,大力搜集闽台中医药文献,建设具有区域特色的中医药专题文献库。第二,梳理 20 世纪以来有关闽台中医药及其相关研究的论著目录,编撰目录学工具书。第三,从内史和外史相结合的角度撰写百年闽台中医史。开展这一研究,具有重要的学术价值和现实意义。以学术价值而论,从中华传统文化的视野对百年闽台中医史进行全面的探讨,将技术史层面的中医研究与文化史、政治史层面的中医研究有机结合起来,探索中医史研究的新思路和中医发展的区域性特征,可以为福建地域医学史、地域性医学流派及医家学术思想的研究提供更广阔的视野,改变近年来集中于若干医家进行低层次重复性研究的现状。从现实意义来说,可以揭示台湾地区中医与大陆中医之间不可分割的同源性,探讨新时代如何利用中华传统文化进一步推动两岸文化交流与和祖国统一大业,对弘扬中国传统医学文化和以中医药为媒介促进海峡两岸文化交流与合作具有重要的现实意义。

关于福建百年中医史的研究,以刘德荣的研究最为系统,他的《福建医学史略》《福建历代名医学术精华》等论著,[①]以时为纲,以简练的笔触,将数千年的福建医学发展历史和医家学术思想浓缩在一个前后连贯且富有趣味的描绘之中,其中有相当大的篇幅涉及近代闽台中医的发展。关于福建医家人物,俞慎初主编的《闽台医林人物志》和肖林榕、林端宜主编的《闽台历代中医医家志》做了开创性的工作,[②]尤其是《闽台历代中医医家志》共收录闽台地区历代医家(下限为1960 年 12 月 31 日前去世)1066 人,其中福建地区 939 人,台湾地区 127 人。这是至今研究福建医家最为重要的两本工具书。关于福建区域性中医发展史研究,以福州地区的研究最为充分,萧诏玮等主编的《福州近代中医流派经验荟萃》《榕峤医谭——福州历代中医特色》《壶天墨痕——近现代榕医锦翰(共四集)》等书收集了福州历代数百位中医的宝贵资料,反映福州历代中医学术和文

---

① 刘德荣主编:《福建医学史略》,福州:福建科学技术出版社,2011 年;刘德荣、邓月娥主编:《福建历代名医学术精华》,北京:中国中医药出版社,2012 年。

② 俞慎初主编:《闽台医林人物志》,福州:福建科学技术出版社,1988 年;肖林榕、林端宜主编:《闽台历代中医医家志》,北京:中国医药科技出版社,2007 年。

化成就。[①]　此外,福建地区的研究者如林慧光、华碧春、黄颖、陈玉鹏、林楠、邓月娥、彭榕华、张孙彪、金丽、蔡捷恩等人也从不同侧面研究了近代以来福建中医的发展情况。

关于台湾百年中医史的研究,杜建主编的《台湾中医药概览》是大陆第一部综合描述台湾地区中医药全貌的专著,[②]内容涵盖了台湾地区中医药基础理论、临床、教育、科研、医政、学术团体、医林人物等,全面反映了20世纪初至20世纪90年代以前台湾地区中医药发展的历史进程。其后,肖林榕、林端宜主编的《台湾地区中医药概览(1990—2008)》又对1990—2008年间台湾地区中医药的发展状况,[③]全面客观地进行综述与总结。由于地缘优势,台湾地区学者对台湾中医史的研究比较深入。从台湾地区的研究情况看,早期台湾学者主要借助文化人类学相关理论开展药签、民俗疗法的研究。21世纪以来,在林昭庚、陈昭宏等人的努力下,出现一些台湾中医史的通史性著作,这些著作也多为中医界学者撰写,主要关注中医各科发展的研究。其他如陈君恺、叶永文、刘士永、赖郁君等探讨医疗政策对台湾中医药的影响,丁昆健、周佩琪和林昭庚撰文讨论台湾中医医事制度。

综观海峡两岸学界的研究,尽管有一些较为深入的探讨,但还存在明显的不足:一是研究主体基本为中医类院校具有医史专业背景者,多局限于技术性中医内史,至今尚未有从中华文化的角度对百年闽台中医史开展系统性研究,这不利于对台湾中医史乃至中华文化在台湾传承的全面认知。二是部分研究忽略了闽台之间的关联性,未能将闽台地区作为一个不可分割的地理和文化单元来开展研究,未能结合百年来闽台地区具体的历史情境、医疗体系、两岸交流、中西医冲突等因素来展示百年闽台中医史的文化价值。造成这种状况的重要原因之一,便是没有深入挖掘第一手文献资料,对新资料的发掘和利用不够。

正是基于这种考量,为做好百年闽台中医史的撰写,笔者首先对福建地区

———————

①　孙坦村、肖诏玮主编:《福州近代中医流派经验荟萃》,福州:福建科学技术出版社,1994年;萧诏玮、黄秋云、孙坦村等主编:《榕峤医谭——福州历代中医特色》,福州:福建科学技术出版社,2009年;肖诏玮、张峻芳主编:《壶天墨痕——近现代榕医锦翰》,福州:福建科学技术出版社,2015年。以上三部著作的主编"肖诏玮""萧诏玮"系同一人,特此说明。

②　杜建主编:《台湾中医药概览》,北京:中国医药科技出版社,1990年。

③　肖林榕、林端宜主编:《台湾地区中医药概览(1990—2008)》,北京:科学出版社,2010年。

和台湾地区的现存各类中医药文献进行了系统的梳理。呈现给读者的这本小书,就是笔者将近年来所搜集的福建地区中医药文献汇编整理的结果。需要说明的是,鉴于目前搜集到的台湾地区中医药文献数量相对不足,笔者将加大搜集力度,另外以专书的形式撰写一部《台湾地区中医药文献概论》。

二、主要内容

本书分专题介绍了福建现存中医药文献的基本情况,并以三个实例探讨了如何运用这些文献开展福建中医药发展史研究。

第一部分介绍福建古医籍。1911 年之前福建历代医家共撰写医籍 400 余部,这些医籍具体可以分为医经、伤寒、基础理论、临床各科、方书、本草、针灸、养生、医史医案、法医、合刻综合性医书等类别。古医籍是福建历代医家智慧的结晶,是了解福建古代医学发展史的基本文献。对于祖籍福建后迁移他处,且被学术界公认为系外省人者,其著作不予收录。对于某些籍贯有争议的医家,根据学术界的考证和我们自己的研究,能够判断为非福建籍,其著作不予收录。凡各种工具书有列某人著某书,经笔者或学界考证可以确认非某人著作者,一律删除。经考证不能确定是否为某人著作者予以保留,以"存疑"处理。

第二部分介绍旧方志中的中医药文献。地方志是中国传统文化的形式之一,是中华民族悠久厚重历史积淀的结果,它汇集各地区自然、人文、社会、经济的历史和现状,是区域性专题研究的最基本史料。据统计,目前现存 1949 年之前的福建省各级地方志有 300 余部,保存了大量有关中医药的文献,尤其是保存了非常详尽而系统的福建各地各个时期的中医药史料。基于福建旧方志的记述,并结合其他文献史料,针对福建历史上的医政管理机构、医疗慈善救治机构、疫病流行与应对、中药材知识变迁等主题进行个案研究,一方面凸显方志医药文献的价值,另一方面也进一步展示福建中医发展历史的面相。

第三部分介绍民国时期福建中医学校自编教材。福建中医教育在民国中医教育史上占有重要的地位,内涵丰富,影响深远。近代的中医学校没有统一教材,福建在 20 世纪 10 年代编撰了全国第一批中医学校教材,对全国各地中医学校教材的编写发挥了重要的借鉴作用。2015 年以来,在福建中医药大学图书馆的支持下,本人有计划地开展了民国时期福建中医学校自编教科书的搜集和整理工作,至 2022 年 12 月,共计搜集 7 所学校的教材 55 种 68 册,是非常宝贵的民间遗存中医药文献。

　　第四部分介绍民国时期福建中医药期刊。民国时期，福建先后创办了 10 余种中医期刊，创刊地主要分布在福州、厦门等沿海经济较为发达的地区。福建所创期刊大致可分为中医团体创办、中医学校创办和个人创办三类。中医团体创办的主要是《中央国医馆福建分馆国医公报》，中医学校创办的主要包括厦门国医专门学校主办的《国医旬刊》和福州中医专门学校主办的《医铎》。个人创办的期刊包括陈寿亚和陈世金创办的《国医药旬刊》、俞慎初创办的《现代医药》、梁长荣创办的《晨光国医杂志》、林志生创办的《神州国医月报》、孙慕真创办的《醒亚医报》、孙崧樵主编的《鹭声医药杂志》等。上述期刊中，以《医铎》、《国医旬刊》和《现代医药》最具代表性。

　　第五部分介绍政协各级文献资料所涉中医药文献。福建省各级文史资料中蕴藏众多有关福建中医药的文献记载，主要包括医疗卫生、福建医家、道地药物和疫情类资料，这些资料有许多是当事人的直接回忆，具有翔实、具体和生动的特色，对文献史料起到补充、深化和印证的作用，还可以匡正文献史料的谬误。近年来，随着政协文史工作重心的转变，以专辑的形式组织专家学者撰写与中医药有关的专题性论著，成为政协开展中医药研究的新模式。

　　第六部分介绍福建其他类型的中医药文献。福建中医药文献种类繁多，数量巨大。以医籍而论，除 1911 年之前的古医籍外，民国以来福建医家撰写的涉及中医药的专著数量也是非常可观的，相关学术论文更是不可胜数。以档案而论，福建省各级档案馆保存着数量不菲的和中医药相关的档案，大部分并未对外开放。以口述史料而论，福建各地的名老中医经历了数十年的风风雨雨，他们对于百年来尤其是 1949 年以来福建中医的发展历程非常熟悉，目前尚未开展系统的访谈。本部分所谓其他类型的中医药文献，仅包括民间抄本医书、医家往来书信、台湾报刊涉闽中医药文献等三个方面。

　　结论部分以陈逊斋籍贯、福建古代四大名医、明代福建养济院为例，就如何开展医家细节性问题考证、历史公案的重新讨论、医疗与社会的互动关系等研究加以剖析，强调使用中医药文献时，必须注意对文献及其内容的解读、注意细化研究、注重回到历史现场。

三、未来展望

对于历史研究而言,文献的搜集永无止境。未来,在福建中医药大学图书馆的支持下,笔者将以专项课题的形式,大力加强与福建省各级图书馆、档案馆、政协文史机构、地方志编纂委员会、卫生系统、部分老中医等机构和个人加强合作与联系,广泛搜集和整理各种中医药文献,获取与中医药文献有关的线索,为福建中医发展史研究奠定坚实的文献基础。考虑到全国各地各不相同的地理环境及风土人情,重视区域中医药文献搜集整理与医药文化的探讨,无疑是医学史研究革故鼎新的重要方向。我们只有通过层层解剖构成中国医学史的各个不同区域,才有可能从中归纳出中国医学史的一些特征,并在此基础上得出一些符合医学发展的抽象理论。这也是开展闽台中医药文献搜集和文化研究的意义所在。

从现有福建中医药文献的搜集整理情况看,当前对福建中医药文献的搜集和整理仅仅局限于已经刊刻的古医籍,且多有重复,大量散佚在民间的未刊抄本、稿本医家著作没有被发掘,大量散佚在各类出版物或民间的有关闽台中医的传说、俗语、民俗疗法、碑刻、族谱、中医处方等基本未纳入研究者的视野。未来,我们将继续系统搜集和整理民间散佚中医药文献。我们将利用各种资源,深入乡村山区,开展闽台民间散佚中医医案、处方、民俗疗法、碑刻、中医药文物、民间中医传说、民间医疗信仰、中医俗语谚语、寺庙药签、未刊稿本抄本医学著作、药店经营账册等的搜集和整理。在此基础上,我们将在图书馆设立抄本医书专题库、口述访谈专题库、红色中医药文献专题库、闽籍华侨华人中医药专题库等不同名目的专题库,建设国内较高知名度的具有明显区域特色的中医药文献收藏中心和文化研究中心。

大数据背景下,整理福建中医药文献的一个重要方向是制作福建中医药文献与文化研究数据库。根据搜集到的各种材料,以地方中医事业发展概貌、卫生防疫、中药种植与贸易、中医医院、中医文化、中医教育、中医与疾病治疗、中医人物、中西医交融与冲突等为主题词,制作福建中医药文献专题数据库。开展中医药文献的归类和细部考察,开展不同类别、不同区域文献的对比研究。将各种形式的中医药文献文本以话语分析的方式进行解读,分析其中蕴含的文化现象和内在理念,研究文献中体现的文化元素,分析其产生的特定历史条件,阐释医学与社会、医学与人文、医学与自然的多重关系。

做好百年闽台中医史的撰写工作。按照"闽是闽、台是台、闽台是闽台"的基本思路，主要分为三个方面的内容：百年福建中医史、百年台湾中医史、百年闽台中医交融史。系统总结百年来闽台中医药发展的历史进程，将福建和台湾作为一个不可分割的文化单元探讨闽台中医药的区域性特征，发掘中医药在促进闽台关系和民间交流中的意义，探讨台湾中医药发展与中华文化在台湾地区的传承，分析在新的历史条件下如何利用中医药进一步推动两岸文化交流与祖国统一大业。

第一章 福建古医籍

根据各种目录学工具书和实地调研所得,民国之前(1912 年以前)福建历代医家共撰写古医籍 400 部以上,其中现存约 300 部,亡佚 100 部以上。可以肯定的是,随着新文献的不断发掘,这一数量还会有所增长,部分目前认为亡佚的古医籍也可能重见天日。从历代古医籍的种类看,它们基本上涵盖了从理论到临床、从医到药、从针灸到养生、从单行本到合刻本等各个门类。

第一节 医经、伤寒和基础理论类古医籍

一、医经类古医籍

无论是《中国中医古籍总目》等工具书的记载,还是根据我们的实际调研,俱证明福建医家撰写的医经类书籍数量非常少。目前所知仅有明代建阳人熊宗立撰的《难经大全》《图注难经》《勿听子俗解八十一难经》《新增素问运气图括定局立成》、清末民国福州人力钧撰的《难经古注校补》《内经全注疏》、清代福州人陈修园撰写的《灵素集注节要》、清代吴其安撰的《经方新歌一百十三首》、清代郑葆仁著的《灵素精采》等共 9 部,其中存世仅 5 部,其余 4 部亡佚。

清初黄虞稷撰的《千顷堂书目》是根据其收藏和经眼图书汇编的目录学工具书,关于熊宗立的《难经大全》和《图注难经》,该书记载为:《图注难经》四卷,又《难经大全》四卷,[①]说明这两部书在当时还是存世的。道光十五年编修的《重纂福建通志》卷七十七《经籍》"熊宗立"条目中,关于其著作中的"医经"部分,则

---

① (清)黄虞稷撰,瞿凤起、潘景郑整理:《千顷堂书目》,上海:上海古籍出版社,2001 年,第 373 页。

仅记载《难经大全》四卷,未见《图注难经》的记录。此后民国以后出版的目录类工具书,俱称二书亡佚。而郑葆仁的《灵素精采》和吴其安的《经方新歌一百十三首》分别见于民国《长乐六里志》卷七《人物·艺术》和民国《崇安县新志》卷二十八《艺术》,其中《经方新歌一百十三首》"稿存于家"①。这两部书应当为医家撰写的稿本,未能流传下来。

医经类著作尽管数量非常少,不过从仅有的数部医书看,明代以来福建医家在医经研究方面还是具有明显的特色。如陈修园的《灵素集注节要》就是清代非常重要的一部医经阐释文本。全书共 12 卷,作者有目的地选择了《灵枢》《素问》中的部分条文,按照道生、脏象、经络、运气、望色、闻声、问察、审治、生死、杂论、脉诊、病机十二类加以分类汇编和注释,深入浅出地阐释了《灵枢》《素问》的微言大义之处。陈修园精研《内经》和历代医家经典著作,他的相关医籍也向来以选材全面著称。明代医家李中梓的《内经知要》以对内经条文的分类阐释精当向为医学界赞誉,将二书加以对比,可见陈修园《灵素集注节要》具有选材丰富、浅显易懂的特点。如《内经》"脏象"部分,李氏的《内经知要》仅选九条原文,而陈书所选达二十二条原文,并引述历代医家的观点对原文加以注释和阐发。李书中缺失的奇恒之腑、目与五脏、面色与五脏、五液、五方与五脏等在陈书中均有体现,从而使脏象的内容更加全面。《灵素集注节要》注释《内经》原文,简明扼要、通俗易懂,便于初学者研读。如关于《素问·五脏生成篇》中"肝受血而能视",陈修园注解曰:"肝开窍于目,故肝受血而能视。"言简意赅地阐明了肝与目之间的关系。同时,为了更好地普及推广《内经》的基本知识,便于初学者掌握其精髓,陈修园还对原文附以图解和歌诀,将十二经脉配以图形,均按经脉循行路线在图形中标明该经穴位,编写"分寸歌",使人一目了然,掌握于胸。故侯官人杨浚称,"夫医家之于《内经》,犹儒家之四子书也。日月江河,万古不废。惟奥突之旨,不善解者,遂至贻误后来,此修园先生《节要浅注》之所由作。……是书阐明古训,语简而赅,沾益后学,畀以津梁,犹初志也"②。这也正是后世之人对陈修园推崇有加的原因之一。

在《难经》的注释和研究上,清末民初福州医家力钧也独树一帜。力钧对

---

① 民国《崇安县新志》卷二十八《列传》,中国地方志集成本。

② (清)陈念祖撰,傅瘦生、赖雷成、肖钦朗校注:《新校注陈修园医书》(第 1 辑),福州:福建科学技术出版社,2003 年,第 5 页。

《难经》非常推崇,对历代医家有关《难经》研究的优劣也有比较精准的评价,"余所读《难经》注十数家,近人则徐氏大椿《经释》为最,他如黄氏坤载《悬解》、丁氏锦《阐注》、周氏学海《增辑》,各有胜处。周《增辑》主滑氏《本义》,而所引徐氏《经释》过半;而黄、丁二注,亦难驾徐氏之上矣。要之,《难经》新注惟徐氏最精,旧注惟滑氏最详"①。他的《难经古注校补》《史记正义引难经考》《难经本义增辑》《难经经释补》等构成了力氏《难经》系列研究成果,其中以《难经古注校补》的价值最大。《难经古注校补》保留了明代王九思辑录《难经集注》的体例,并在此基础上进行了较大规模的校补。从校补增删的具体内容看,力钧保留了原书注释中精当的部分,修订了讹误部分,并以自己二十余年研究《难经》的心得,增补和注释了大量的研究性内容。更为可贵的是,他还从非医文献中辑录了部分《难经》条文,以补今本《难经》之误和缺失。

二、伤寒类古医籍

福建历代医家共撰写伤寒类医书 25 部,其中宋代医家撰述 4 部,元代 1 部,明代 5 部,清代 15 部。上述 25 部伤寒类医书,现存 19 部,亡佚 6 部。

在宋元时期福建的 5 部伤寒类著作中,宋代上官均的《伤寒要论方》和元初李辰拱的《伤寒集成方法》已佚,其他三部钱闻礼的《伤寒百问歌》、汤尹才的《伤寒解惑论》和杨士瀛的《伤寒类书活人总括》俱存。宋代郑樵的《通志》、清初陈梦雷的《古今图书集成》,均有提到《伤寒要论方》,且明朝李时珍的《本草纲目》曾经引用了该书的部分内容。在李辰拱的《胎产救急方》自序中,曾谈到其辑录有《伤寒集成方法》一书。这些说明这两部佚书的确曾经存世。

宋元时期福建的伤寒类著作中,杨士瀛的《伤寒类书活人总括》在宋代伤寒学发展史上具有一定的历史地位。与同类型医书相比,杨士瀛的《伤寒类书活人总括》在脉证合参、寒温病及相似证的鉴别治疗上多有发挥,对临床辨证论治有重要的指导价值,是中医临床、研究工作者的重要参考书。②《伤寒类书活人总括》又称《活人总括》《仁斋伤寒类书》,是杨士瀛参考汉代张仲景《伤寒论》和宋代朱肱的《类证活人书》部分内容,并参合己见编著而成,现有宋刊本保存于

---

① (清)力钧著,王宗欣点校:《难经古注校补》,力钧自序,北京:学苑出版社,2015 年。
② (宋)杨士瀛撰,孔祥亮、杨学、赵文冰校注:《伤寒类书活人总括》,北京:中国中医药出版社,2015 年,第 162 页。

上海图书馆。本书卷一首先确定了脉证合参的基本原则：据脉以验证，问证而对脉。卷二、卷三论述春温、夏热、风温、湿温、风湿、中湿、温毒、中暑、痉病、温疟、疫疠等病证治。卷四、卷五、卷六对发热、潮热、寒热、寒热似疟、热多寒少、汗后寒热、下后有热等 70 多个主要证候加以分析。卷七附论小柴胡加减法、伤寒诸笃证、伤寒戒忌、产妇伤寒、小儿伤寒等等。

明代福建伤寒类著作共 5 部，除方炯的《伤寒书》亡佚外，另外四部俱存，其中童养学的《伤寒活人指掌补注辨疑》和《伤寒六书纂要辨疑》学术界关注不够。童养学，字壮吾，福州人，生卒年不详，曾任邵武县儒学训导。童氏鉴于元代吴恕的《伤寒活人指掌图》"不论天时，不察虚实，不分感冒，直以麻黄、桂枝治冬月之正伤寒者，通治三时之寒"，又以直中混传经，杂病混伤寒，论证用药多有错乱，因而为之补注辨疑，撰成《伤寒活人指掌补注辨疑》。对于本书，童养学相当自信，称其"补注辨疑既明，治斯不忒，订讹摘缪，《活人书》当以壮吾氏为忠臣"。不仅如此，他还特别希望后人能够纠正其认识上的讹误，继续在此基础上补注辨疑，"然则余之补辨疑岂尽当乎？犹俟后之明者，复正吾之是非。续为吾之补注辨疑"[①]，体现了开放的学术进取精神。

他的另外一部著作《伤寒六书纂要辨疑》，更体现了童养学的伤寒学研究功底。明初医家陶华撰《伤寒六书》，辨阴阳有经、表里有症、虚实有脉，临病制方，服药有法，井井有条，且纠叔和之谬、正无己之讹，足补张仲景《伤寒论》之未备。但该书系陶氏间断性完成，文辞重叠杂乱，历来受到后人的诟病。清代医家汪琥称该书"命名鄙俚，辞句重复，辨证不明，方药杂乱，以至俗学传习，流祸至今未已"[②]。童养学推崇陶氏《伤寒六书》，遂决心纂之辨之，去其繁芜，补其阙略，剖其正讹，按照述脉、分经、议论、析症、列方为序，对陶书重新编次，将散落于各篇中的同一主题合并归类，条分缕析，大大提升了《伤寒六书》的条理性。如《伤寒六书纂要辨疑》卷一"浮脉形状指法主病"原文为：

　　　　浮，初排指于皮肤之上，轻手按之便得曰浮。此为寒邪初入足太阳经，病在表之标，可发而去之。虽然，治之则有二焉。寒伤荣，则无汗恶寒，用

---

①　(明)童养学著，张大明校注：《伤寒活人指掌补注辨疑·童养学自序》，北京：中国中医药出版社，2015 年。

②　贾得道：《中国医学史略》，太原：山西人民出版社，1979 年，第 272 页。

麻黄汤;风伤卫,则有汗恶风,用桂枝汤。一通一塞,不可同也。浮紧有力,无汗恶寒,头项痛,腰脊强,发热,此为伤寒在表,表实宜发表,冬用麻黄汤,春夏秋用羌活冲和汤。一方去地黄,加紫苏、藿香,渴加石膏、知母,无渴不必加。浮缓无力,有汗恶风,头项痛,腰脊强,发热,此为伤风在表,表虚宜实表,冬用桂枝汤,余三时用加减冲和汤。腹痛,小建中汤;甚者,桂枝大黄汤。止汗退邪,必加凉药于中,免斑出黄生之患,此谓无伐天和也。①

对照陶书原文,上述文字系综合《伤寒六书》卷一《伤寒琐言》之"伤寒用浮中沉三脉法"和卷五《伤寒证脉药截江网》之"伤寒无阴证辨"相关内容,并稍加改动而成。调整后的内容,将浮脉的生理形态、病理表现与治法有机结合,方便全面学习掌握脉象知识。更重要的是,童养学还结合自己的临床实践与历代医家著作,将《伤寒六书》中 35 则未标明具体剂量的验方,一一注明了药量。毫不夸张地说,童养学的《伤寒六书纂要辨疑》比《伤寒六书》更能清晰地体现陶华的伤寒学术思想。

清代福建的伤寒学研究以陈修园的贡献为最大。他的一系列论著如《伤寒论浅注》《金匮要略浅注》《金匮方歌括》《长沙方歌括》《伤寒真方歌括》《伤寒医诀串解》对伤寒学加以十分精彩的阐述,在清代伤寒学发展尤其张仲景学说的普及上做出了重要的贡献。② 陈修园的《伤寒论浅注》取晋代王叔和整理的十卷本《伤寒论》为蓝本,详注辨太阳病脉证至差后劳复的原文。然去其"平脉""辨脉""伤寒例""诸可汗吐下与不可汗吐下"等篇,并将"痉湿暍篇"置于卷六之末,将十卷本整理为六卷本。陈修园对张隐庵、张锡驹的伤寒论学说非常赞同,认为二张"俱从原文注解,虽有矫枉过正处,而阐发五运六气,阴阳交会之理,恰与仲景自序撰用《素问》《九卷》《阴阳大论》之旨吻合"。因此,他的注解多采用二张的观点,并加以诸家学说补充之。《金匮要略浅注》共十卷,系陈修园充分吸收历代医家如赵以德、胡引年、程云来、沈目南、喻嘉言、徐忠可、魏念庭、尤在泾

① (明)童养学辑,刘文礼、罗珊珊校注:《伤寒六书纂要辨疑》,北京:中国中医药出版社,2015 年,第 13 页。

② 关于陈修园的伤寒学著作,崔为《〈伤寒医约录〉钩沉》(《世界中西医结合杂志》2007 年第 1 期)对署名陈修园的《伤寒医约录》进行了考证,认为是书为陈修园早期著作。笔者认真梳理了现存陈修园著作,认为该书系托名陈修园,并非陈书著作。该书序言与《医医偶录》相同,现存陈修园著作的证据链中,并无该书的丝毫信息。

等人关于《金匮要略》的研究成果,并结合自己的学习体会撰写而成,重在阐明《金匮要略》之奥旨。对前贤著述,取其立论平正,能发挥本文内涵者,逐节辑录于后,以为相互引证,更有助于对原文进一步理解。这两部书都采取衬细注的方法,即将通俗易通的解释性文字用小字衬加于原文之中,将《伤寒论》古奥之言、幽深之理,清楚地表达出来。林寿萱称陈氏的伤寒论研究"引伸触类,不泥于法,而亦不背于法"①。在完成《伤寒论浅注》《金匮要略浅注》之后,陈修园又和其子陈元犀合作,逐一将《伤寒》《金匮》诸方的组成、主治、药量、煎法、服法等以诗歌的形式编撰成书,即《长沙方歌括》《金匮方歌括》。上述四部书成为清代中后期医家研习伤寒学的基本读物之一。此外,他的《伤寒真方歌括》《伤寒医诀串解》也对《伤寒论》的阐述做出了很大的贡献。

清代福建的伤寒学著作,陈恭溥的《伤寒论章句》向来为研究者所忽略。该书仿照张志聪、张锡驹分章节研究法,依《伤寒论》每章每节之义,博采成无己、方有执、张志聪、张锡驹、陈修园等前贤之说,且参以己见,自成一家之言。对伤寒论原文逐一释疑,期冀无晦滞之处,使学者能读其论而明其义,识其理而知其法。虽然陈恭溥自谦称,"余述是书,较之修园浅而又浅,期与及门易于领会"②,其实本书无论学术性还是实用性丝毫不逊于陈修园的《伤寒论浅注》。"故其解也,择必精,语必详,条分缕析,绝无支离蔓衍之谈,洵能于柯韵伯、张隐庵、张令韶外,卓然自成一家,其有功于仲景岂浅鲜哉!"③这一评论还是比较中肯的。此外,在注解《伤寒论》方面,包育华父子的研究也具有一定的特色。包育华的《伤寒方法》《伤寒论章节》,以及其子包识生的《伤寒表》都对《伤寒论》原文做了言简意赅的点评。

三、基础理论类古医籍

基础理论类著作共 30 部,其中宋代 6 部,明代 7 部,清代 17 部,现存 18 部,亡佚 12 部。相对于其他类型的医籍,福建医家撰述的基础理论类著作数量偏少,且没有出现具有较大影响力的作品。以下择其要者略作简介。

---

① 林慧光主编:《陈修园医学全书》,北京:中国中医药出版社,1999 年,第 1007 页。

② 刘德荣主编:《福建历代名医名著珍本精选》(第 3 卷),北京:中国中医药出版社,2016 年,第 11 页。

③ 刘德荣主编:《福建历代名医名著珍本精选》(第 3 卷),北京:中国中医药出版社,2016 年,第 8 页。

所谓宋代 6 部基础理论类著作，我们系根据当代各种中医古籍类工具书统计。杨士瀛撰有《医脉真经》《察脉总括》《脉诀》《仁斋直指方脉论》四部，其中除《医脉真经》存世外，其余三部俱失传。《也是园藏书目》卷五《子部·医家·经论》明确标注"杨士瀛《脉诀》，一卷"①，其他两部都存在不少的疑点。关于《察脉总括》，各种古医籍工具书俱将之作为单独的一部书看待，且均标注亡佚，不过，台北故宫博物院编《台北故宫博物院善本旧籍总目》著录信息为：《医脉真经察脉总括》一卷，宋杨士瀛撰，宋末建安环溪书院刊本，一册。② 考杨氏《医脉真经》卷一有《察脉总括》篇，不知二者是否相同，抑或所谓杨氏专书《察脉总括》者，即为此篇，目前不易得出最后的结论。关于《仁斋直指方脉论》，明代《文渊阁书目》卷十五《医书》载：《仁斋直指方脉论》一部一册，阙。③ 日本学者冈西为人的《宋以前医籍考》称：《仁斋直指方脉论》，宋杨士瀛撰。……《医方类聚》引用书中有《仁斋直指方》《直指小儿方》《直指脉诀》《伤寒类书》之目。按，《直指脉诀》即是杨士瀛之著述乎。④《直指脉诀》和《仁斋直指方脉论》是否为同一部书，抑或两部书，甚至二者是否存在，目前都不甚明确。不过，清代学者对于杨士瀛的《医脉真经》，评价还是非常高的，认为其发先哲未尽之言而撰之理，约诸子异同之说而归之正，"其《三部九候论》《脏腑部位论》《诊候论》《脉病消息论》诸篇，简要易明，多前人所未发，以视《濒湖脉学》，无不及也"⑤。

宋代福建的脉学著作，蔡元定的《脉经》值得重点介绍。蔡元定，宋代著名理学家，朱熹弟子，史称蔡元定"于书无所不读，于事无所不究义理，洞见大原"⑥，李时珍的《本草纲目》明确指出，曾经引用过蔡元定《脉经》中的部分内容。《脉经》国内无存，一般工具书认为它早已佚散。郑金生先生校注由日本国立公文书馆内阁文库复制的脉学著作《诊脉须知》时，意外地发现该书的卷四和卷五就是蔡元定的《脉经》。根据郑金生的研究，现存于《诊脉须知》中的蔡氏《脉经》，实际

---

① （清）钱曾著，瞿凤起编：《虞山钱遵王藏书目录汇编》，上海：古典文学出版社，1958 年，第 169 页。

② 台北故宫博物院编：《台北故宫博物院善本旧籍总目（下册）》，台北：台北故宫博物院，1983 年，第 715 页。

③ 杨士奇等编：《文渊阁书目》，上海：商务印书馆，1937 年，第 195 页。

④ ［日］冈西为人著，郭秀梅整理：《宋以前医籍考》，北京：学苑出版社，2010 年，第 170 页。

⑤ （清）陆心源著、冯惠民整理：《仪顾堂书目题跋汇编》，北京：中华书局，2009 年，第 498 页。

⑥ 刘通：《麻阳斋随笔》，福州：海潮摄影艺术出版社，2009 年，第 171 页。

上是一个节选本,只有脉论8篇,即论十二经、寸关尺、论胃气、论三阴三阳、论四时脉、论三部、论男女、论奇经八脉。[①] 虽然这仅仅是个节选本,但毕竟是现存蔡氏唯一的一部脉学著作,对于研究朱子学和中医学的关系具有重要的参考价值。

明清时期,福建医家也撰写了不少基础理论类医籍,如明代熊宗立的《八十一难经经络解》《脉诀大全提要》《新刊勿听子俗解脉诀大全》《脉诀辨明》《伤寒必用运气全书》、方炯的《脉理精微》、清代陈书的《冲脉审谛》《脉诀真知》、陈道修的《脉学》、卢山的《脉法归真》、林鼎槐的《脉诀》《金针医学法门》、郑葆仁的《十二经脉》《考定周身穴法全篇》、谢丰的《理元脉诀》、陈五鼎的《脉经》、吴仰虞的《详注心法要诀》、陈登铠的《华医病理学》、郑奋扬的《人体虫病通考》等等。不过多部著作仅在地方志中提及,未见有刊行的任何记载,可能系医家的家藏稿本或抄本。

上述古医籍中,值得注意的有两部。一是明代熊宗立的《伤寒必用运气全书》,一是美国柯为良辑录、福州人林鼎文整理的《全体阐微》。熊宗立的《伤寒必用运气全书》根据患者的出生年月日时,运用五运六气学说,推算出得病之日期,以及某日当得某经,某经当用某药。以《伤寒论》一百一十三方按法施治,不须问证察脉,但推算病在此经,即用此经之药。这一见解,后世有认为是无稽之术,"此马宗素无稽之术,而以世之生灵为戏玩耳。……今草莽野人,而以人之年命,合病日而为运气钤法,取仲景之方以治之,是盖士师移情而就法也,杀人多矣。知理君子,幸勿蹈其覆辙云"[②]。不过运气学说的理论,并非完全是无稽之谈,本书可提供丰富的研究资料。美国柯为良辑录、福州人林鼎文整理的《全体阐微》是一部解剖学著作,全书分别论述骨骼、皮肤、血液与体液、肌肉及隔膜、心脏与血液循环系统、人脑与神经系统、内脏及生殖系统、五官等的构造与功能,全书有电版图260幅,非常清晰细致。该书卷末还附有英、中文名词对照表,便于当时医者学习和使用。晚清来华西方人撰写的西医解剖生理学著作,有两部受到高度重视,一是合信的《全体新论》,二是柯为良的《全体阐微》。在西方医学的冲击下,福建的医家也主动地实现中西医融合,推动中医学的科学化。如林鼎文即称《全体阐微》贯穿着鲜明的中西医汇通思想,"今此书之出也,

---

① 郑金生主编:《海外回归中医善本古籍丛书》(第1册),北京:人民卫生出版社,2002年,第217页。

② (明)虞抟著,郭瑞华、马涓、王爱华等点校:《医学正传》,北京:中医古籍出版社,2002年,第21页。

世将谓中西脏腑得无不同乎！不知天下万国殊以气，不殊以形。如书中论红血行于脉管，即经所谓营行脉中，营为清也；论紫血行于回管，即经所谓卫行脉外，卫为浊也；论脑筋为百体之主令，即经所谓统辖三焦，营卫之宗气运行于周身也。是内经只言其用，而西医兼论其形，名虽异而实则同也"①。所谓"名虽异而实则同"，实则意味着中西医学殊途同归。陈登铠的《华医病理学》和郑奋扬的《人体虫病通考》，也多将中医学说、西医学说与日本学说比较分析，取西医之长补中医之短，撷中医之优证西医之劣，以融会贯通中西医学。

第二节　临床各科类古医籍

根据中医古籍工具书和学术界的研究，结合笔者近年来的搜集，福建临床各科类古医籍共 80 部，其中综合类医书 18 部，内科类 21 部，外科类 7 部，瘟疫类 5 部，儿科类 17 部，妇产科类 7 部，五官科类 4 部，男科类 1 部。若以年代划分，宋代医籍 11 部，元代 1 部，明代 15 部，清代 53 部。

一、综合类古医籍

临床各科综合类医书 18 部，宋代 2 部，明代 4 部，清代 12 部，现存 16 部，亡佚 2 部，其中清代 12 部中仅陈修园即撰写 7 部，俱存世。

宋代杨士瀛的《仁斋直指方论》(又称《仁斋直指》)，是现存福建最早的临床各科综合类医书，成书于 1264 年，有明嘉靖刻本存世。全书二十六卷。卷一为总论，卷二为证治提纲，卷三至十九为内科诸杂症，如风、寒、暑、湿、诸气、痰涎、水饮、呕吐、咳嗽、喘嗽、声音、虚劳、虚汗、劳瘵、漏浊、梦泄、眩晕、惊悸、疟疾、吐泻、泄泻、积热、疸、诸淋、消渴、胀满、虚肿、头风等，卷二十、二十一为五官科，卷二十二至二十四为疡科诸症，如痈疽、肠痈、肠风、诸痔、便毒、瘾疹风、丹毒、癞风、瘿风、诸疮、疥癣等，卷二十五为诸虫、蛊毒、桃生、诸毒，卷二十六为妇儿科。本书对五脏阴阳虚实、营卫气血、脉病顺逆等逐一加以论述，剖析病源，极为详细。所搜之方，多载历代诸家有效之方和家传之方，采摭既富，选择亦精。本书

---

① ［美］柯为良：《全体阐微·林鼎文序》，光绪十五年福州圣教医馆刻本。

"旨达义陈,类分语悉,上自《本草》《素》《难》之微言,下及脉病证治之肯綮,搜玄剔诀,灿若珠玑"①,是宋代一部重要的综合性医书。

　　相比较而言,福建明代三部综合类医书值得关注。这三部医书的共同特点是:国内已无原刻本,以至于长期被认为已经亡佚,在日本发现原书后,由有关机构复制回国内并影印出版。《医学新知》作者朱朝橄,字元夫,号师韦,福建建阳人,先业儒,后罹患抑郁,自检方书治疗,遂通医。本书为临床性综合医书,共十一卷。② 卷一所述为脉诀并五运六气,主要论述脉理脉象。卷二论及本草诸方面,如药性要旨、药类法象、本草单方、君臣佐使等。卷三至卷八为内科杂症,如中风、伤寒、中暑、中湿、哮喘、吃逆、脾胃、内伤、呕吐、霍乱、翻胃、积聚、疟痢、痛风、惊悸等,卷九为赤白浊、头痛、眼科、喉痹、虚损五门,卷十为水肿、诸疮二门,卷十一为妇科和儿科。从其引用历代医家著作看,全书列参考书目共计98种,伤寒以《陶氏六书》为主,温暑以《刘河间原病式》为主,杂病以《丹溪心法附余》为主,女科以《妇人良方》为主,痘疹以《丹溪心法》《陆氏金镜录》为主,外科以《外科枢要》为主,眼科以《原机启微》为主。本书还罗列了鉴定者名单,包括福州董应举、徽州汪元标等人。董应举,明万历二十六年(1598)进士,授广州府教授,升南京国子博士,历吏部郎中、南京大理寺丞、太常少卿、太仆卿等职,官终工部右侍郎。汪元标,字承景,新安人,万历间曾任建阳知县。这也足以说明,朱朝橄的《医学新知》还是具有相当高的价值。

　　《甦生的镜》作者蔡正言,字受轩,号默尼子,福建建瓯人,宋蔡元定后裔。先为举业,后从医。蔡氏习医十分刻苦,闭门面壁凡十载,著《甦生的镜》等书。《甦生的镜》由《甦生的镜》和《甦生的镜补遗》构成。其中《甦生的镜》分上中下三部十卷,卷一论脉学及伤寒各病症的脉证治对照表,卷二讨论伤寒各专题,卷三至卷八为伤寒六经397法,卷九为痉湿暍症治,卷十汇编伤寒113方。《甦生的镜补遗》不分卷,讨论治疗杂病诸汤丸散膏方的运用。本书何以"的镜"为名,据作者自称,"书以'的镜'名,何也? 以物至明莫若镜,至端莫若的。夫镜以'的'名,精微要渺,毫无弗洞。况人身之脉络脏腑,精微要渺,其孰如之? 岂容以私见揣摩,而独无藉镜以察者乎? 故察形必以铜为镜,取资必以人为镜,甦生

　　①　(宋)杨士瀛:《仁斋直指·新刊仁斋直指序》,北京:中医古籍出版社,2016年。
　　②　朱朝橄:《医学新知》,收录在郑金生主编《海外回归中医善本古籍丛书》(第3册),北京:人民卫生出版社,2002年。

必以此书为镜"①。所谓"甦生必以此书为镜",说明作者对此书还是非常自信的,苟有疑殆弗决,一览证照,则此心了然,万不失一。以之对症治病,直如射之中的,故名曰"的镜",其目的在于"溥生生之心于天下,使嗜欲者、穷愁者,一披阅之而洞心豁目,庶几其于心病有瘳"。

据乾隆《泰宁县志》记载:江梅,号寒谷,精于医,所著有《医经臆语》《未然防》两种行世。② 其后光绪重修《邵武府志》和民国《泰宁县志》照录了这段文字。不过各种工具书俱未著录这两部书在国内何处收藏,皆以亡佚志之。日人《中国医籍考》云:邓氏景仪《医经会解》八卷,存。③《医经会解》和《医经臆语》是什么关系,江梅的《医经臆语》是否还存世,长期以来人们没有搞清楚。郑金生先生对从日本获取的明崇祯刻本《医经会解》进行了细致的解读,日本藏《医经会解》卷首署名"闽泰宁寒谷江梅授,新城云侣邓景仪述",第四卷卷首书名"医经会解"作"医经臆语"。因此,郑先生认为,《医经会解》就是《医经臆语》。日本藏《医经会解》序言曰:"是编也,述自敝邑寒谷江生之所著之者也。……著为厥书,名曰《医经会解》。"④更是印证了上述判断是正确的。本书共八卷。卷一、二概述临床诊断、病原、治法及方药,以及十二经络脏腑病情用药。卷三至卷八分述内科各类杂症,如各类风证、伤寒诸证、疟证、瘟疫病证、霍乱、泄泻、痢疾等。其中卷六论述湿证、浮肿等,附录治肿水疸应验捷方,卷七论燥证、辨三消,卷八除火论外,又论及癫狂、痰证、咳嗽、肺痈等证,并附录古今应验诸方。所可惜者,本书有江梅同乡赐进士第文林郎知广东海阳县江愈敏序言一篇,因本人力有未逮,无法辨识。

清代临床综合类医书以陈修园的论著为大宗,现存署名陈修园的著作共7部,具体为《医学实在易》《医学从众录》《时方妙用》《医学三字经》《医学寻源易简录》《家藏心典》《医医偶录》,其中明确系陈氏撰写者4部,即《医学实在易》《医学从众录》《时方妙用》《医学三字经》,其余三部都存在一定的问题。

同治十三年(1874)刻本《医医偶录》有陈修园画像一幅,附永安价人氏题诗一首:深心如许济颠连,公暇犹将医术传。活国活人诚两尽,陆宣而后一高贤。

① 蔡正言:《甦生的镜》,收录在郑金生主编《海外回归中医善本古籍丛书》(第11册),北京:人民卫生出版社,2002年,第35页。

② 乾隆《泰宁县志》卷九下《艺学》,中国地方志集成本。

③ [日]丹波元胤编:《中国医籍考》,北京:人民卫生出版社,1983年,第1078页。

④ 马继兴:《日本现存中国稀觏古医籍丛书》,北京:人民卫生出版社,1999年,第1569页。

是书后附录《平人延年要诀》六则，一存心，二敦本，三仁民，四爱物，五寡欲，六惜福。《中国古医籍书目提要》《中国医籍大辞典》将之列为陈氏专著。不过，本书是否为陈氏作品，民国时期即有争论，吴去疾指出，《医医偶录》与江秋《笔花医镜》"其相同者，十之九九"①。署名为"福建中医药研究所医史研究室"撰写的《关于陈修园的二三事》（《福建中医药》1958 年第 4 期）也认为，"至于此书，则余不唯知之不久，且曾目睹其书，手自抄录一过，并作有抄录赘语数则，知此书之来源，亦不甚可靠，谓之为陈氏遗嘱，恐难使人折服"②。不过，从现有史料分析，陈氏的确撰写过《医医偶录》一书，本书暂以存疑处理。《家藏心典》是否为陈氏所作历来有所争议。陈修园道光三年（1823）去世，而此书中竟然出现道光十一年（1831）陈氏自序，且无论陈氏自序还是潘世恩序，均言该书十八卷，现存《家藏心典》为十六卷本，疑点甚多，多有怀疑托名刊刻者。王姝琛、崔为《陈修园〈家藏心典〉探赜》（《长春中医药大学学报》2007 年第 2 期）则力证该书为陈修园作品，并对十八卷与十六卷的差异、该书编校者等问题提出自己的见解，③目前只能暂以存疑处理。笔者认为，署名陈修园的《医学寻源易简录》系托伪之作，并非陈氏著述。首先，现存清代以来刊行的陈修园各种医书，均未收录该书。其次，现存有关陈修园的各种资料，均未有该书的任何蛛丝马迹。再次，该书有陈修园自序一篇，其中云："予自弱冠后，患虚损痨瘵数年，调理服药，幸而获全。弃举子业，博览医书……因将平日所心得而经验者，录成一册，名曰《医学寻源易简录》，以为初学入门之阶级云耳。"④这里陈修园自述"弃举子业，博览医书"也与事实不符。故此书系托伪之书无疑。

陈修园的《医学实在易》为初学中医入门之书，首论脏腑、经络、四诊、运气的基础知识，次论表、里、寒、热、虚、实诸证以及素盛、素衰，最后列以上各证诸方。各证辨证精确，论治恰当，每证之后节录《内经》原文"以示穷流必溯其源"。他本着"人人可以共晓"的原则，深入浅出，返博为约，使得平时精究此道者，"一得此书，可以执书而括各书，且于无书处而悟有书，妙在从难而得其所以易也"，故题为《医学实在易》。《医学从众录》八卷，卷一至卷七论述内科杂病的各种证

---

① 吴去疾：《陈修园〈医医偶录〉质疑》，《神州国医学报》1936 年第 10 期。
② 福建中医药研究所医史研究室：《关于陈修园的二三事》，《福建中医药》1958 年第 4 期。
③ 王姝琛、崔为：《陈修园〈家藏心典〉探赜》，《长春中医药大学学报》2007 年第 2 期。
④ （清）陈修园：《医学寻源易简录·陈念祖修园自记》，清末刻本。

候和辨治方法,卷八记述妇人杂病方,并用歌诀形式补叙"近世治四时伤寒"之河间两解法、景岳内托之法和经验方。每类以病种列为纲目,先概述病因、病理、辨证施治大要,次为脉诊,再次列方药。其为《从众录》者,因作者有感于时人惧经典之难,故就时俗所奉诸家,"择其名言,录其方治",折中而归于至当,以其"简便易知,颇切时用",多为医者所喜读。《时方妙用》系《时方歌括》的姊妹篇,首论望闻问切四诊和中风、痨症二病的治疗,并对内科肿胀、噎膈、反胃、痰饮杂症和妇人经带、胎前产后常见病以及外感伤寒进行了扼要的论述。《医学三字经》的内容也较为广泛,从医学源流到内妇儿科常见病,从常用方剂到阴阳、脏腑、经络、运气、望闻问切四诊,均以三字一句歌诀形式写成,全书既宗古说,又参以己见,言简旨明,切合实际。陈修园的这四部著作,文字通俗,内容简明扼要,广而不繁,约而精要,对普及医学知识颇有益处。

此外,清代福建另外两部临床综合性医书也值得介绍。福建霞浦林开燧,出生于农家,涉猎轩岐之术,后以《石镜录》为蓝本,加以增补更正,名《林氏活人录汇编》。清乾隆四年(1739),《林氏活人录汇编》由其子祖成校录,改名《会编纪略》,于乾隆十八年(1753)刊行。全书十四卷,六十二门,俱论述内科杂症。每门先以问答形式讨论病因病机及证治,后述其脉、形症、治法及方药,方药则先述主方,后及相关诸方,各方又先立方名,次述功用、组成、制法、服法及加减等。[1] 关于林开燧的籍贯问题,向有争议。俞慎初《闽台医林人物志》认为系闽县,此后蔡捷恩延续俞氏说法。[2] 孔庆洛《关于林祖成的籍贯及其他》对上述说法提出质疑,认为林氏父子的籍贯应为福建霞浦。[3] 此后蔡捷恩接受了孔庆洛的观点,将林开燧籍贯变更为霞浦县。本书林开燧自题"古闽长溪",林春贵《宁德长溪考》一文对"长溪"的具体方位有详细考证,足以说明林氏为宁德霞浦人。[4] 2015年,焦振廉在校注是书时,仍将林氏籍贯断定为闽县。笔者认为,焦振廉可能受到本书几篇序文中"三山""长乐""古闽"的影响。

民国《霞浦县志》记载:陶思渠,柘洋玉山人,附贡生。敏而好学,博通经史,

① (清)林开燧撰,张琳叶、焦振廉校注:《林氏活人录汇编·校注说明》,北京:中国中医药出版社,2015年。

② 蔡捷恩:《〈闽台医林人物志〉补遗(续一)》,《福建中医药》1990年第2期。

③ 孔庆洛:《关于林祖成的籍贯及其他》,《福建中医药》1991年第4期。

④ 林春贵:《宁德长溪考》,《福建史志》2015年第5期。

精岐黄术,诊脉验症,论断如神,有起死回生之妙,人称仲景再世。著有《十二经方议秘要》行世。[①] 新中国成立初期,在霞浦县开展"采风访贤"过程中,该县沙埕公社医院川石分医院郑秀清中医献出《十二经方议秘要》手抄本二册,根据了解,郑秀清中医抄自点头公社医院郑敏生中医所藏的手抄本。1960 年,福鼎县中医研究所、福鼎县医药卫生学会据抄本整理油印本一册,与抄本相比,油印本有一定的改动。1984 年,阮诗玮在福鼎师从林上卿老中医时,从福鼎市点头卫生院郑兆希处又获得抄本一部。据郑兆希说,该书系他的曾祖父郑在烟先生亲手抄写,并珍藏三代之久,由其祖父——福鼎知名中医郑敏生传给他。可见,这个抄本就是最初郑秀清献出抄本的底本。后经福建省著名医史专家刘德荣等的考证,本书就是陶思渠的《十二经方议秘要》。2006 年和 2013 年,刘德荣与周艳杰分别据抄本和油印本出版校注本,由于所据底本不同,两种校注本有一定的差异。相比较而言,刘注本更接近原貌,周注本编排次序较佳。

二、内外科类古医籍

外科类 7 部医籍,其中宋代 1 部,明代 3 部,清代 3 部。宋代泉州人李迅撰写的《集验背疽方》,南宋陈振孙撰私家藏书目录《直斋书录解题》称《集验背疽方》"所集凡五十三条,其议论详尽曲当"[②]。原书已经遗失,今本系清代编修《四库全书》时,从《永乐大典》中辑出,其"麦饭石膏""神异膏""内托散""化毒排脓内补十宣散"等数方,《永乐大典》仅存其目,具体内容佚之,则据《苏沈良方》及危亦林《得效方》补入。本书专论外科背疽病症和治疗,立方论十五篇,论背疽病因,提出天行、瘦弱气滞、怒气、肾气虚、饮酒食煿丹药等五源论,倾向于补托和审内证用药,在临床上,强调通过扶正、托毒、活血、行气、解毒、散结、排脓等法治疗。书中记载的五香连翘汤、内补十宣散、加料十全汤、加减八味丸、立效散之类,皆醇粹无疵,效用明显。"至忍冬丸与治乳痈发背神方,皆只金银花一味,用药易而收功多,于穷乡僻壤难以觅医,或贫家无力服药者,尤为有益,洵疡科中之善本矣。"[③]《集验背疽方》是现存较早的治疗背疽的著作,多为历代方书所采纳。如宋代杨士瀛的《伤寒类书活人总括》、明代陈文治的《疡科选粹》、清代严西亭的《得

---

①　民国《霞浦县志》卷三十七《方技》,中国地方志集成本。

②　严世芸主编:《中国医籍通考》(第四卷),上海:上海中医学院出版社,1993 年,第 4532 页。

③　李迅:《集验背疽方·提要》,文渊阁四库全书本。

配本草》及当代诸多方剂学大辞典、外科学大辞典等,均有引用该书的验方。

上海中医药大学图书馆藏有署名为明代郑芝龙的民国时期抄本《金疮跌打接骨药性秘书》和《伤科秘书》,《金疮跌打接骨药性秘书》无序跋,《伤科秘书》有自序一篇,无自序者名讳,不过,其中有"余少承家学,抱志青云",结合郑芝龙的人生经历,似乎并不相符。仔细分析书中的具体内容,如"昔有一人一向爱骑马,不意跌下其马",也明显与明代文风不符。综合上述,这两部书很难确定是否为郑芝龙撰写,很可能为后世托名而作。

清代福建的外科学著作,最值得注意的是福州医家侯敬庵、郑凤山撰写的治疗麻风病①的《疯门辨症》。福建是古代麻风病的重灾区,"闽省濒海苦湿,此症恒多,亦地气使然。但中有似是麻疯与未成麻疯者,辄为时医误认乱投,弄假成真,种种弊端,殊堪深悯"。此书系郑凤山在祖传经验方法的基础上,参究诸家学说汇编而成,"此书盛行于世,不特麻首无从勒迫,抑自通都大邑,以迄僻壤遐陬,无人不可照法认症施治"②。本书论述麻风病辨证事宜,感染麻风病心、肝、脾、肺、肾受病症状,治疗办法,用药注意事项等等。书中以图文结合的方式逐一列举了大麻疯、暑湿疯、紫□疯、白□疯、紫癜疯、白癜疯、隐疯内发、干疯、猪头疯、拔毛疯、侵热疯、侵寒疯、癫癣疯、癫皮疯、牛皮疯、蛇皮疯、牛蹄疯、鸡爪疯、面游疯、金钱疯、银钱疯、胎毒疯、淫毒疯、肺毒疯、心毒疯、肝毒疯、脾毒疯、肾毒疯、血热疯、疹毒疯、瘕毒疯、软脚疯、破伤疯、暗滞疯、流毒疯、感疠疯等共计36种麻风病症状和治疗办法。此书虽然仅一卷,且附录于萧晓亭《疯门全书》刊行,但却具有重要的时代意义和临床价值。

临床各科内科类古医籍21部,其中宋代2部,明代3部,清代16部,不过,宋代和明代合计5部俱亡佚,清代16部中,也有12部亡佚,现存仅4部。《十药神书注解》系陈修园对元代葛乾孙《十药神书》的注释性著作,是一部治疗肺痨的专书,共立十灰散、花蕊石散、独参汤、保和汤、保真汤、太平丸、沉香消化丸、润肺膏、白凤膏、补髓丹等十首方剂,分治肺痨各证。陈修园在每方之后加上按语,进一步分析各方的组成和作用,肯定了十方对肺痨的疗效。同治末年,日本谋划侵略台湾,福建船政大臣沈葆桢和藩司潘霨奉命前往台湾防守,潘氏随身

---

① 麻风病在中国也称"麻疯病",又名"癞病",俗称"大麻风"。

② 裘庆元辑:《珍本医书集成》(精校本第2册),北京:中国医药科技出版社,2016年,第848页。

携带经过陈修园校注的《十药神书注解》，"余奉使渡台后，感受海外瘴疠，吐血咳嗽，公余翻阅是编，照方试服，不旬日血止而嗽亦平矣，深服是编十方治法为切中款要"[①]。这本书对他在当地开展医疗活动有很大的帮助。清代闽县人林森纂录的《痧症全书》共三卷，上卷主要为痧症概论，罗列诊断方法、治疗手段、用药大法、药品食品忌宜。中卷分列各种痧症治疗，如风痧、绞肠痧、噤口痧、角弓痧等等。下卷为处方。道光三年（1823），如皋胡杰云溪氏曾校订是书，其辑著之《痧疫论》附刊书前。《痧症全书》的流传及其版本情况，纪征瀚有详细的考证。[②] 陈登铠是清末民初福州的著名医家和中医教育学家，创办福州三山医学传习所，自编十余种学校教科书，福建省图书馆收藏的陈登铠稿本《八种风疾专门科手稿》，是现存唯——部陈登铠手稿，弥足珍贵。此书分上下两卷，上卷论湿风（附热风）、历节风（俗名流火风）、血虚风，下卷论鹤膝风、痿痹、脚气、产后风、小儿风。对于各种风症，先论病机病理，后列治疗方剂，方分主治、组成、禁忌等。书后附录十二经气血流注应配十二时，并罗列自制各种治风丸散。

三、儿科类古医籍

临床各科儿科类古医籍共 17 部，其中宋代 3 部，明代 3 部，清代 11 部，现存 7 部，亡佚 10 部。《中国医籍通考》《宋以前医籍考》《中国古医籍书目提要》等工具书记载，宋代杨士瀛撰有《婴儿指要》和《仁斋小儿方论》。《仁斋小儿方论》现有明嘉靖刻本，全书五卷，分初生、变蒸、惊、中风、疳、积、伤寒、痰嗽、脾胃、丹毒、杂证、疮疹十二类，每类又各分子目，论述新生儿的生理、病理、诊断及急慢惊风、伤寒等临床常见病证治。本书指出，"小儿病证，惟惊、疳、泻、痢四者难治"，后世儿科医家多宗杨氏此书。至于《婴儿指要》的情况则比较复杂。熊宗立《医学源流》称：杨士瀛，字登父，福州三山人，号仁斋，宋理宗景定中人。著《直指方》《活人总括》《婴儿秘要》等书刊行。[③]《宋以前医籍考》云：按是书书名，《杨氏直指》自序谓之《婴儿指要》，而《经籍访古志》所载宋紫本题云《小儿方论》。意者，《婴儿指要》即为杨氏原本，而《小儿方论》乃其别名而已。[④] 按照这

①　林慧光主编：《陈修园医学全书》，北京：中国中医药出版社，2015 年，第 1093 页。
②　参见纪征瀚：《〈痧症全书〉及其主要传本》，《中华医史杂志》2008 年第 3 期。
③　（明）熊宗立撰，姚惠萍、李睿校注：《医学源流》，上海：上海科学技术出版社，2014 年，第 31 页。
④　［日］冈西为人著，郭秀梅整理：《宋以前医籍考》，北京：学苑出版社，2010 年，第 906 页。

里的描述,《婴儿指要》就是《仁斋小儿方论》。在《仁斋小儿方论》的序言中,杨士瀛称,"窃谓大科伤寒法度为甚严,小科惊风方论为难尽。伤寒治法,表里阴阳,出入传变,若网在纲,固不容紊。若夫婴儿惊风,急转而慢,实俄而虚,形似实非,尤难臆度,自非审脉验证,达变知几,鲜有不以婴儿为戏,此《惊风证治指要》之所由作也"①。该书卷一云:"急慢惊风,与夫诸风种类,余于《惊风证治指要》言之详矣。"②综合以上两条材料,似乎杨氏另有《惊风证治指要》一书。也正因为如此,《中国医籍通考》云:仁斋有《直指小儿方论》五卷,其书今存。杨氏自序有《惊风证治指要》之称,殆即《婴儿指要》欤?③ 言下之意,《惊风证治指要》也可能是《婴儿指要》。总之,关于《婴儿指要》的情况,目前不甚明朗。

明代的儿科著作主要是熊宗立注释宋人钱乙的《类证注释钱氏小儿方诀》和陈文中的《类证陈氏小儿痘疹方论》。这两部书原刻本国内未见,现存者均为日本抄本或据中国原刻本的翻刻本。《陈氏小儿痘疹方论》是宋代著名儿科著作,宋刻本亡佚,传世流行者多为明薛己校注本《陈氏小儿痘疹方论》,熊氏类证本流传不广。二书在论述小儿痘疹病因治疗等问题时,均首列陈氏小儿痘疹原文,对其中不明处或需商榷处予以阐述之,例证之,增扩之。如论小儿"热作未出"条,陈氏原文为:小儿才觉伤风身热,是否痘疹,便服四味升麻葛根汤。④ 薛氏校注为:愚按,痘疹未明而元气实者,最宜前汤。若元气虚者,又当详治,恐发得表虚而痘难出也。一儒者年三十余,因劳役倦怠发热,服补中益气汤数剂,发赤点以为斑,另服升麻葛根汤一剂,更加恶寒,仍服益气汤四剂,至九日出痘甚多。余用八珍汤加黄芪、白芷、紫草四剂,至二十日脓始贯,用十全大补汤,月余而靥。⑤ 熊氏类证曰:古方以升麻葛根汤治疮疹,已发未发皆可服,世习以为常。盖葛根升麻,性皆寒凉,能亏损胃气。倘小儿脏腑虚弱,恐水凝血脉,使未出者陷伏,已出者不能起胀,故陈氏只用于未见红斑之先,戒于已出红斑之后。愚谓小儿才觉发热,未明痘疹,疑似之间,不如仁斋杨氏用参苏饮青皮、木

① 林慧光主编:《杨士瀛医学全书》,北京:中国中医药出版社,2006 年,第 351 页。
② 林慧光主编:《杨士瀛医学全书》,北京:中国中医药出版社,2006 年,第 356 页。
③ 严世芸主编:《中国医籍通考》(第三卷),上海:上海中医学院出版社,1992 年,第 4056 页。
④ (宋)陈文中撰,宋咏梅、林绍志点校:《陈氏小儿病源痘疹方论》,上海:上海科学技术出版社,2003 年,第 8 页。
⑤ (明)薛己等撰、张慧芳等校注:《薛氏医案》,北京:中国中医药出版社,1997 年,第 669 页。

香尤为稳当。① 可以说,薛氏和熊氏注解均能补陈氏之不足。陈氏曾言,是书将祖传方论集为一卷,薛氏和熊氏本辑录陈氏祖传均为 21 方,其中相同者十八,不同者三,熊本为木香散、四圣散、灭斑散,薛本为解毒汤、十二味异功散、人参麦门冬散。薛本增补痘疹良方共计 69 条,后附制附子法和稀痘方,熊本增补痘疹良方共计 24 条,后附疮痘入眼成翳方。总之,二本各有千秋,不可偏废。

周士祢的《婴儿论》是清代福建一部重要的儿科著作。全书共八篇,详述了初生婴儿的各种体征、脉象及辨证和处方用药,专门对小儿热病、癫痫、外科疾病、传染性疾病、疳病、五官科疾病、各种疼痛性疾病等进行了详细的介绍。现存地方志未见周士祢的任何记载,仅能据本书序文推论周氏约生活于乾隆年间,精于儿科。本书原刻本已经失传,据乾隆戊戌年(1778)福州信伯虎序言称,"顷者,周士祢先生著《婴儿论》,请序于予。予翻卷以诵,其始于初生,终于杂病,其体全拟长沙之书。……其所著蕴奥,实仿佛长沙之口气,其起死肉骨则世遍所知"②。《婴儿论》流传到日本后,也引起日本医学界的关注,日本宽正刻本吉村正隆士兴序称,"予颇好方脉之书,广川子请与予交,每或相会,辄及脉家之说。一日携清人周士祢《婴儿论》,告曰:某曩购此书,实如获异宝,既而验之,发惊、疳、癖诸症,率皆无不奇中。周氏之于小方脉,可谓精矣"③。平安瑶池斋藏云:"此书虽专主婴儿,然至杂病篇,则大人当亦兼疗焉。譬犹《伤寒论》以兼疗杂病然矣。盖多奇方妙论,余屡试屡验,今不敢自秘,遂命剖劂,以与世共之云。"④上述序文均说明《婴儿论》具有重要的学术价值和临床价值,值得后世继续开展深入的研究和发掘。

四、其他各科类古医籍

临床综合妇产科类共 7 部古医籍,其中宋代 1 部,元代 1 部,明代 1 部,清代 4 部,现存 4 部,亡佚 3 部。

产科之有专书,始于唐代杨师厚的《产乳集验方》,唐宋时期陆续有昝殷的《产宝》、李师圣的《产育宝庆集》、沈虞卿的《卫生产科方》、虞流的《备产济用方》、

①　王尊旺、蔡鸿新:《福建医籍考》,厦门:厦门大学出版社,2016 年,第 215 页。

②　(清)周士祢著,江月斐校注:《婴儿论·信伯虎序》,北京:中国中医药出版社,2015 年。

③　(清)周士祢著,江月斐校注:《婴儿论·吉村正隆士兴序》,北京:中国中医药出版社,2015 年。

④　(清)周士祢著,江月斐校注:《婴儿论》,北京:中国中医药出版社,2015 年,第 108 页。

陆子正的《胎产集验方》等书，后皆失传。淳熙中，长乐人朱端章任南康郡守，平日喜好医药，于公暇之余，亲制药饵以散给病者，全活甚众。以产科专著流传不广，遂广泛搜集宋以前产科之论，辑得《卫生家宝产科备要》八卷。所采《千金》、《外台》、葛氏《肘后方》、巢氏《源候论》、圣济论、张涣论、钱乙《直诀》、《万全方》、《集验方》、《婴童宝鉴》、《秘要》、《指迷》、《子母秘录》诸书，其中多今所罕传，且有自来未经著录之书。其所引之书，或已湮佚，赖此以存，弥为可贵。[①] 本书八卷。卷一产图，讨论产前将护法和产后将护法等。卷二载孙真人养胎论，徐之才逐月养胎方等。卷三论妊娠恶阻、胎动不安等病的治疗和将产、产后疾病的治疗。卷四载李师圣编论郭稽中附方，论临月将息和新生儿疾病等。卷五为产科杂方以及产前所禁药物等。卷六载虞氏《备产济用方》、许学士产科方等。卷七为胎孕方、产前方、产后方等。卷八论新生儿的保育等问题。本书《宋史·艺文志》和明代《文渊阁书目》有著录，清代四库全书未收录，钱遵王的《读书敏求记》称有宋刻本。嘉庆辛酉(1801)，清代藏书家黄丕烈在北京购得此书，甚为欣喜，称之为"奇书"，认为此书保存了大量宋元时期亡佚古书，希望"好事重为刊布，俾得家置一编，则活人之报当不小矣"[②]。钱大昕见到此书后，也认为系宋刻本。光绪年间，陆心源自述刊刻此书缘由云："予少多疾病，喜读方书，每当众论荆棘之时，略试其技，亦尝奏效。……甲申九月，家妇将娩而疟作，疟发之际，心痛欲死，医亦无策。余细心诊问，博考方书，幸赖此书，转危为安。……妇科为医家九科之一，产又妇科之一端，自来实鲜专书，即有亦鲜善本，是编采摭宏富，持择精详，所愿家置一编而深求之，于保产、全婴之道，其庶几乎！"[③]本书对于整理宋以前产科文献和发掘中医产科精辟内涵方面有重要的参考价值，对研究南宋时期药物炮制及中医临床各科发展亦有一定意义。

从日本回归的元代李辰拱撰《胎产救急方》也弥足珍贵。本书共分安胎、伤胎、漏胎、护胎、弄产、滑胎、催生、难产、死胎、锁肠产、胞衣不下、子肠不收、阴逆下脱、产门不闭、阴肿、阴痒、胎前避忌、胎前食忌、胎前药忌、产后避忌、产后食

---

① 关于此书的版本流传情况，可参见刘德荣：《朱端章与〈卫生家宝产科备要〉》，《福建中医药》1987 年第 5 期；杨金萍、刘更生、王振国：《从〈卫生家宝产科备要〉印鉴考察名家递藏》，《中华医史杂志》2006 年第 1 期。

② (宋)朱瑞章编，(宋)徐安国整理，杨金萍点校：《卫生家宝产科备要》，上海：上海科学技术出版社，2003 年，第 169 页。

③ 严世芸主编：《中国医籍通考》(第三卷)，上海：上海中医学院出版社，1992 年，第 3809 页。

忌、产后药忌、产后救急方23门。采录范围除家传方外,还有《金匮方》《肘后方》《太平圣惠方》等54种方书。作为元代早期为数不多的胎产专书,其学术价值不仅在于保存了大量已佚古医籍的信息内容,还提供了至今在临床有很高使用意义的方药与治法。[①]《中国医籍通考》云是书佚,《中国医籍考》云是书存。据马继兴实地考察,该书日本有收藏。《胎产救急方》1卷,1册,元代李辰拱(字正心)撰。卷首有1318年(延祐五年)撰者自序,无目录。[②] 2010年,人民卫生出版社[《海外回归中医善本古籍丛书(续)》(第10册)]出版万芳、钟赣生校注本。

《中国医籍通考》云:心印绀珠经、二难宝鉴合刻,李荣辑。子目:《心印绀珠经》二卷,(明)李汤卿撰;《二难宝鉴》(包括《闺门宝鉴》《博爱心鉴撮要》),(明)李荣辑。[③] 据本人在国家图书馆的实地调研和相关文献记载,《中国医籍通考》将《心印绀珠经》和《二难宝鉴》俱认定为福建医家李荣辑录是错误的。嘉靖二十一年(1542),邵武知府邢址特地将在任职内台时得到的医书《心印绀珠经》和友人所赠专门治疗痘症和妇科的《二难宝鉴》刊刻印刷,以供当地医生诊治之用,并亲自序文论起始末。嘉靖《邵武府志》卷三《制宇》云:

> 《心印绀珠经序》:予在内台时,有遗以是书者,异其名。取而阅之,医书也。……予历仕途,每携以从。虽燕粤殊方、寒燠异气,凡有感冒,按剂治之,辄效。去秋入闽,邵武万山丛郁,风气蕴毒,未几病痘,诊视者云:此脾客积热感湿而成,因命医生李荣检剂服之,遂而获痊。荣跽而请曰:盍刻之以济惠下民,亦仁政之一也。予曰:诺……
>
> 《二难宝鉴序》:医家常言,治妇人难,治小儿尤难。夫妇人之治莫难于产孕,小儿之治莫难于痘疹。然产孕而死者百惟一二,痘疹而死者十恒五六,何也?二者均以气血为主,妇人多偏而小儿多不足,产孕顺而痘疹逆故也。一日京兆西淙洪公过邵武,出所刻《心鉴撮要》一编,曰:在桂林时诸儿女患痘,按图验症,依方治之辄效,俱赖以全。予请而传之,公善本见赠。方谋登梓,医生李荣复出《闺门宝鉴》一编,请曰:盍合刻之。济阴保幼皆闺门一事也。

① 曹洪欣主编:《海外回归中医善本古籍丛书(续)》(第10册),《胎产救急方·校后记》,北京:人民卫生出版社,2010年。

② 马继兴:《马继兴医学文集(1943—2009)》,北京:中医古籍出版社,2009年,第475页。

③ 严世芸主编:《中国医籍通考》(第四卷),上海:上海中医学院出版社,1993年,第5300页。

内如回生丹者,荣百试百效,此书并行,济物之功溥矣。尝读《夷坚志》载治痘疹倒靥法,不知其神也。一日,孙女犯此症,殆甚急,如法治之,少顷郎红润如常,遂以获全。并附于后,命工同梓,合为一书,名曰《二难宝鉴》云。①

可见,无论是《心印绀珠经》还是《二难宝鉴》,都是由时任邵武知府的邢址组织刊刻,李荣仅为参与者之一。上述各书中,仅有《二难宝鉴》中的《闺门宝鉴》为李荣辑录。

临床各科瘟疫类古医籍 5 部,俱为晚清著作。福州人郑奋扬,出生于中医世家,其祖父郑德辉、父亲郑景陶均医名卓著。郑奋扬目睹百姓为鼠疫、霍乱等流行病折磨,遂整理总结自己的临证经验,编著诸多疫病文献,受人瞩目,主要有《鼠疫约编》《热霍乱辑要》等。郑奋扬编订的《鼠疫约编》,系以罗芝园的《鼠疫汇编》为蓝本,删削其重复处,编次其倒置处,提要钩元,厘为八篇。《鼠疫约编》最大的特点是临床效果明显,对于治疗福州的鼠疫发挥了重要的作用,郑奋扬称,辛丑岁(1900 年)自夏徂秋,"吾省城乡内外鼠死而疫作,为数年来最盛。余五月初首得李雨山刊本,如获异宝,即思集资重刻,以广流传。……惟原书从历年经验汇纂而成,其间羼入杂症生药与乩方,微嫌喧宾夺主,恐阅者旁皇眩惑,罔决适从,故割爱删去,且编次间有重复处,有倒置处,爰不揣谫陋,厘为八篇,名之曰《鼠疫约编》,盖由博而返约,亦守约而施博也"②。数年之后,福州再次发生鼠疫,林少翼秀才信守《鼠疫约编》最笃,施无不中,可见此书对于鼠疫治疗的确是非常有效。他的《热霍乱辑要》系针对当时霍乱流行状况,以王孟英的《随息居重订霍乱论》为基础编撰而成,共分四篇:辨证要言,内服要方,外治要法,临诊要略。全书语言通俗,浅显易懂,方药简单,非常适合临床应用。郑奋扬曾担任全闽医学会会长,对西方医学秉持兼容并蓄的态度,他的著作体现了近代的中西医汇通思想。裘沛然主编《中国医籍大辞典》云:《热霍乱辑要》,不分卷,清代郑奋扬编。成书于清光绪二十一年(1895),原存 1916 年铅印本,藏于福建中医学院图书馆,经查未见。③ 笔者在福建中医药大学图书馆查找到 1916 年刊本,其题识云:"刊此书阅十五稔",可见,该书应当成书于 1901 年左右,并非 1895 年。

---

① 嘉靖《邵武府志》卷三《制字》,续修四库全书本。
② 裘庆元辑:《珍本医书集成》(精校本第 2 册),北京:中国医药科技出版社,2016 年,第 530 页。
③ 裘沛然主编:《中国医籍大辞典》(上),上海:上海科学技术出版社,2002 年,第 723 页。

福州人林庆铨的《时疫辨》也是治疗鼠疫的专著,卷一载疫证初起治疗六方,卷二论鼠疫治疗变法分治,卷三集鼠核、虾蟆瘟、大头瘟等疫证治法,卷四论白喉瘟治法、附录叶天士瘰疹瘰治法。《岭南医籍考》将此书作为广东医籍,称"林庆铨,字衡甫,号药叟,清代羊城人"[①],实误。林庆铨,字衡甫,清代咸丰间贡生,光绪时任广东新会巡检,清代福州名人林昌彝长子,编纂有《楹联述录》等。其胞兄林庆炳,字耀如,号爱梅居士,任广东盐知事,曾辑录《验方偶录》。

临床综合五官科古医籍共 4 部,明代 2 部,清代 2 部,现存 3 部俱为眼科著作,亡佚 1 部。因存世稀少,明代两部眼科学著作《神验医宗舌镜》和《秘传眼科七十二症全书》都非常珍贵。福建宁化人王景韩的《神验医宗舌镜》现仅在上海市中医文献馆藏有明末三省堂刻本 1 部,1993 年上海科学技术出版社据明末本影印出版。全书共三卷。上卷分"舌应脏腑经脉"、"胎色辨"、"诊舌部分大法"、"外感内伤舌辨"、"纯胎色"以及各种舌质、舌色、苔色等十五论;中卷分"横分三截胎色""无胎枯瘦筋纹舌""怪舌""死舌""妊娠舌""小儿舌""真假舌辨"等九论。上卷、中卷为文字论述部分。下卷为舌象图形,按舌质、舌色、苔色及厚薄润燥作舌象图 190 幅,分顺症、逆症、险症、死症四种情况。每图各赋诗一首,从病机、主症、方药、预后等方面加以阐述。[②] 明代福建崇安人袁学渊的《秘传眼科七十二症全书》原刻本目前未见,该书流传到日本后,日本人非常重视,先后于日本贞享三年(1686)、宽政三年(1791)、文政七年(1824)三次刊刻出版。全书共六卷,卷一、卷二辑录历代医书有关眼科的论述,卷三至卷五详述眼科 24 种内障、50 种外障的形证、病因、病机及其治法。卷六为眼科常用之丸、散、膏、丹及点洗药方。明代两部眼科医书的共同特点是图文并茂,切于实用。

男科目前仅见明代熊宗立撰《祈男种子书》,已亡佚,道光十五年(1835)《重纂福建通志》卷七十七《经籍》引《千顷堂书目》云:熊宗立《祈男种子书》二卷。

第三节　方书类古医籍

方书类古医籍 63 部,其中宋代 12 部,元代 1 部,明代 10 部,清代 39 部,现

①　高日阳、刘小斌主编:《岭南医籍考》,广州:广东科技出版社,2011 年,第 80 页。

②　林雪娟、林楠:《〈神验医宗舌镜〉述评》,《湖北中医杂志》2004 年第 3 期。

存 37 部,亡佚 25 部。方书类古医籍似乎亡佚比例偏大,实际并非如此。与其他类型的古医籍不同,笔者从地方志清代医家人物传记中统计出 17 部方书,这些方书基本为医家临床使用时抄录或根据汇纂临床经验而成,绝大部分未曾刊行,后因各种原因散失。如杨树棠"著有《医方辑览》四卷,辛丑大水漂没无存"①。郜文燮"著有《经验妙方》,惜散佚"②。张舒咏"有《医案》及《应验奇方》,编成卷帙,未梓"③。如果将此种类型的方书剔除,则亡佚仅 8 部。方书类古医籍还有另外一个特点值得关注:即宋代方书数量比较大且绝大多数保存下来,这是非常难得的。

一、宋代方书类古医籍

南宋邵武人刘信甫辑录的《活人事证方》和《活人事证方后集》,两书体例相同,各为二十卷。《活人事证方》分诸风、诸气、伤寒,虚劳,妇人、疮疡、小儿等共二十门。《活人事证方后集》分二十七门,论及中风、心气、虚损、白浊、盗汗、中暑、瘅疟、霍乱、痰饮、呕吐、肿满、疝气、肠风、胎产、淋闭、发背、血疾、中毒、咽喉、头目、口齿、耳鼻、疹痘、汤火等各病证候。共选方 1500 余首,各有医事引证,皆经验已效之方,皆可取信于人。关于两书的编辑,据《活人事证方》刘信甫小引称:"余幼习儒医,长游海外。凡用药救人取效者,及秘传妙方,随手抄录,集成部帙,分为门类,计二十余卷。每方各有事件引证,皆可取信于人,并系已试经效之方,为诸方之祖。不私于己,以广其传,庶使此方以活天下也。"④可见《活人事证方》系刘氏主动汇编成书,并请时人从政郎新监行在惠民和剂局叶麟之为之作序。此书刊刻后,流传较少,故南宋时期的晁公武《郡斋读书志》和陈振孙《直斋书录解题》并未著录,受此影响,元代编撰的《宋史·艺文志》亦未收录,明清时期目录学工具书未载。此书何时传入日本不详,日本方书常引用该书的部分内容,据日本抄录者丹波元简云,"本邦性全《万安方》、有邻《福田方》,往往援引其方。而世无传者,每以为憾焉。兹吉医官长达偶携其所藏宋本来而见

---

① 民国《连城县志》卷二十六《艺能列传》,中国地方志集成本。
② 民国《霞浦县志》卷三十七《方技》,中国地方志集成本。
③ 民国《永定县志》卷三十二《艺术传》,中国地方志集成本。
④ (宋)刘信甫编著,李克夏点校:《活人事证方·活人事证方后集》,北京:中医古籍出版社,2017 年,第 3 页。

借,予惊喜不知所况,遂速付写手影钞,以藏于家"①。《活人事证方后集》有无名氏小引云:"是书前集,盛行于世,第限方之未全,今再求桃溪刘居士编集常用已效之方。"②可见《活人事证方后集》系刘氏应人之约编辑而成。两书原刻本俱散失,端赖日本抄本得以存世。

南平人叶大廉好收藏古书,尤其注重医书的搜集,其辑录的《叶氏录验方》,主要收录诸风、伤寒、气、补益、痼冷、积热、痰饮、咳嗽、泻痢、妇人、小儿、杂病、眼目、治咽喉口齿、疮肿、伤折等病症的验方五百余首。据叶大廉称,"大廉少好藏书,而于方书尤所注意。宦游四方,每岁率传录成册。……大廉尝见医家有能疗人之疾,而少肯授人以方者,每自思之,与其施药于人,岂若录己验之方,使其传之寝广。遂略分门类,别为上中下三卷"③。这些验方运用于临床,效果显著,"予归而试之,如治伤寒神捷解肌汤、补心气七宝丹等药,皆有奇效。予后为雪为婺日,两狱遇有病因,居民间值时气,辄施解肌汤为剂,动以数十斤计,服者无不立愈"④。本书最大的特点是全书详细著录了方药的来源,仅注出地名者即有十余处,注出人名者有三十余处。本书原刻本无存,日本和台北故宫博物院均有抄本存世,经互相比对,日本抄本为全三卷,台北故宫博物院本缺卷上,仅存中卷和下卷。

朱端章的《卫生家宝方》共六卷,收录八百余方,凡四十三门,系朱氏"传自家世"以及平生所收集和试用效方汇编而成,又经徐安国增广补订。卷首为方剂目录、药件修制总例,记述三百种药物的炮制法。日本江户时期著名学者森立之等人撰写的《经籍访古志》云:卫生家宝方,六卷,卫生家宝汤方,二卷。影宋旧抄本。卷一、卷六汤方下卷缺,枫山秘府藏,首有淳熙十一年(1184)徐安国序。每半叶九行,行二十字。⑤抄录者丹波元简跋文则称,"今此本全缺第一、第

---

①　(宋)刘信甫编著,李克夏点校:《活人事证方·活人事证方后集》,北京:中医古籍出版社,2017年,第270页。

②　(宋)刘信甫编著,李克夏点校:《活人事证方·活人事证方后集》,北京:中医古籍出版社,2017年,第275页。

③　(宋)叶大廉撰辑,唱春莲、金秀梅点校:《叶氏录验方》,上海:上海科学技术出版社,2003年,第249页。

④　(宋)叶大廉撰辑,唱春莲、金秀梅点校:《叶氏录验方》,上海:上海科学技术出版社,2003年,第250页。

⑤　[日]涩江全善、森立之等撰,杜泽逊、班龙门点校:《经籍访古志》,上海:上海古籍出版社,2014年,第330页。

六二卷及汤方二卷，无妇人、小儿二科，存者仅五卷，旧钉为十二册，乃延享中望鹿门先生校《和剂局方》时从秘府而借钞者也。此书世鲜流传，李濒湖修《纲目》，搜罗荟萃殆尽矣，而以琼玉膏为出于《臞仙》，殊不知此书已具其方。盖濒湖之博，犹所不睹，实罕世之秘笈，为古方书学者不可不珍惜也。前年借抄先生门人向氏本，自秋及冬始成"[①]。结合丹波元简的跋文可知，起初《卫生家宝方》和《卫生家宝汤方》应为合刊，后《卫生家宝汤方》散佚。宋人陈造曾搜集该书，并以此书中处方为自己疗病，颇为灵验。[②] 是书仅日本抄本残存卷二至卷五。检索李时珍《本草纲目》，其"草部"部分曾引用朱端章的《集验方》，可知朱氏亦辑录《集验方》一书，今已不传。

二、元明方书类古医籍

元明时期，建阳的熊氏家族编撰了不少的方书。元代医家熊彦明在孙允贤辑录《医方集成》的基础上，增入《济生拔萃》《宣明论方》《瑞竹堂经验方》等书中各方，改名《医方大成》，又名《类编南北经验医方大成》。[③] 全书共分七十二门，包括伤寒、内科杂病等，每门先述病候，次列医方，并注明出处，共二千余方。其后裔熊宗立在本书的基础上，继续增补未尝采集之方，编成《名方类证医书大

① （宋）朱端章辑，杨雅西、平静、于鹰等校注：《卫生家宝方》，北京：中国中医药出版社，2015年，第249页。

② （宋）陈造：《江湖长翁集》卷三十一《题卫生家宝方》（文渊阁四库全书本）云："予幼多病，老且衰，偶未死，然亦以收方书，故延视息至今，诸子以是为忧。故凡方书，闻见必求之，必得之乃已。《卫生》一书，尤为该备精密，房之医者李生有之，遂传其本，一再用，良验。其版乃南康军何人家，或曰遗火灰已久矣，是宁可不传，尤不可不宝藏也。"

③ 邓瑞全、王冠英主编《中国伪书综考》云："《类编南北经验医方大成》，十卷，书名伪。旧题元孙允贤撰。孙允贤，元代医学家，文江（今江西吉安）人。此书集录宋元医家常用方，分门别类，编辑而成。卷一分风、寒、暑、湿四门；卷二为伤寒门；卷三至卷八分为疟、痢、呕吐、咽喉、眼目等四十九门，为内科、五官科病症；卷九至卷十为痈疽疮疖、妇人调经众疾、急慢惊风等十一门，为外科、妇科、儿科病症。共载药二千余方。每门前皆取《三因方》《济生方》等诸家之说，以述论病症机理。次选医方，均注明出处。《四库全书总目提要》说此书本名《医方集成》，为钱曾也是园所藏，元时旧刻。目录末题有'至正癸未菊节进德堂刊行'字样；前有题识曰：'《医方集成》一书，四方尚之久矣。本堂今得名医选取奇方，增入孙氏方中，俾得贯通，名曰《医方大成》。'行世之作已被改为《类编南北经验医方大成》，显然是书贾为求畅销，而在原书之名前妄加几字，以炫耀书之价值，索取更多钱财。这样，是书也就成伪书了。不过，《类编南北经验医方大成》流传颇广，对后世影响较大。后代对是书仍有增益，熊彦明增入《宣明论方》《瑞竹堂经验方》《拔萃良方》等书中之方，仍定名《医方大成》。日本人吉田意守将书中之论辑出而名曰《医方大成论》。"参见邓瑞全、王冠英主编：《中国伪书综考》，合肥：黄山书社，1998年，第498页。

全》。熊宗立《医学源流》云："孙允贤,文江人。元仁宗延祐中,选《医方集成》,予先祖彦明后公选《宣明》《拔萃》等方而附益之,是谓《医方大成》"①。关于熊宗立续编此书,据熊氏自序云："书林旧刊文江孙氏《医方集成》,后之名医续增《宣明》《拔萃》等方,又谓之《大成》,是皆经历效验,有不待试而百发百中者,诚卫生之捷径也。然其方中证类混杂,分两欠明,俾我同志不无憾焉。余自幼多病,喜读医书。暇日因取前方,芟证归类,措方入条,复选诸名方中有得奇效而孙氏未尝采者,与夫家世传授之秘,总汇成编,凡二十四卷,目之曰《医书大全》。"②此外,熊宗立辑录的《山居便宜方》也是一部非常适用于临床的方书,全书16卷,囊括内、外、妇、儿科常见病证方药。所列诸方因地制宜,方药为山居而设。本书反复强调山居寻医不便,故收录方药考虑就地取材,方中药味少而功效单一,不过三味者居大多数,罕见有复方药物众多繁杂者。

明代陈仕贤辑录的《经验济世良方》至今尚未引起学界的足够关注。本书为一部辑录体方书,分门别类收集了中医内、外、妇、儿、五官等各科疾病的治病处方。其所论各门,先引经据典对各病作简要介绍,而后列处方。处方首列方名,次主治功能、方剂成分、炮制、服用方法、各种禁忌等。书中收集的通用诸方,多为平和中正之品,历经效验。对于一些从别处得来的经验效方,多述其来龙去脉。是书又称《经验良方》,《医藏目录》《续通志·艺文略》《续文献通考·经籍考》作十一卷,《国史经籍志》《千顷堂书目》《万卷堂书目》《徐氏家藏书目》《传是楼书目》俱作十卷。《贩书偶记续编》云:《经验济世良方》十一卷,闽陈仕贤辑,医官孙宗校,嘉靖庚申嘉禾沈宏刊。③ 据笔者在国家图书馆阅览原书,《贩书偶记续编》的记载是准确的。《浙江采集遗书总录》云:《经验良方》十一卷(天一阁刊本)。右明布政使闽人陈仕贤撰。搜辑古方,分门编次。卷首有医指、脉诀、本草要略。④《四库全书总目提要》云:《经验良方》十一卷(通行本)。明陈仕贤编。仕贤,字邦宪,福清人。嘉靖壬戌进士,官至副都御史。其书首载医

---

①　(明)熊宗立撰,姚惠萍、李睿校注:《医学源流》,上海:上海科学技术出版社,2014年,第36页。

②　(明)熊宗立:《名方类证医书大全·熊宗立自序》,北京:中医古籍出版社,2012年。

③　李茂如、胡天福、李若钧:《历代史志书目著录医籍汇考》,北京:人民卫生出版社,1994年,第1230页。

④　李茂如、胡天福、李若钧:《历代史志书目著录医籍汇考》,北京:人民卫生出版社,1994年,第539页。

旨、脉诀、药性别，为一卷。次为通治诸病门，如太乙紫金丹、牛黄清心丸之类，次分杂证五十二门，皆抄录旧方，无所论说。自序称与通州医官孙宇考定而成云。"①很明显，从具体内容看，无论是《浙江采集遗书总录》还是《四库全书总目提要》记载的《经验良方》与国家图书馆藏十一卷本非同一版本。沈宏序文言，"及得此书，乃希斋陈公刻于浙"，可知，先前陈仕贤在浙江曾经刊刻此书，而这一版本可能也就是《四库全书总目提要》中的版本。由于目前我们没有见到陈氏自刻本，无从比较两个版本的异同，但从《四库全书总目提要》的记述看，陈氏自刻本可能"首载医旨、脉诀、药性别，为一卷"，沈宏刻本没有这部分内容。

三、清代方书类古医籍

清代莆田人林清标辑录有《救急方》《林氏辑著良方》《寿世简便集》等方书数部。《寿世简便集》分救急、杂病、妇人科、小儿科、外科、杂记等内容，凡收方460余道，所集方药，多取简便易得者。书中所集之方均为验过有效者，对方之来源有较详细的记载。本书有清乾隆三十八年癸巳（1773）武陵同心堂刻本和清咸丰六年丙辰（1856）敬堂刻本。据咸丰本《增补救急良方》云："增补良方三百有奇，皆药易得而价廉，其于贫家及山巅水涯处，尤为便益。方虽平易，是屡经见验，录之以救急扶危，宁有尽也。余故不惮搜寻，继前编而登诸末，以成全璧，幸读者无以平易忽之。"可见，较之于乾隆三十八年刻本，咸丰六年刻本可能新增了这部分内容。惜笔者未见乾隆刻本，无从比较。《林氏辑著良方》为林清标辑录的内外各科方书，注重实用，多数验方载来源出处，有录自古代典籍者，有录自各种方书者，有录自当地民间医家者。部分未注明来源之验方，以多为屡试屡验者，如误吞水蛭方，"此吾乡林弼臣身尝试验之"。全书含救急、解中毒、误吞诸物、诸病良方、妇科、儿科、外科、杂记等。

《万卷精华楼藏书记》云："《神农本草经读》四卷，附《救急方》四卷。国朝陈念祖撰，南雅堂本。前有嘉庆八年蒋庆龄、林霁雨序，凡例，目录。所采皆时用之药，只百余种。其不常用与不可得者，阙之。注解透发其所以然，务与《内经》《金匮》之旨吻合。非若《药性赋》《本草纲目》并《备要》杂收众说，反掩经旨也。

---

① 朱维幹辑录，李瑞良增辑：《四库全书闽人著作提要》，福州：福建人民出版社，2001年，第230-231页。

救急诸方,为林清标所辑。"①查阅南雅堂本《神农本草经读》,卷四附录为《本草附录》,并非《救急方》四卷。笔者手头有林氏辑录方书一部,无序跋,无书名,不分卷,与所谓四卷者不符。考其内容,与林氏辑录《寿世简便集》多有重复。据《中国中医古籍总目》云,林氏有清刻本《救急方》《林氏辑著良方》存世。我们手头这部林氏方书,题署"莆田林清标韦亭氏辑著",疑即《林氏辑著良方》。但是也有一些学者有不同看法。余瀛鳌、傅景华主编《中医古籍珍本提要》云:《救急方》,林清标撰,不分卷,成书于1768年。是书载有救急、解中毒、误吞诸物、诸病良方、妇人科、小儿科、外科等内容,涉及280种病证,凡收方600余道。②与《万卷精华楼藏书记》云四卷者亦不符。刘德荣《福建医学史略》亦言:"该书论述临床的救急、解中毒、误吞诸物,以及妇科、小儿科、外科等各科病症的治疗。"③本人现有方书卷首即列"救急"类,且内容与上述提要完全一致。综合以上信息,余瀛鳌和刘德荣所谓《救急方》者,可能与《林氏辑著良方》为同一书。四卷本《救急方》的情况目前不明,至于《寿世简便集》《救急方》《林氏辑著良方》彼此之间的传抄关系,待考。

郑奋扬辑录的《验方别录》,《中国医籍大辞典》云:是书有光绪十年福州陈文鸿刻本,1918年、1919年宁波中华卫生公会铅印本。④这里的记载是错误的。《验方别录》分初编和续编。据光绪二十年(1894)郑奋扬的自序,"甲申、己丑,丁内外艰,橐笔山庐,七年中风木衔悲,思有以承先志者,临症之暇,爰检古今载籍,及亲友传闻,并家传秘方,得验方一千五百余则,复将鲍氏本、梅中丞本逐一校对,雷同者复去三分之一,中有一二重见处,因历试奇验,不忍割爱,颜之曰《别录》。"此即《验方别录》初编。光绪三十二年(1906),郑锡光《续验方别录》原序称:"吾宗肖岩茂才于甲午岁有《验方别录》之刻,陈弢庵阁学、林琴南孝廉,皆序而传焉。今岁续成,嘱余识其崖略。"此即《验方别录》续编。这也就是郑奋扬在民国初年徐友丞增订《验方别录》的跋文中所言,"回忆前清甲午至丙午,手辑正续验方八册,前后刊送穷乡僻壤,活人不少。"笔者所见光绪二十一年(1895)刻本,题"光绪甲午六月开雕","版藏福州鼓楼□陈文鸣刻坊",该版即《验方别

---

①　王瑞祥主编:《中国古医籍书目提要》(上),北京:中医古籍出版社,2009年,第418页。

②　余瀛鳌、傅景华主编:《中医古籍珍本提要》,北京:中医古籍出版社,1992年,第184页。

③　刘德荣主编:《福建医学史略》,福州:福建科学技术出版社,2011年,第118页。

④　裘沛然主编:《中国医籍大辞典》,上海:上海科学技术出版社,2002年,第470页。

录》的最初版本,以鲍云韶《验方新编》为底本,结合古今医书,亲友传闻及家传秘方,收录验方一千余则。民国初年徐友丞在增订此书时,又将自己辑录的《单方选要》《良方选要》二书至稳至当、屡试屡验者而增入之。是故光绪二十一年版与民国八年版有较大差异。

第四节　其他类古医籍

除上述基础理论类、临床各科类和方书类古医籍,福建的本草类、针灸推拿类、养生类、医史医案类、法医类、合刻类综合性医书等古医籍共有 108 部,为避免章节过于烦琐,本节统一归为其他类。

一、本草类古医籍

本草类古医籍共 19 部,其中宋代 6 部,明代 4 部,清代 9 部,现存 14 部,亡佚 5 部。

宋代福建的本草类著作,影响最大的自然是苏颂的《图经本草》。《图经本草》又称《本草图经》,全书共 20 卷,卷 1-18 按玉石、草木、禽兽、虫鱼、果菜、米谷等分类编排,卷 19、20 为本经外草类和朱蔓类。该书主要阐述药物的来源、形态、鉴别、炮制及运用,并将药物与方剂有机地结合起来。本书综合了北宋年间丰富的用药经验与知识,发展了中国古代药物学,是整理研究中国古代医药学家遗产的宝贵资料。本书所附 933 幅木刻标本图在中国医药史上具有特殊的重要地位。[①] 由于本书原刻本未能流传下来,现存各版本系研究者从不同史料中辑录整理而成,目前主要有三个版本:1988 年福建科学技术出版社的胡乃长、王致谱辑注本,1994 年安徽科学技术出版社的尚志钧辑校本,2011 年人民卫生出版社的苏颖、赵宏岩《〈本草图经〉研究》本,各版本之间的文字稍有差异。

据郑樵《夹漈遗稿·寄方礼部书》:

---

① （宋）苏颂撰,胡乃长、王致谱辑注:《图经本草·内容提要》,福州:福建科学技术出版社,1988 年。

樵每叹天下本无事,庸人扰之而事多。载籍本无说,腐儒惑之而说众。仲尼之道,传之者不得其传,而最能惑人者,莫甚于《春秋》《诗》耳。故欲传《诗》,以《诗》之难,可以意度明者,在于鸟兽草木之名也。故先撰《本草成书》。其曰《成书》者,为自旧注外,陶弘景集《名医别录》而附成之,乃为之注释,最为明白。自景祐以来,诸家补注,纷然无纪。樵于是集二十家本草,及诸方家所言补治之功,及诸物名之书所言异名同状、同名异状之实,乃一一纂附其经文,为之注释,凡草经、诸儒书、异录,备于一家书,故曰《成书》。曰《经》有三品,合三百六十五种,以法天三百六十五度,日星经纬,以成一岁也。弘景以为未备,乃取《名医别录》,以应岁之数而两之。樵又别扩诸家,以应成岁而三之。自纂《成书》外,其隐微之物,留之不足取,去之犹可惜也,纂三百八十八种,曰《外类》。[①]

据此郑樵曾辑录《本草成书》和《本草外类》两部本草学著作。不过,自宋代以来的各种工具书中均未见著录任何信息,这两部书是否刊行目前情况不明。

明代福建本草学著作主要是熊宗立增补辑录的《图经节要补增本草歌括》和《珍珠囊补遗药性赋》。《图经节要补增本草歌括》在国内现存两部明刻本,一题为《新刊校讹大字本草歌括》,残存 2 卷,一题为《图经节要补增本草歌括》残存八卷,日本亦存数部刻本,有称《图经节要补增本草歌括》者,有称《补增图经节要本草歌括》者。据郑金生先生的考证,上述版本中,以日本内阁文库明成化元年熊氏种德堂刊本最为优良。[②]《珍珠囊补遗药性赋》的情况更为复杂。据王今觉先生的考证,《珍珠囊补遗药性赋》由三部分内容构成:"总赋"为熊宗立在明代严萃所撰"总赋"的基础上增补,"珍珠囊"为严萃在元代李东垣著作的基础上改编,"药性赋补遗"为熊宗立撰写。全书最终由熊宗立编著成书,成书年代为明弘治辛酉(公元 1501)年。由此可见,本书非一家之作,亦非出于同一时代。本书在流传过程中逐渐形成四个主要版本系统:①明代钱允治版本系统;②唐富春版本系统;③罗必炜版本系统;④清代王(晋三)、濮(礼仪)版本系统。王晋三版本系统又可再分为三个系统。自清至今,王、濮系统各本《药性赋》在国内传诵最

---

①　(宋)郑樵:《夹漈遗稿》卷二《寄方礼部书》,上海:商务印书馆,1936 年。

②　郑金生主编:《海外回归中医善本古籍丛书》(第 9 册),北京:人民卫生出版社,2003 年,第 346 页。

广,但舛讹也最多,且均将"药性赋序"改为"药性赋原序",并删去撰著年代。[①]

清代郭柏苍撰著的《海错百一录》和《闽产异录》,并非专门性本草学著作,但其中涉及大量的海洋药物知识。《海错百一录》按照鱼、介、盐、草等分类,介绍了福建、台湾沿海的海产及渔民的捕鱼情况和水产养殖方法。分海鱼、海介、海壳石、海虫、海菜、海鸟、海兽、海草等类,载录海生药物289种。《闽产录异》记述了一千四百多种闽台动植物的产地分布、性状特征、实用价值和利用方法。该书卷二为"药属"内容,记述了民间一些用药治病的经验,尤其着重记载了本来不是药属的某些物产的药用价值,特别是某些食物对食用者健康的影响。

二、医史医案类古医籍

医史医案类古医籍共19部,其中明代4部,清代15部,现存12部,亡佚7部。

现存福建最早的医史类著作是明代熊宗立的《医学源流》。本书收集伏羲、神农、黄帝、岐伯、雷公、扁鹊、淳于意、张仲景、华佗、王叔和、皇甫谧、孙思邈、王冰、窦汉卿、刘守真、朱丹溪等上古至元代共140余位医家的生平事迹及学术思想。熊氏广泛征引《历代名医图》《书林广记》《开宝本草》及历代正史等各类文献,详细介绍每位医家的生平事迹和学术特点,尤其注重对医家学术著作和学术贡献的记载。如唐代王冰,作者引用唐《人物志》介绍王氏的情况,引用《隋书·经籍志》介绍王氏整理《内经》的情况,称其"昭明《素问》玄言,豁然敷畅,后之学者,何其幸欤!"[②]该书对于了解明代以前的医学发展源流具有重要的参考价值。该书又名《历代名医考》《原医图》,曾附录于熊氏的《名方类证医书大全》,故其二序与《名方类证医书大全》同。

虽然志书记载清代福建医家撰写了不少医案,但真正存世者不多。福州壶山林氏中医世家,至今在福州地区依然享有盛誉。清代林作建与名医陈修园关系密切,时相来往,陈修园往返榕城,常在林家下榻。二人曾共同会诊福州王墓山、郑宁馨病案。林作建著有《诸病坏症歌》《和斋医案》《伤寒论眉批补注》《六

---

① (明)熊宗立编著,王今觉、王嫣点校注解修订:《珍珠囊补遗药性赋·点校注释前言》,北京:中国中医药出版社,2020年。

② (明)熊宗立撰,姚惠萍、李睿校注:《医学源流》,上海:上海科学技术出版社,2014年,第20页。

经辨证歌括》《妇人古方歌括》《壶山医统》《壶山意准》等书。《壶山意准》全书分厥阴病、呕泄中虚等八十五门，共载医案九十四则，包括呕吐、咳喘、虚劳、痢疾、血证、疟疾、泄泻、伏暑吐利、失血、失精、大汗、大泻、带下、产后头痛等，主要为内、妇两科疾病。本书所列病案多为疑难杂症，病案记录详尽，分析辨证颇精，可供临床参考。笔者多年搜集，未见《和斋医案》的踪迹，后在上海中医药大学图书馆获见《壶山意准》抄本 1 部。该抄本未注明抄录时间，未有抄录者的任何信息，也未有原作者林作建的序跋，目前不清楚系依据林氏原本抄录，还是依据民国《三三医报》连载的《壶山意准》抄录。①

　　晚清御医力钧，精通中西医学，曾将在京师为光绪皇帝诊病的记录整理成《崇陵病案》，中国中医科学院图书馆藏有力钧亲笔撰写的稿本，弥足珍贵。本书记录了力钧为光绪皇帝治疗疾病的医案，包括 46 天的"奏事处抄"和 45 天的病案，并附有"慈禧皇太后感寒化热方案""纪事""禀牍""王公大臣治验录"等四个附录。"书中所载，皆奏事处传抄及医治方案，附录诸章尤多宫廷轶事。如阉官骄横，宫廷党锢，皆罕传之秘。"据力嘉禾称，其父力钧辑有《和缓考》《历代医官沿革考》《庚寅医案》《警医录》《辛丑医案》《病榻杂记》《槟城医话》《历代医籍存佚考》《王公大臣治验录》《崇陵病案》等医史医案类著作数部，其中多数未见。中国科学院陈可冀院士长期致力于清宫医药档案的整理，他的团队在中国第一历史档案馆所藏清宫原始医药档案中，整理出力钧诊疗慈禧太后的脉案记录近 50 诊，诊疗光绪皇帝的脉案记录 30 诊左右，先后汇编为数种专著。② 一为慈禧太后医案，起止时间为光绪三十二年（1906）闰四月初三日至十二月二十二日。一为光绪皇帝医案辑录，起止时间为光绪三十三年（1907）七月二十日至八月初九日，另附光绪闰四月初三日医案一则，具体年代不详，可能为光绪三十二年。

---

① 关于抄本《壶山意准》的情况，至今依然是个谜团。裘吉生主办的《三三医报》，曾向全国发布通告，希望各地将医案、医著和秘方验方交由《三三医报》刊登，以促进医学知识的传播。就实际情况而言，《三三医报》也的确刊登了数量不菲的医案和医著。不过，这些医案和医著多数均交代了刊登的前因后果，像《壶山意准》这样毫无任何信息的情况是非常少的。

② 具体可参见陈可冀主编：《清宫医案研究》，中医古籍出版社，2006 年；陈可冀主编：《清宫医案集成》，北京：科学出版社，2009 年；陈可冀、张京春主编：《清宫医案精选》，北京：中国中医药出版社，2020 年。

三、合刻类综合性医书

合刻类综合性医书共 33 部，其中宋代 1 部，明代 2 部，清代 30 部，现存 31 部，亡佚 2 部。清初陈梦雷辑录的《古今图书集成·医部全录》，全书五百二十卷，对清代以前的中医药知识进行了系统的梳理和总结，学界已经十分熟悉，这里不再多作介绍。

晚明福州医家萧京，曾跟随李时珍外甥黄州学官胡慎庵学医，后回归故里悬壶济世，以医为业，常慨叹时医治病，昧本从标，枉毙生灵，遂搜集古今医书，结合平时实践作《轩岐救正论》。凡例称，"以'救正'称，因痛念乎晚近医流，昧《灵》《素》之大义，守一家之偏法，执迷《脉诀》，乐趋捷径，忘本从标，弃繁就简，致今邪说纵横，竟使正道沦没，枉害生灵"①。是书之作，在于发《灵枢》《素问》之奥义，以匡正时弊。本书子目分为《医论》一卷，《四诊正法》一卷，《药性微蕴》一卷，《伤寒门医案》一卷，《杂病门医案》一卷，《医鉴、病鉴》一卷。卷一"医论"，论生理、病理、治法、医家标准等，共 15 则。卷二"四诊正法"，主要论脉诊，强调诊法应尊崇《内经》、张仲景、王叔和、崔紫虚、滑寿、李时珍诸家，批判了《脉诀》的谬误。卷三"药性微蕴"，辨百余种药物性味功用；或广引各家文献，阐明药性；或辨别同类药品之各自特点。卷四、卷五"治验医案"，分伤寒、杂病两门，载验案六十余则，详记年月、姓名、年龄、症状和治疗过程。卷六"医鉴、病鉴"，乃别医者之贞邪淑慝，警病者之当慎于自治求治，为病家借鉴，为医家立箴。就现有研究情况而言，《轩岐救正论》尚未得到足够的重视，尤其是其中对明医、儒医、隐医、德医、世医、流医、僧医、名医、时医、奸医、淫医、女医、疡医等十三种医家品行贞邪，学识贤愚的界定，对患者试医、荐医、半识、察弊、慎择、专任、早治、谨始、讳疾、速效误人、执方之误、无病服药、药随病施、草药、针灸、辨别伪药、制药等问题的警示，都具有重要的现实意义。

清代福建综合类合刻医书，现存种类最多、情况最复杂的非陈修园医书莫属。仅陈修园的医书全集，即有《南雅堂医书全集》《陈修园医书十五种》《陈修园医书十六种》《陈修园医书十八种》《陈修园医书二十一种》《陈修园医书二十三种》《陈修园医书二十四种》《陈修园医书二十八种》《陈修园医书三十种》《陈

---

① （明）萧京著，刘德荣、陈玉鹏校注：《轩岐救正论》，北京：线装书局，2011 年，第 1 页。

修园医书三十二种》《陈修园医书四十八种》《陈修园医书六十种》《陈修园医书七十种》《陈修园医书七十二种》等 14 种，此外尚有《公余医录五种》《公余医录六种》《陈修园先生晚余三书》等各种陈修园医书的合刊本。

上述各种陈修园医书，刊刻时间较早的是同治四年（1865）文奎堂刻本《南雅堂医书全集》和同治五年丙寅（1866）维经堂刻本《陈修园医书十五种》。这两个版本相比，《南雅堂医书全集》含子目十六种，具体为《灵素节要浅注》十二卷、《金匮要略浅注》十卷、《金匮方歌括》六卷、《伤寒论浅注》六卷、《长沙方歌括》六卷、《医学实在易》十六卷、《医学从众录》八卷、《女科要旨》四卷、《神农本草经读》四卷、《医学三字经》四卷、《时方妙用》四卷、《时方歌括》二卷、《景岳新方砭》四卷、《伤寒真方歌括》六卷、《伤寒时诀串解》六卷、《十药神书注解》。《陈修园医书十五种》与《南雅堂医书全集》相比，缺《景岳新方砭》四卷，具体原因不明。光绪十五年己丑（1889）江左书林校刻本《陈修园医书十六种》，除上述十六种医书外，另附竹梅居士编《急救经验良方》、佚名《急救异痧奇方》、原题陈念祖撰《经验百病内外方》、戴天章辨正《瘟疫明辨》四卷卷末一卷、佚名《咽喉脉证通论》、耐修子撰《白喉治法忌表抉微》、范毓香奇传《太乙神针方》、何其伟辑《救迷良方》、庄一夔撰《福幼编》等医书，不过仍以《陈修园医书十六种》为名。其后光绪年间陆续出版的各种陈修园医书，最后增至七十二种，均以《南雅堂医书全集》十六种为基准，陆续增加各种医书汇编而成。[①]

晚清长汀人郑玉成撰述、郑汝恭抄录的《活人慈航》，体现了民间医家在中医药文化传承中的重要作用。长汀郑氏一族，自明代即以医学传家，十四世祖怀波公，为明益府医官，十六世祖德振、十七世祖位庵，皆有医方传后。至郑玉成始集其大成，著有《杂症集腋》《外因贯串》《女科细目》《幼科审治》《痘科集腋》《眼科选方》《外科要诀》等书。郑玉成子汝恭立志抄录父书，全书 1200 余页，70余万字，从咸丰乙卯迄同治戊辰，前后历十四年，终成《活人慈航》两部。是书又称《家藏袖珍活人慈航》，二十一卷，卷首一卷，后附《四诊脉诀》。该书以仁义礼

---

① 《陈修园医书》从十五种本逐步增加到七十二种本，也是陈修园的形象不断被建构的过程。从全国范围而言，陈修园最重大的贡献在于对医学的普及，他将深奥的医理以浅显易懂的语言呈现给读者，便利了一般略通文墨者学习医学知识。近代以来，随着西方医学传入中国，中医界与之对抗的重要法宝之一便是开办医学教育，在中医教科书没有大规模出现之前，陈修园的医书成为各地中医教育的重要教材。因此，陈修园医书的发行量是非常大的，这也促成了各种托名陈修园的医书出现。

智信分类,仁集《杂症集腋》卷一、二,义集《杂症集腋》卷三、四,礼集《外因贯串》《女科细目》,智集《幼科审治》《痘科集腋上下》,信集《眼科选方》《外科要诀》《祖方原本》。是书折中群籍,悉心探索,剖其醇疵,撷其精华,不当者去之,未备者补之,内外方脉,妇幼痘眼,诸科悉具,洵属仁心仁术之作。

关于抄书的经历,郑汝恭自序云,"予抄是书甚苦,膺丁仪之疾,晨夕弗能濡毫,每日只上下午抄录,时需养目,不能阅书。举业尽废,雁塔空瞻,蟾宫永谢。虽在梦中,亦在抄药书,一点一画,恍若艰甚,目似脱者。""目瞀弗顾,儿业尽抛,六艺绝吟,交谪奚恤,忘餐废寝,茹荼集蓼,其苦只堪自喻"①。为能传之后世,光绪年间郑汝恭聚资刊刻,遍邀当地名公巨族康咏、马存舆、程象贤、汤友仁、张杏南、谢松涛、谢鸿逵、范绍森、廖辉光、郑仰虞、郑克明等人为之序。光绪本流传不广,甘肃中医学院图书馆原馆长郑元成,郑氏之苗裔,长期搜寻该书,20世纪90年代初期从福建民间藏家获取,后承郑氏宗亲郑元穹、郑汀审订,由中医古籍出版社影印出版。这是一部比较少见的大部头著作,据《中国中医古籍总目》的著录,目前仅甘肃中医药大学收藏一部光绪原刻本。

四、针灸推拿类、养生类、法医类古医籍

针灸推拿类古医籍共5部,其中元代2部,明代1部,清代2部,现存3部,清代2部俱亡佚。养生类古医籍共8部,其中宋代2部,元代1部,明代3部,清代2部,现存6部,亡佚2部。法医类1部,即宋慈的《洗冤录》及其后世各种校勘本。

---

① (清)郑玉成:《活人慈航·郑汝恭序》,清光绪刻本。

第二章　福建旧方志中医药文献

福建旧方志的编纂与出版，检阅郑宝谦编撰的《福建省旧方志综录》，共收书 2500 余部。从旧方志中整理相关研究主题的资料，很早就已经引起众多学者的重视，并产生数量极多的研究成果。对于旧方志中医药史料的价值，早在 20 世纪 90 年代，郭霭春、高文柱即关注到利用地方志进行医学文献整理所具备的独特优势，指出："在汗牛充栋的地方志中，记有丰富的医药卫生知识和史料。大体归纳起来，在五行、灾异等类，有流行病方面的资料；在物产、矿藏等类，有道地药物的描述；在人物、方技等类，有本地名医的传记；在艺文、经籍等类，有医学书目的著录；以至还载录了当地人民常用的经验良方，和当地政府考试医生的试题、答卷等内容。这些都是医学文献研究中不易得到的参考资料。"[1]福建地方志提供了大量的有关医疗机构、医家人物、传染病疫情、本草药物等方面的资料，值得进一步发掘和研究。

第一节　旧方志福建医疗机构史料

一、旧方志关于元代以前福建医疗机构的零星记载

现存最早的福建旧方志宋代淳熙《三山志》中，未见唐宋时期福州地区设立医疗机构的记载。不过，根据喻政等修《万历福州府志》的记载，唐代已经在福建设立医学博士一员，元朝时置福建行中书省，设医学提举司，总理福建医疗事务，在福州设医学教授二员、学正一员。[2] 漳州府的医疗机构，唐代设医学博士

---

① 郭霭春、高文柱：《地方志与医学文献整理》，《中医杂志》1983 年第 10 期。
② 万历《福州府志》，福州：海风出版社，2001 年，第 363、370、374 页。

一人,掌疗民疾,学生十人;元代设医学教授一员。^① 从各县的情况看,最迟从宋代开始,也开始陆续设立医疗机构。如元代福州地区的怀安县惠民药局,在总管府仪门之西,隆道侯庙之东;古田县惠民药局在县治北。^② 三明地区的清流县,"宋设官曰监惠和剂局,元亦置局官"^③。莆田地区的仙游县,"宋置药局,招明医一人主之,吏一人为佐,掌出入之籍。元大德间立官,俾良医主之"^④。建宁府所属的瓯宁县分为惠民东局和惠民西局,均宋代设立,后废为民居;崇安县"医学在澄清坊,元元贞间,县尹杨靓建有明理堂,元至正间毁于兵,后为民居","惠民局在谯楼之右,元泰定间,县尹彭好古建,是年又迁建于宣诏亭之旧地"^⑤。从史源学的角度来说,有关唐宋元福建医疗机构的设立情况,最早都是明代的地方志才有记载,尤其是福州地区的情况,最早的宋代方志没有这方面的信息,而晚出的明代方志却记载唐代即设立医学博士一员。这提醒研究者在使用这些材料时,尽可能地搜寻各种旁证,避免仅仅依据一条孤证得出不切合实际的结论。

不过,从安溪县的情况看,应该说明代以来绝大部分地方志的记载均有其具体的史料来源,只不过这些史源今天因种种因素而不可见,总体上来说这些记载还是可信的。嘉靖《安溪县志》称,安溪县惠民药局,"安溪惠民药局原在县左,宋时建。嘉定庚午始为和剂局,于中门内招明医一人,修制吏一人佐之,掌出入籍。宝祐间知县赵汝改每岁于秋日令两庵道人循行遍施"^⑥。同书卷七《艺文志》有宋代安溪县令陈宓撰写的《惠民药局记》和《安养院记》,其《惠民药局记》云:"嘉定庚午冬,为和剂局于中门之内,招明医一人躬诊,视修制之事,吏一人佐焉,掌凡出入之籍,工一人,供凡役,创惠民局于大门外,一吏掌之,月一易,所以佚其劳革其奸也。主簿兼督之,所以重其事也。"乾隆《安溪县志》则说明了明代医学和宋代惠民药局的传承关系,"医学,有训科一员,嘉靖间令黄怿改淫祠为之,题曰济生,在县治东,宋时为惠民药局"^⑦。乾隆《泉州府志》称,安溪县"惠民药局旧在仪门内西,嘉定中令陈宓建",陈宓"嘉定中知安溪县,作安养院

---

① 光绪《漳州府志》卷九《秩官·历代官制》,中国地方志集成本。
② 乾隆《福州府志》卷十《田赋下》,中国地方志集成本。
③ 康熙《清流县志》卷一《官署》,清代孤本方志选第二辑本。
④ 康熙《仙游县志》卷三《公署》,清代孤本方志选本。
⑤ 康熙《建宁府志》卷四十七《杂志二·古迹》,日本藏中国罕见地方志丛刊续编本。
⑥ 嘉靖《安溪县志》卷二《规制类·惠民药局》,天一阁藏明代方志选刊本。
⑦ 乾隆《安溪县志》卷一《城署》,中国地方志集成本。

以栖行旅,立惠民局以药病者"①。

很显然,上述嘉靖《安溪县志》关于惠民药局于嘉定庚午设合剂局的记载系摘录自《惠民药局记》,至于"宝祐间知县赵汝改每岁于秋日令两庵道人循行遍施"应该是从其他史料中获取。也就是说,尽管这是在明代形成的历史文本,但嘉靖《安溪县志》所记载的宋代该县医疗机构情况渊源有自。乾隆《泉州府志》和乾隆《安溪县志》的记载虽然在文字表述上有少许的差异,但其基本事实还是可信的。总之,在研究明代以前的福建医疗机构设立沿革情况时,地方志提供的信息是可以采纳的。

二、旧方志明清时期福建医疗机构史料

明清时期,地方医疗行政机构被称为医学,医疗机构被称为惠民药局。明朝建立后,对全国医疗行政机构的设置非常重视。洪武三年(1370),"置惠民药局,府设提领,州县设官医。凡军民之贫病者,给之医药"②。洪武十七年(1384)规定,府、州、县均设医学,作为专门的医疗行政管理机构。洪武十八年(1385)朝廷下令设医学正科,"至三十一年乃定制,设官铸印"③。具体到福建地域,行政区划屡经沿革,至万历八年(1580)福州府将怀安县并入侯官县后,全省共设八府一州 57 县。统计明清时期的福建省志、府志和县志,明代医学设置状况如下表。

表 2-1　明清福建地方志所载明代医学设置状况表

府属	医学设置状况
福州府	共辖九县,设立府医学一,县医学七,闽县和侯官县未设,其余均设。
泉州府	共辖七县,设立府医学一,县医学六,晋江县未设,其余全设。
建宁府	共辖八县,设立府医学一,县医学六,建安县、瓯宁县未设,其余全设。
延平府	共辖七县,设立府医学一,县医学六,南平县未设,其余全设。
汀州府	共辖八县,设立府医学一,县医学六,长汀县、归化县未设,其余全设。
兴化府	共辖二县,设立府医学一,县医学一,莆田县未设,仙游县设。
邵武府	共辖四县,设立府医学一,县医学三,邵武县未设,其余全设。
漳州府	共辖十县,设立府医学一,县医学九,诏安县未设,其余全设。
福宁州	共辖二县,设立州医学一,县医学二,全设。

---

① 乾隆《泉州府志》卷十二《公署》、卷二十九《名宦·宋》,中国地方志集成本。
② (清)张廷玉等:《明史》卷七十四《职官三》,北京:中华书局,1974 年。
③ (明)皇甫录:《皇明纪略》,北京:中华书局,1985 年,第 43 页。

由上表并结合地方志的相关记载分析,明代福建医疗机构大体有三个特点:

首先,整个福建依照明政府的规定,建立起比较完备的医疗系统。在全部八府一州的府级行政体系中,每个地区均设立有专门的府医学或者州医学。在全部 57 个县级行政建制中,有 46 个县设立了医学,11 个县没有设立医学,设置比例达到 80.7%。另外值得注意的是,在没有设立医学的 11 个县中,部分县尽管自身没有设立专门的医学机构,但并不代表当地就没有医疗机构的存在。如闽县和侯官县是福州府的驻地、莆田县是兴化府的驻地、邵武县是邵武府的驻地等等,据初步推测,可能是府医学承担了所在地的县医学的部分职能。如果考虑到这一点,明代各行政区域设立医学的比例会更大。真正没有医学机构的区域极少。每当新设立一个县级行政单位,包括医学在内的各种机构均会配备齐全。天顺二年(1458)七月,"设福建建宁府寿宁县儒学并阴阳、医学、僧道会司,置官降印,以县初置故也"①。弘治元年(1488),"增设福建漳州府漳平县医学"②。正德十四年(1519),"增设福建漳州府平和县,……设知县、典史、儒学教谕训导、阴阳学训术、医学训科、僧会道会各一员"③。

其次,医学多与惠民药局合而为一,即医疗行政机构和医疗机构合为一体。应当明确的是,医学和惠民药局是两种性质不同的机构。医学是明朝政府在各地设立的医疗行政管理机构,它的管理者是医学正科、医学训科。惠民药局是政府在全国各地设立的诊病疗疾的医疗机构,它的主要成员是医生。在明代福建,这两个机构多有重叠,甚至合而为一,光泽县惠民药局和医学则为同一机构。在未设立惠民药局的地方,医学则承担了药局的功能。如安溪县设医学训科一员,"以医生之精其业者为之,其属有医生三名,专治药饵以治民疾病"④。

再次,由方志史料分析,在官方主持下明代福建医学和惠民药局不断重修增置。由于种种原因,无论是医学还是惠民药局,在发展过程中都出现不同程度的损毁现象,甚至被另行改为他用。如松溪县医学洪武十八年(1385)兴建,正统六年(1441)毁于兵燹;⑤建阳县惠民药局,永乐十四年(1416)圮于水,正统

---

① 《明英宗实录》卷二百九十三,天顺二年七月丁未条。

② 《明孝宗实录》卷十八,弘治元年九月戊寅条。

③ 《明武宗实录》卷一百七十五,正德十四年六月辛巳条。

④ 嘉靖《安溪县志》卷三《官制》,天一阁藏明代方志选刊本。

⑤ 嘉靖《建宁府志》卷八《建制》,天一阁藏明代方志选刊本。

年间更为府馆；①建宁县医学历经几次重建，景泰三年（1452）以其地建布政分司，拟以分司西偏地建惠民药局而未果，今地为居民所侵。② 面对以上种种情况，地方政府积极开展重新修复活动，有效地保证了医学机构的延续。如前述建阳惠民药局在几经更迭后，成化十七年（1481）本学训科杨敬奉部符复为惠民药局，嘉靖十八年（1539）毁，知县李东光重建。③

　　方志中有关医学管理人员的材料比较多。按照明政府规定，府设医学正科1人，州设典科1人，县设训科1人，负责辖区的医药卫生。各府正科纳入国家职官正式编制，为从九品；各州医学典科和各县医学训科未入流。洪武十七年（1384），"置府州县医学、阴阳学，府置医学正科一人、阴阳正术一人、秩从九品；州置医学典科一人、阴阳典术一人，县置医学训科一人、阴阳训术一人，皆杂职"④。目前没有发现府医学正科究竟是由本地人充任还是按照流官的惯例由外地人充任，不过和"府"为同一个级别的"州"，其医学典科虽然是不入流的官员，但部分仍由非本地人充任。以福宁州为例，洪武二年（1369）设立福宁县，属于福州府，其医学训科吴以善、潘士、丁旭、林思齐等均为当地人。成化九年（1473），福宁县升格为福宁州，下辖福安县、宁德县，设医学典科一员，在我们所统计的福宁州5名典科中，有3人是外地人，其中一人竟然为江西进贤人。⑤

　　由于医学训科属于不入流的官员，一般由本地人士充任，但没有领取俸禄，即所谓"选其学本艺优等者为之，不制禄"⑥。光泽县也记载医学训科"领医生医治官吏及一应军民人等疾病，有缺则推举本学通达医道者为之"⑦。明代沿袭元制，将户口分为民、军、医、儒、灶、僧、道、匠等，规定各户必须子袭父业。一入医户，子孙就必须世代业医。如在尤溪县所统计的人口分类中，嘉靖元年（1522）医学人户为3户，建宁县嘉靖二十一年（1542）记载有医户1户。由于文献史料的局限，目前我们还不清楚医户制度在福建实施的情况如何，但医学官员代代相继、子承父业的情况相当多。顺昌县人冯宗佑于宣德四年（1429）任医学训

①　嘉靖《建阳县志》卷四《户赋志·恤政》，天一阁藏明代方志选刊本。
②　嘉靖《邵武府志》卷三《制宇》，四库全书存目丛书本。
③　嘉靖《建阳县志》卷四《户赋志·恤政》，天一阁藏明代方志选刊本。
④　《明太祖实录》卷一百六十二，洪武十七年五月甲申条。
⑤　万历《福宁州志》卷八《历官》，日本藏中国罕见地方志丛刊本。
⑥　嘉庆《惠安县志》卷十九《秩官》，中国地方志集成本。
⑦　康熙《光泽县志》卷四《秩官志》，清代孤本方志选本。

科,天顺七年(1463)其子冯顺继任该职;清流县从景泰至嘉靖年间共有伍惟德、伍锐、伍璋、伍燔、伍奎光等5人出任医学训科,这5人籍贯所在地相同,可能也属于同一家族。福宁州人林彦圭,精医药,争于救人,无计利之心,远近称之。殁后,子思齐授医学训科,孙琦登乡荐璧,授典科。①

不入流的县医学训科,一般为地方官在当地选择医术高明、重义轻利之人保举或推荐为之。同时,考虑到医生职业的特殊性,明朝政府也非常注重对其考察,"阴阳、医生、教读人等,官府多视为在官人数,一概差用,不能专务本业,是岂朝廷设立之本意。须着……医生亦轮流日守惠民药局,教读分教各里童生,使各专务本业,时常考验勤惰,量为惩劝,其愚而无进者黜退,拣选性资可进者补之,庶使此等不为虚设"②。建宁人廖寿山,"业轩岐之术,以治病救人为重,不计诊资。经寿山治愈者甚多,远近皆称其德。洪武十七(笔者注:当为十八)年,举为本邑训科"③。浦城人李图宠,"按症处方,毫厘不爽。穷乡僻壤,亟往诊疗,如救水火。耿督学力荐,授医学训科"④。

尽管为不入流的人员,明代福建各地医疗的顺利发展与否实则与训科密切相关。洪武年间,知县文维建仙游县医学,成化、正德、嘉靖间有司相继整修。嘉靖年间的重新修建正是在该县医学训科的力促下完成的,御史林若周曾为文记之。此类材料不仅在福建,即便在明代全国其他地方也殊难一见,兹摘录如下:

今制郡邑医有学,学有官,且令聚徒,用寿民也。仙溪隶兴为邑属,其学有官有徒固其制焉矣。爰征诸志,自洪武十八年始设在县治东偏,后敝不可葺,成化十八年壬寅,彭邑侯昭徙立东门,后又敝不可葺,官于是者往往僦僧舍道院以居。噫,学敝耶抑人敝尔?厚殖者弗遑才绌者惮兴作,是以均委诸邱墟。正德三年戊辰,余友郭君景龙授训科,陋僦舍数为新图,竟尔寝格。十六年辛巳秋,卢陵萧侯来尹兹邑,慨然锐意修复。时观风者适谋处淫祠,训科君遂状移申请。侯叹曰:是可以已乎哉。材于某可徙石于

---

① 嘉靖《福宁州志》卷十一《人物·艺术》,天一阁藏明代方志选刊续编本。
② (明)汪天锡:《官箴集要》卷上《驭下篇·阴阳医生教读》,嘉靖十四年刊本。
③ 俞慎初主编:《闽台医林人物志》,福州:福建科技出版社,1988年,第19页。
④ 俞慎初主编:《闽台医林人物志》,福州:福建科技出版社,1988年,第18页。

某可凿,费度或缩,吾任尔。乃命训科君督厥成。于是相地立基、舆材辇石,中构公厅凡几楹,扁曰宣惠。东廊畔构药室惠民楹杀之,扁曰杏春。西廊畔有井盖亭,上覆刻曰种泉亭,后为燕居所,中题曰有恒。左右房凡四,基址方正计为亩者一又得十之三。廨宇为间凡十有二,犹有未备者。训科君戚曰:此可犹烦侯虑乎,吾当图之。是以瓦砾余墟焕然易厥观。虽椅桌类亦完具。工兴于嘉靖元年壬午正月戊午,落成于秋八月癸巳。夫邑饰淫祠制学莫设,侯撤彼新此以一民,听其知道钦。《周礼》万民之疾掌于医师,学之设由是也。而惟是修复,其达古昭王度钦。民役而喜,费不经公私。……侯名弘鲁,字进明,江右丁卯进士。训科君名景龙,字瑞书,晋府左相抱独先生季子也。因有请,遂为之记云。①

从此则方志史料可知,仙游县医学在洪武十八年(1385)设立,其后随圮随修,随修随圮,最后导致"敝不可葺",有司惮于劳作,"往往僦僧舍道院以居",大大影响了医学职能的正常发挥和医疗工作的正常开展,也给当地民众的医疗救治带来极大的不便。在地方官的支持下,医学训科郭景龙于嘉靖元年(1522)新建该县医学,置屋十二间,阅八月而成。

参与国家性质的社会医疗救助是明代医学的重要职责。作为医疗行政机构的医学,其主要职责是负责印信管理和辖区内有关医疗的各种日常事务,并各率医生主疗治疾疫及监狱囚人患病诸务。惠民药局主要是掌管贮备药物、调制成药、诊断疾病等事务,军民工匠贫病者均可在惠民药局求医问药。即所谓"国家设医官、医生,置医学,置惠民药局,令守令以官价收贮药物。俾凡疾病者皆以脉证依方服饵,甚大惠也"②。宣德三年(1428),"令天下军民贫病者,惠民药局给与医药"③。如松溪县惠民药局,"使署训科者司其事,医者分而治之,凡民之有疾者造焉"④。地方政府的参与程度是其职能发挥与否的重要因素。

医学官员和医生还负责囚犯的医疗卫生。成化年间,连江知县凌玉玑改建

---

① 乾隆《仙游县志》卷十《建置志·公署》,中国地方志集成本。
② 嘉靖《邵武府志》卷三《制字》,四库全书存目丛书本。
③ 万历《大明会典·礼部》卷三十八《恤孤贫》,续修四库全书本。
④ 康熙《松溪县志》卷二《公署》,中国方志丛书本。

惠民药局,"设医官一员驻局施诊,又择品味精炮制施药以济穷民及患病之狱囚"①。为了防止在此过程中出现草菅人命的现象,地方官一再强调必须按照有关规章处理医疗事故,否则要受到处罚。弘治十三年(1500)巡按福建监察御史上言:"纵有钱粮人命等项重情不容不监者,饥寒容(给)其衣食,疾病给以医药。有病故者,须开某人得某疾,某医给某药,备云所死之因,如有虐害而死者,听从家属告理,官吏抵罪,则人知其警惧而囹圄空虚矣。"②

明代福建地方政府采用不同方式对医学训科的作为给予了肯定。地方官设立医学和惠民药局,"考选本邑有名者司其局,名曰医官,给冠带以荣身",清流县医学训科罗显医术高明,被"恩赐吏目"③,从而由一个不入流的医学训科成为从九品的官员。永乐年间,担任罗源县医学训科的郑鼎因其德才兼备,于永乐七年(1409)"署县事七个月",其间他"奏裁佐贰,只设一知一典"并得到批准。④ 宁德医学训科陈宁为人乐善好施,时常周济乡里,"年八十应诏,旌其寿"⑤。晋江人余廷端,世代业医,"用药鲜不效者,荐授郡之医学正科"⑥。福宁州人林琦,"缘母病而谙医。成化庚子,督学者重其行,试居首,携至省。八郡入试者,命谒琦听讲……民有病,与药辄瘳,初家食时以医济人,乡人德之"⑦。

医学的普遍设立及其职能的充分发挥,对社会稳定和发展有着不可低估的作用。一方面,它维护了人们的身体健康,减轻了人民的痛苦。在大规模瘟疫暴发时,医疗活动更是体现了其重要意义。同时,作为医疗机构,惠民药局本身也体现了社会慈善和社会救助的人道主义内涵。从我们接触的大量方志史料分析,惠民药局多数情况下是用来施药救治病人的,在政府主办的养济院或者其他慈善机构中,药局一般均兼有治疗其中贫困无依之贫民的职能。

地方志的大量记载还表明,虽然清代依然从制度上在各地设立医学,但基本处于完全废弛的状态。笔者检索了200余种福建各地地方志,除了极个别清初编修的方志外,未见清代医学有实际运作的记载。与此相对应,清代的医疗

① 民国《连江县志》卷二十《惠政》,中国地方志集成本。
② 《明孝宗实录》卷一百五十八,弘治十三年正月己卯条。
③ 康熙《清流县志》卷七《职员》,清代孤本方志选本。
④ 康熙《罗源县志》卷五《职官志》,中国地方志集成本。
⑤ 嘉靖《福宁州志》卷十一《人物》,天一阁藏明代方志选刊续编本。
⑥ 俞慎初主编:《闽台医林人物志》,福州:福建科技出版社,1988年,第21页。
⑦ 万历《福宁州志》卷十一《名臣》,日本藏中国罕见地方志丛刊本。

慈善机构养济院、育婴堂等蓬勃发展，这显示随着社会的发展，官方的医疗政策发生了巨大的变化。

三、旧方志福建医疗慈善机构史料

慈善救济思想在中国古代传统社会可谓源远流长，是中华民族的优秀文化传统之一。赡养孤老残疾，是中国历代王朝政府关注的社会问题之一。以明清时期福建为例，除了官方设立的养济院、漏泽园、医学署和惠民药局外，还有官民共办的普济堂、育婴堂、义冢等，救济内容涉及养老、恤贫、抚幼、助葬、医疗等多个方面，因此明清福建方志中留下诸多医疗慈善救助机构及其活动的记载。

从地方志的记载看，最迟从宋代开始，福建就产生了各种名目的医疗慈善机构。如建宁县称仁寿庐，"旧有仁寿庐，在县东，宋宝祐间邑令廖公邦杰买地一区，创屋一十二间，虚堂二间，厨厕各一所，以待道路疾病，又拨绝户田若干赡之"①。政和县"孤贫院，宋时名居养院，旧在折桂亭，后移安济坊。凡流徙笃废及年幼不能自存之民皆收养之。老者壮者日支米一升五合，钱十五文；幼者米一升，钱十文。……病者给药以疗之，死者斥官地以葬之"②。晋江县亦称居养院，且多次重修和变动，"宋有居养院，在府城左北厢。嘉定十一年，守真德秀建。安济坊，在临漳门外，石笋桥南，庆元二年，守邓驿建。嘉定十一年，守真德秀修。安乐舍，在府城南左厢。绍定二年，守真得秀建。后圮，移右北厢西濠之旁。明洪武七年，知县张灏建养济院于郡治西北隅，后改为存恤院，以居癫疾者，而徙养济院于县后没官屋"③。福宁州称贫子营，"养济院，旧名贫子营，西城六禅巷西北，元末为林天成所废"④，说明这一机构可能也是在宋代设立的。崇安县的医疗慈善机构宋元时期的称谓则发生了变化，"安乐堂三所，在兴贤坊营岭之右，石椎里之杨家庄。丰阳里之黄土坂，俱宋时设。凡军旅往来遭疾者栖此，惠民局给药疗之，废址犹存"⑤。从上述情况来看，宋代对地方政府设立医疗慈善机构并没有统一的规定，只是笼统地要求各地方官要注意抚恤孤贫，而各

①　康熙《建宁县志》卷二《建置志》，清代孤本方志选第二辑本。
②　民国《政和县志》卷二十一《惠政》，中国地方志集成本。
③　道光《晋江县志》卷十三《公署》，中国地方志集成本。
④　万历《福宁州志》卷三《公署》，日本藏中国罕见地方志丛刊本。
⑤　康熙《建宁府志》卷四十七《杂志二·古迹》，日本藏中国罕见地方志从刊续编本。

地则根据实际情况自行设立,名称各异,其功能都在于抚恤孤贫,并给予一定的医疗救助。从史料学而言,由于福建偏居边陲,宋代以前与医学有关的文献较少,这些地方志成为我们研究早期福建医学史的最重要材料。

明代的医疗慈善机构主要是养济院。洪武元年(1368)八月,朱元璋诏以金陵为南京,定为国都,随即颁大赦天下诏书,涉及军事、经济、流民、灾荒、礼仪、教育、司法、地方官职责等诸多方面,为更有效地加强对国家的治理,朱氏特别强调"民间有不便事宜,与利所当兴,害所当除,诏书所不载者,有司明白具闻"。在这份诏书中,对于慈善事业的表述是"鳏寡孤独废疾不能自养者,官为存恤"①。可以确认,洪武元年的诏书涉及"鳏寡孤独废疾不能自养者"的救济问题。洪武元年制定的《明令》说,"凡鳏寡孤独,每月官给粮米三斗,每岁给棉布一匹,务在存恤。监察御史、按察司官常加体察"②。考虑到无论是宋代的居养院、元代的孤老院还是明代的养济院救助对象均系"鳏寡孤独废疾不能自养者",可以断定洪武元年即对这一问题做出了制度性安排,此后各地或新建养济院,或在宋元旧址扩建,但名称均统一为"养济院"。

有明一代历时276年,我们通过对现存两部明代福建省志即弘治《八闽通志》和万历《闽书》的系统检索,在明代所设立57个县级行政单位中(以万历年间行政建置为标准),各县均设立有养济院。但总的数目肯定超过了57所,有不少县设立有两所甚至更多的养济院,如福安县养济院,"一在北门外二里富春东畔,……一在县东二里许"③,沙县养济院,"一在水南坊,一在兴义坊"④,弘治年间,郡守汪凤于龙溪设养济院三所,一在西门外教场旁,一在北门外厉坛旁,一在北厢小坑头。⑤ 同安县养济院二所,"一在同禾里四都,一在庆丰门外",惠安县养济院明初设于县治南锦田驿北,明成化中知县张桓迁于栖山南,万历间知县刘一阳再建一院于南郭外,改旧院曰存恤。⑥ 一般而言,两所养济院当中有一所系专门为麻风病人设置的麻风院。

---

① 《明太祖实录》卷三十四,洪武元年八月戊申条。
② [日]夫马进著,伍跃、杨文信、张学锋译:《中国善会善堂史研究》,北京:商务印书馆,2005年,第44页。
③ 万历《福宁州志》卷七《恤政》,日本藏中国罕见地方志丛书本。
④ 嘉靖《重修沙县志》卷三《职制·养济院》,福州:海风出版社,2006年。
⑤ 光绪《漳州府志》卷六《规制下》,中国地方志集成本。
⑥ 万历《泉州府志》卷五《规制志下》,台北:台湾学生书局,1987年。

　　洪武二年(1369),安溪县和顺昌县分别设立了一所养济院,这是目前所知福建省最早设立的此类机构。仅仅在朱元璋时代,福建地方即建立养济院34所,具体为邵武县、浦城县、建宁县、永定县、长乐县、尤溪县、宁德县、宁化县、闽县、侯官县、怀安县、福清县、永福县、松溪县、清流县、连城县、上杭县、仙游县、泰宁县、古田县、罗源县、建安县、晋江县、龙溪县、龙岩县、连江县、南平县、崇安县、光泽县、德化县、将乐县、惠安县、安溪县、顺昌等共34县,每县设立一所。据史料记载,诏安县和漳平县均于洪武年间设立了养济院,洪武五年(1372)设漳平县养济院于城东门内之南,[①]明初设诏安县孤老院,后改为养济院,凡境内贫病衰老不能自存者则籍录而养之。[②] 很明显这里的材料与事实不符。查漳平县系析龙岩县居仁、聚贤、感化、和睦、永福五里于成化七年(1471)新置一县,诏安县系割漳浦县二、三、四、五都于嘉靖九年(1530)新置一县,[③]洪武年间根本没有二县的行政设置,相关记载显系后人肆意添加为之。需要说明的是,在创建方式上,洪武中若干县的养济院标明为重修,如宁化县养济院"在县治东二里,洪武三年知县张思诚重修"[④],崇安县养济院"在兴贤坊营岭之右,洪武三年知县陈重修",南平县养济院"洪武三年知府唐铎重建"[⑤]。事实上,这里的重修指的是在元代的基础上重修。也就是说,许多养济院实际上在原来的地址上重新建设或者就先前的建筑加以修缮,对于明代地方政府而言,我们仍然可以将之视为新建的养济院。

　　随着社会经济的不断发展,福建养济院展开大规模的增建,许多养济院在原来的基础上逐渐扩大,成化弘治年间养济院增建、迁建和扩建的记载比比皆是。其中最典型者为邵武县养济院,该院分别于成化七年(1471)、十年(1474)、十七年(1481)三次增建,共增加房屋46间;此后又于弘治十二年(1499)和十七年(1504)由知县夏英两次重修。[⑥]嘉靖以后,鉴于各地养济院不断损毁,严重影响了该项政策的实施,嘉靖九年(1530)二月,"行天下郡县,令修举养济院实政,

①　康熙《漳平县志》卷二《规制》,福建师范大学图书馆藏稀见方志丛刊本。
②　民国《诏安县志》卷四《建置·恤典》,中国方志丛书本。
③　(明)何乔远:《闽书》(第一册),福州:福建人民出版社,1994年,第704、712页。
④　嘉靖《汀州府志》卷六《公署》,天一阁藏明代方志选刊续编本。
⑤　嘉靖《延平府志·公署》(不分卷),天一阁藏明代方志选刊本。
⑥　嘉靖《邵武府志》卷三《建制》,四库全书存目丛书本。

使茕独者有养"①。福建地方政府在许多养济院由于年久失修、地方灾荒等原因坍塌圮坏的情况下,往往将之重修。如嘉靖十一年(1532)知州周珙重建福宁州养济院,万历六年(1578)知县杨维诚重葺福安县养济院,万历十四年(1586)知县陈德言重建宁洋县养济院,万历三十一年(1603)邑令陶容重建海澄县养济院,万历三十九年(1611)知县周宪章重修归化县养济院。一直到崇祯年间,明代福建养济院的重修工作都没有停止,长汀县养济院"崇祯四年徙今所,以栖老弱废疾及鳏寡孤独不能自存者。……八年署府按察照磨杨卓然修,十年推官唐锡蕃重修"②。

清代养济院是在明代的基础上创建的。清朝建立后,统治者对存恤孤老之事极为重视。随着清政府对全国统治的建立与巩固,养济院制度也逐步得到恢复和发展。顺治元年(1644),清军刚刚入关,清政府即以顺治帝的名义下诏:"穷民鳏寡孤独废残疾不能自存者,在京许两县申文户部,告给养济;在外听州县申详府、按,动支预备仓粮给养,务使人沾实惠,昭朝廷恤民至意。"③顺治五年(1648)十一月辛未日,诏令各处设养济院,"收养鳏寡孤独及残疾无告之人,有司留心举行,月粮依时给发,毋致失所。应用钱粮,察明旧例,在京于户部,在外于存留项下动支"④。此时关于养济院的最重要的一项经费问题得以确认,就清代而言,在养济院经费问题上与明代明显的不同即在于经费。顺治八年(1651)八月又诏"各省、府、州、卫所旧有养济院皆有额设米粮,该部通行设立给养,该道官府从实稽查,俾沾实惠"⑤。在统治者的倡导和督促下,各省、府、州、县开始对旧有的养济院进行检查和修复,有的没有养济院的地方又重建了养济院,此后随着时间的推移,一些养济院慢慢衰败,于是地方官府不断加以修缮或重建。

从我们整理的大事年表分析,清代福建省养济院的整修始于顺治七年(1650),当年漳平县知县冀绍芳重修养济院。⑥ 大规模修改或改造主要集中在雍正和乾隆年间。养济院的重修或重建工作主要集中在雍正乾隆时期,这是不

---

① 《明世宗实录》卷一百一十,嘉靖九年二月乙亥条。

② 乾隆《长汀县志》卷十《田赋·恤政》,中国方志丛书本。

③ 《清世祖实录》卷七,顺治元年十月庚子条。

④ 《清世祖实录》卷四十一,顺治五年十一月辛未条。

⑤ 《清世祖实录》卷五十九,顺治八年八月戊戌条。

⑥ 道光《漳平县志》卷二《规制》,中国地方志集成本。

难理解的。经过康熙中叶以前近半个世纪的恢复和发展,清代社会经济达到了封建社会的顶峰。当时政治稳定,统治者有更多的精力来关心社会福利;经济繁荣、国家富庶增强了济贫的实力。这样就给养济院的兴盛创造了极佳的条件,同时也与统治者的重视分不开。雍正帝、乾隆帝是我国历史上有所作为的皇帝,他们针对养济院的修复和管理下发了多道谕旨,地方官也积极响应,从而掀起了修复和兴建养济院的高潮。

夫马进在谈到明代养济院和宋代相关机构的差别时指出,明代养济院中没有医疗设施,"在明代的史料中,看不出在养济院配备医生和药物的记载"。其实,他的说法是错误的。按照政府的制度设计,明清时期养济院中应当配有医疗设施。洪武二年(1369)建立的安溪县养济院"病给之药,死惠之棺"①,永乐三年(1405)二月,巡按福建监察御史洪堪言十事,"其三曰存恤孤老……或有疾病,令医疗之,庶无告之民不至失所"②。成祖采纳了这个建议,责令各地付诸实施。在建阳的养济院中,则供奉着作为医疗神的观音大士,"内祀观音大士最灵验"③。嘉靖年间,地方官重修长乐县养济院,时人颜容端作《养济院记》,特别指出该院"籍邑之无告者宅而养之,月有粟岁有帛体瘕有医,遵制也"④。从其他省份来看,山东滋阳县载养济院所养孤老"有疾病者督医疗治"⑤。浙江省武康县养济院对于院内收养之人"病给药以医,死给棺以葬,罔敢或忘"⑥。吕坤在谈到他本人实施的收养存恤孤老的运作办法时也提及孤老疾病管理禀官拨医调理。综合各种证据,明代养济院作为抚恤机构,同样也配备了医疗设施。在福建还有一个特殊的群体进入养济院,即麻风病人。由于麻风病人的外在形象不好,人们对他们相当恐惧。从明代开始,政府往往采取设立养济院集中养护的办法,一方面保证他们的生活,一方面也避免造成不必要的社会问题。

清代医疗慈善机构中,地方志记载较多的是育婴堂。康熙三十八年(1699),松溪县即有"生生所"之设,虽然"生生所"与育婴堂名称有异,但其设立的初衷和职能彼此之间并无二致,可以被认为是清代福建最早设立的育婴堂。

---

① 嘉靖《安溪县志》卷二《规制类》,天一阁藏明代方志选刊本。
② 《明太宗实录》卷三十九,永乐三年二月丁丑条。
③ 万历《建阳县志》卷二《建置·恤政》,日本藏中国罕见地方志丛刊本。
④ 康熙《长乐县志》卷八《艺文志·颜容端·养济院记》,中国地方志集成本。
⑤ 万历《兖州府志》卷二十二《公署》,天一阁藏明代方志选刊续编本。
⑥ 嘉靖《武康县志》卷五《惠鲜厅记》,天一阁藏明代方志选刊本。

雍正二年(1724)颁布诏书:再行文各省督抚,转饬有司,劝募好善之人,于通都大邑人烟稠集之处,若可以照京师(育婴堂)例推而行之。[①] 以此为契机,福建各地开始大量创立育婴堂。从地方志统计,仅仅在雍正帝颁布"圣谕"之年,福建各地就有14所育婴堂设立,分别是仙游县、诏安县、晋江县、龙溪县、德化县、福清县、古田县、邵武府、连江县、闽侯二县、大田县、龙岩县、上杭县、沙县等。乾隆年间以后,福建又兴起了修建或改建育婴堂的高潮。鸦片战争以后,各种五花八门的育婴慈善组织开始涌现,除传统的育婴堂以外,他如育婴局、保婴社、慈幼局等纷纷设立。

值得注意的是,地方志的统计表明,在鸦片战争之后所设立的育婴堂中,纯粹官方开设的数量越来越少,多数是在官方的指导和监督下由民间出资自行开办,还有部分纯系民间办理,这在一定程度上反映了民间慈善力量的兴起。由此可见,清朝福建育婴事业的发展可分为两个阶段。鸦片战争之前为官方主导阶段,在地方官员的大力倡导与资助之下,各县均建立了育婴堂,推动了育婴事业的发展。然而因为地方经济落后,加之政府对慈善事业控制甚严,民间慈善力量甚为薄弱,在育婴事业中所起作用甚微。鸦片战争之后为民间主导阶段,此时清政府内外交困,控制力大为削弱,再也无力涉足慈善事业,只得将其让渡于民间慈善组织。而福建自五口通商之后,对外贸易繁荣,有效地拉动腹地经济发展,涌现了一批资金力量雄厚的地方士绅。受儒家仁政及道家因果报应思想影响,同时也为增加其社会影响力,士绅积极投身于育婴慈善事业,使其得以向纵深扩展。

第二节　旧方志医家人物资料

一、地方志医家人物资料概况

就现有研究而言,地方志中的医家人物资料是发掘最为充分、研究最为深入的。现有福建地区两部医家人物资料汇编,俞慎初主编的《闽台医林人物志》

---

① 嘉庆《钦定大清会典事例》卷二百六十九《户部·蠲恤·恤孤贫》,续修四库全书本。

和肖林榕、林端宜主编的《闽台历代中医医家志》，均依赖于福建历代各地旧方志的记载。具体来说，《闽台医林人物志》[①]主要依据地方志、各地文史资料以及部分民间记载，共收录三国至清代1700多年闽台中医人物722人，其中福建地区634人，台湾地区88人。该书着重介绍医家的学术思想、医事活动和医学著述。此后，肖林榕等人以此书为基础，继续搜集相关文献史料，最终出版《闽台历代中医医家志》[②]。该书共收录闽台地区历代医家（下限为1960年12月31日前去世）1066人，其中福建地区939人，台湾地区127人。这两本人物志是学界研究闽台医学史和中医人物的标志性成果，也是迄今为止研究闽台历代中医人物最为重要的两本工具书，为后世提供了重要的研究资料指引。

林丹红主持的科技基础性工作专项重点项目"中医药古籍与方志的文献整理"福建部分，从现存近300部民国之前的福建地方志中按照设立的标准遴选出157部，整理出899位福建医家。按照新中国成立后福建省划定的行政区域进行分类，闽东地区（福州市、宁德市）的重要医家有董奉、杨士瀛、陈修园、萧京、黄圣田、陈隆运、陈希良、刘福修等共计8人，闽西地区（龙岩市）重点医家有包育华、林仁寿、李世奎等3位，闽南地区（厦门市、漳州市、泉州市）重点医家有吴夲、张见泉等2位，闽北地区（南平市）重点医家有熊宗立、聂尚恒、宋慈、蔡元定、许宏、江承俊、雷伯宗等7位，闽中地区（莆田市、三明市）重点医家有方炯、郑德孚、郭福顺、林道飞、林玄真、罗拔茹等6位。[③]

不过，《闽台医林人物志》《闽台历代中医医家志》在史料的搜集、选择、引用、考证等方面存在诸多不足。具体体现在：《闽台医林人物志》除了收录医家数量偏少，且对原始史料进行过度裁剪，破坏了医家形象的完整性。而《闽台历代中医医家志》虽然较《闽台医林人物志》增加344人，但在撰写方式上，仅在文末罗列参考文献，未能注明每一个医家的史料来源，失却工具书的本意。同时，通过对部分条目的对比性分析，《闽台历代中医医家志》还存在两个较大的缺陷：一是在抄录《闽台医林人物志》的内容时，未能认真甄别，造成以讹传讹的现

①　俞慎初主编：《闽台医林人物志》，福州：福建科学技术出版社，1988年。

②　肖林榕、林端宜主编：《闽台历代中医医家志》，北京：中国医药科技出版社，2008年。

③　林丹红：《方志课题调研报告》，未刊稿，第9页。笔者注：林丹红研究馆员曾将该课题的结题报告赠送给本人，并鼓励利用图书馆资源开展相关研究，后由于种种原因，笔者未能在此基础上继续推进。特表谢意。

象;二是对医家事迹和著述的撰写杂糅了各种研究成果,没有细致考证,存在自相矛盾的现象。林丹红主持的调研项目,对157部地方志进行了系统的梳理,但被课题组舍弃的其他地方志也有相当数量的医家人物资料。

关于福建旧方志医家史料的整体概况,笔者通过针对福建现存旧方志进行全面细致的挖掘,历经多年的搜集和研究,共整理出历代福建医家1524人,比俞慎初的《闽台医林人物志》增加890人,比肖林榕的《闽台历代中医医家志》增加585人,比林丹红调研报告增加623人,可以订正俞书的讹误49处,订正肖书讹误115处。考察福建旧方志医家史料在不同时期所修方志的具体分布,清代福建各方志收录的医家史料最多,这显然与方志的修撰在清代达到最鼎盛有关。总而言之,学界过往对于闽台历代中医人物的研究,受限于资料的不足,多集中于若干著名医家,忽略了对各种正史无传或没有医书留世的普通医家资料的整理与研究,尤其未能对旧方志中的医家人物进行全面爬梳,导致无法全面呈现历代中医人物的区域特征。

二、地方志医家人物资料的基本特征

分析这些医家史料在福建旧方志中不同类目的分布特征,其在旧志中的分布虽然较为零散,但总体来说在人物志方技或艺术类类目下居多,其他则散见于乡贤、先贤、孝友、笃行、乡行等等。对于地方志而言,将医家归入哪个类别体现的是编纂者的价值取向。以陈修园为例,他系乾隆壬子举人,曾任直隶威县县令,善体民情,不事鞭挞,遇事能断,绰有贤声。但是,陈氏为世人所称颂,并非作为县令的政绩,而是其在医学方面的贡献和医家的身份,甚至可以说,如果不具有著名医家的身份,陈修园根本不会为世人所熟知,可能也就是某些书中记录的一个名字而已。按照正常推论,陈修园应当列入地方志人物传"方技类",其实不然,民国《长乐县志》将其列入"循绩类"。该志列传分为"名宦""儒林""名臣""循绩""文苑""方技""忠义""孝悌""义行""隐逸""方外"等类别,根据陈修园的基本情况,列入"名臣""循绩""方技"均可,那么,志书编纂者何以舍"名臣""方技"而择"循绩"呢?

民国《长乐县志》卷二十三"列传三名臣"序言云:"贺氏志人物,举凡建一事,泽一方,与夫一官一吏之克称其职者,悉列于名臣一传,其弊似近于混。彭氏则择其定大计,知大体,气度风节超越寻常者,列为名臣。余则分列各传,体格严,分际当矣,兹仍取法彭氏,其或不遗不滥欤!传名臣。"①其卷二十四"列传四循绩"序言云:"民牧称职,分所应尔,似无足奇者,然德足以善政化民,才足以理烦治剧,倘亦盛其遇,而推其量焉,则与庙堂风宪未必有轩轾于其间,乃功名事业而仅以循良称,盖为职所限也。虽然,其政绩亦千古矣。传循绩。"②其卷二十七"列传七方技"序言云:"旧志方技,列于外纪,殆以小道未必可观欤?然涉笔成趣,着手生春,医家、画家载在史册,而诗学、字学、音学,以及星学、地理学,无不各有专书。一艺苟足成名,即片长亦所必录。并蓄兼收,亦考献征文之一助也。传方技。"③通过上述三条序言可知,在民国《长乐县志》的编纂者看来,所谓"名臣",应当是"定大计,知大体,气度风节超越寻常者",亦即在任职地做出非常突出的贡献;所谓"循绩",应当是"民牧称职,分所应尔,似无足奇者,然德足以善政化民,才足以理烦治剧",亦即在任职地并无突出贡献,但也达到了称职的标准;所谓"方技",虽然称"一艺苟足成名,即片长亦所必录",但依然属于"小道"。用这个标准衡量,陈修园举人出身,曾任职县令,自然不能归属"小道",不能列入"方技"。他任职期间并无突出的贡献,也不能归属"名臣",但他能够体察民情,以医闻名于当地,救死扶伤,可谓"然德足以善政化民,才足以理烦治剧",归属"循绩"是合适的。实际上,民国《长乐县志》的这种归类,正是反映了当时社会对陈修园的认知。

明末福州人萧京将医家分为明医、儒医、隐医、德医、世医、流医、僧医、名医、时医(庸医)、奸医、淫医、女医、疡医等 13 个类别,④并给出了这些医家的衡量标准。地方志与墓志铭相同,都是"扬善不言恶",一般不在人物传记中指名道姓记载庸医、奸医、淫医,其他类型的医家在地方志中都有体现。如清代古田人陈隆运,字逵徽,例贡生,父诚字理明,善医兼通五行数理之学,隆运继父业,尤精医术,邑人赖以全活者甚众。性慈惠,人乐就之,卒年八十有二。子杰元,

① 长乐县地方志编纂委员会整理:民国《长乐县志》,福州:福建人民出版社,1993 年,第 877 页。

② 长乐县地方志编纂委员会整理:民国《长乐县志》,福州:福建人民出版社,1993 年,第 920 页。

③ 长乐县地方志编纂委员会整理:民国《长乐县志》,福州:福建人民出版社,1993 年,第 1017 页。

④ 萧京著,刘德荣、陈玉鹏校注:《轩岐救正论》,北京:线装书局,2011 年,第 123-129 页。

邑廪生,世其业,尤以诗文称。其孙毓芗复绍其传于县城中,医学称世家。① 陈氏祖孙四代业医,称之为世医名副其实。明代福宁州人陈颙,故释氏子,人称"良医和尚"②。明代侯官人陈元佑,"嘉靖间贡,授海门训导,转临川教谕,举江西乡试,擢建昌教授。……少多病遂精于医,……时人莫不神其术而高其行"③。陈氏中举任教官,可谓儒医。这些人大多为知名度不高的民间医者,他们虽多未被正史记载,知名度不高,却是承载地方医学的主体力量。与此对应,这些不同身份的医家人物在习医之道上存在差异,有世医、师承习医、自学成才三类。例如清代福州医家郑奋扬(1848—1920)出身于中医世家,其祖父郑德辉、其父郑景陶均是当地名医,为其日后走上岐黄济世之路营造了良好的氛围和厚重的医学积淀。④ 而清代上杭籍医家薛年因愤慨庸医误人,遂自学专攻中医典籍十五载。关于医家学习医术的动机,地方志提供了非常详细的资料,综合而论,大致有科举失败转而习医、秉持"为人子者不可不知医"的孝道观而习医、父母久病治疗无效而习医、家人为庸医所误而习医、自身体弱多病而习医、为生计所迫而习医等几个方面。

关于文本写作倾向性,细究旧方志医学人物叙述文本的特征可以发现,由于地方志的编纂者毕竟不属于专业人士,对于医学知识了解甚少,另一方面也是受限于方志的撰写体例与篇幅,因此对于医生的具体医疗实践着墨较少,关于病患治疗的方法与过程描述非常简略,对医案用药的记述则更为少见,往往以"精通医道""术精岐黄""活人甚多""常获奇效""应手则愈""名噪四方""乡里推服"等概括其高超的医学技艺,笔调中文学色彩浓厚。即使稍微详尽一点的记载,重心也放在彰显医生的诊断准确和用药如神。与略述医事相反,方志对于医学人物的道德修养记载更加详细,往往用比较多的笔墨描述其医德高尚、乐善好施的事迹。如清代闽侯县医家林达邨(1826—1888),"而立之年,便精通内经金匮之学,尤精扁鹊带下之术。远近知之而求诊者,户限如穿,门庭若市,

---

① 民国《古田县志》卷三十二《方技传》,中国地方志集成本。

② 肖林榕、林端宜主编:《闽台历代中医医家志》,北京:中国医药科技出版社,2007年,第87页。

③ 万历《福州府志》卷二十三《名贤》,日本藏中国罕见地方志丛刊本。

④ 有关郑奋扬生平及医学思想,参见刘德荣、邓月娥主编:《福建历代名医学术精华》,北京:中国中医药出版社,2012年;林凌:《郑奋扬生平及学术特点》,《福建中医药大学学报》,2012年第5期,第71-72页。

妙手回春,辄奏奇效,起膏肓之危,解沉疴之痛,而得力壮者,比比皆是。毗邻群县,尽感盛德,啧啧赞扬,不绝于口。……用心良苦,世所罕有。数十年济危扶危,引为己任,行仁施德,作为自勉,贫不计资,富不受惠"①。方志记载医家所呈现"轻医技,重道德"的特征,直接反映方志编纂过程中地方官员重视其道德教化的作用。

三、旧方志医家史料的文献学价值

关于福建旧方志医家史料的价值及未来可以开展的研究空间,主要体现在以下三个方面。

第一,可以增补现有中医人名录。以李云编著的《中医人名大辞典》为例,该书是介绍历代中医人物的代表性工具书,共收载医史人物一万八千余名,为中医人物的查证与研究提供了极大的便利。该书先后查阅利用了包括历代正史、野史、人物传记、笔记、书目、地方志、医史专著、古代医书在内的五六百种书籍。② 不过笔者通过细致比对发现,尚有诸多福建区域中医人物未被《中医人名大辞典》收录。如果对这些中医人物资料进行考证并加以补充,可进一步提高《中医人名大辞典》的利用价值。

第二,基于地方志中医人物资料,可以撰写完备准确的闽台历代中医人物志。综合考察正史、地方志、医书、文集等各种文献,将与医家有关的资料相互比照参稽,详细推敲,正其讹误,补其缺失,梳理文献中关于福建医家字号名讳、生卒、里贯、师承源流等方面的信息,撰写完备准确的福建中医人物传记,出版《福建历代中医人物志》。在编写体例上,以朝代为基本顺序,同一朝代按照姓氏笔画排序,一人跨二朝者,以主要生活时期或主要医事活动时间为依据来确定。主要内容包括姓名、字号、朝代、籍贯、生卒年月、医事活动、撰写的著作等,酌情收录部分价值较高的原始资料,并以按语的形式考证抵牾之处。最后附笔画、音序两种人名索引,以便查阅检索。医家传记的撰写注重完善和纠正现有研究成果的不足与讹误,主要包括:一是改正一人误作二人或多人的错误,古人在姓名之外多有字、号、别号、晚号、堂名、医名等,历来文献中往往讳于直呼其

---

① 肖林榕、林端宜主编:《闽台历代中医医家志》,北京:中国医药科技出版社,2007年,第145页。

② 李云编著:《中医人名大辞典》,北京:中国中医药出版社,2016年。

名,多以字号称其人。上述现象极易造成辨识上的混乱。由于编者的疏忽或资料的欠缺,将一个人物误编为两条甚至三四条的情况比比皆是。项目组对相关资料反复校核,努力避免"一人讹作两条或多条"情况的发生。二是改正现有研究中某些医家生卒年、亲缘关系、师承关系,甚至人名用字的失误与失载。三是增补原始资料,部分成果对历代医家人物资料的取舍过于注重医事,造成人物形象的单薄,使读者不能全面了解其经历、学识,而且某些有助于界定人物生活时代的信息亦因此湮没。

第三,基于福建旧方志中医人物资料,推动闽台区域中医学术流派研究。闽台地区由于地缘、文缘、亲缘的相似性,形成了具有鲜明特色的地域性学术流派。通过深入发掘闽台历代医家理论与临床的地方特色、生草药的应用特色、沟通中西医学策略、海外传播中医药文化特色等,总结闽台区域中医学术流派的基本特征。通过梳理闽台区域内部医家的出身、家族、世系、婚姻、子女、社会网络、医事活动等信息,建构不同世代医家之间的关联,上溯明清,下及民国和当代,结合与医家生平事功相关联的史事,梳理这些医学世家的历史脉络。以地域、专科、家世作为区分标准,建构闽台区域内部既有区别又有联系的不同类型的中医学术流派。如从地域区分可以划为闽南学术流派、闽中学术流派、闽东学术流派等,从专科区分可以划为南少林骨伤流派、妇科流派、外科流派等,从家世区分可以划为若干中医世家流派等。结合台湾地区、东南亚地区中医发展历史,关注闽籍中医人物的跨域活动,梳理台湾地区、东南亚中医发展与福建中医的传承关系和互动联系。

第三节　旧方志福建疫情史料

一、旧方志记载福建疫情基本情况

关于疫情史料在地方志中的具体分布,主要散布于"灾异志"和"人物志"中,"地方志除《灾异志》记述疫灾事件外,其《人物志》中的'职官'(主要记述在当地做出突出政绩的官员)、'乡贤'(主要记述当地其品德、才干为乡人所推崇敬重及乐善好施的人)、'孝友'(主要记述当地对父母孝顺、对兄弟友爱的普通百姓)也有疫灾事件的记述。还有的方志辟有《大事记》《纪事》《世纪》等类似于正史本纪的篇章,其中也有疫灾事件的记述"①。至于不同历史时期方志中疫情史料的特征与价值,《中国三千年疫灾史料汇编》主编龚胜生曾有专门阐述。他认为"不同时期编纂的地方志,其疫灾史料的丰富程度是不一样的,史料的价值也不一样。明代以前的方志,基本上是没有疫灾史料记录的,究其原因,主要是因为疫灾是人畜之灾,发生疫灾是地方不光彩的事,一般方志编纂者都会有意避讳疫灾事件的记述。至于明代,弘治以前修纂的方志比较简约,保存的疫灾史料也不多,嘉靖以后修纂的方志则比较繁复,对包括疫灾在内的各种灾害都有记述。清代一直到民国早期,各类灾害事件成为地方志的必载内容,地方志中疫灾史料的丰富程度超过以往任何历史时期"。

以福建方志的疫情记录与过往研究来看,情况与全国整体大致一致。医学史尤其是疫情史的地方性课题,最大的一个特点是资料零散,搜集比较困难,若欲进行比较全面而周详的研究,必须广搜史料。我们以县为基本统计单位,依据历代福建省志、府志、县志,辅之以正史、明代历朝实录、各种笔记文集和近人的资料汇编等,整理出唐宋至清末福建共发生 1139 县次的瘟疫。其中唐宋 26 县次,元代 15 县次,明代 163 县次,清代 935 县次。关于该统计结果,拟作如下说明:首先,对于府州志中记载的瘟疫,如没有具体标明系该府州何县发生瘟疫,而有"××府、××州大疫"字样,则统计时按该府各县均发生一次计算,在材料中出现的有关各县疫情则不重复计算。如明确记载"×府郡城"等字样,则作一次统计。对于材料中提到的"疫疠大行于闽粤""福建诸郡瘟疫大作"等,由于无法确定具体的地点,而且有些瘟疫已经在各地的统计中有所体现,故不作统计。其次,对于连续年份发生的瘟疫,如材料有明显"延至次年"等字样,统计时作一次瘟疫,否则做两次统计。

二、旧方志记载福建疫情的种类

综合地方志"大事记""灾异记""祥异记"等条目,有关疫情的资料大致可以分为疫情种类、疫情原因、疫情救治等几个方面。

---

①　龚胜生编著:《中国三千年疫灾史料汇编(先秦至明代卷)》,济南:齐鲁书社,2019 年,第 15 页。

历史时期福建的瘟疫具体是什么疾病，史料大都交代不清，多数仅仅笼统记载为"疫""大疫"等等，以乾隆《福建通志》的记载为例，邵武府"庆元六年春，大旱，井泉竭，疫死者甚众。德祐元年大疫，民死亡几半。正统十四年秋，光泽大疫，死者以万计。天顺四年夏秋，光泽疫。成化二年，光泽疫。成化十一年，光泽大疫，至冬方息。万历三十七年邵武县大疫。康熙十六年夏大疫"①。大部分县志的记载，也是类似的笼统，如建宁县嘉靖四十四年（乙丑）秋城中疫，顺治十一年（甲午）各乡多疫②；莆田县淳祐四年甲辰郡大疫，弘治十三年庚申春疫，嘉靖四十一年壬戌春城中大疫，康熙四十七年疫气流行，康熙六十一年夏大疫，乾隆十八年癸酉春夏大疫。③ 这给我们判断具体的病症带来很大的麻烦。

可以肯定的是，福建痘疹比较严重。痘疹，现代一般称为天花，常见于小儿，它是感染痘病毒引起的，主要通过飞沫吸入或直接接触而传染。在搜集到的瘟疫资料中，明确记载痘疹的文献有 54 处，并且死亡率比较高，如嘉靖元年（1522）二月，福安县"痘疹大作，瘗坎相望"④。万历三十九年（1611）邵武府发生痘疹，"小儿多死，疫大作"⑤。同时，我们从许多明代医生的传记中也可以看出明代福建天花的盛行。《闽台医林人物志》载：明代长乐人齐宪擅长痘疹，遇痘疹未发者，一见即能别其凶吉，百不爽一。每当痘疹盛行时，门外围绕千百人求医，天下诸小儿医，未有及之者，人们将他比喻为"钱乙复生"⑥。闽县郑大忠"专心痘疹科，汇集各家著述，编有《痘经会成保婴慈幼录》一书"⑦。瓯宁人黄锦治伤寒痘症大有奇效，叶汝南精岐黄痘症一科，全活甚多。⑧ 聂尚恒，长于治疗麻、痘，著有《痘科慈航》《痘疹定论》《痘疹活幼心法大全》《痘科良方》《痘门方旨》《痘疹脐惊会刻》和《清江聂氏痘科》等书，对幼儿痘疹有精深的研究，其著《痘疹活幼心法大全》一书，对痘疹的发生机理及其各个阶段的发病特点、症状及治法，均作了非常详细的论证说明，从中医的角度提出自己关于痘疹的学术见解，该书

① 乾隆《福建通志》卷六十五《杂纪（一）·祥异》，文渊阁四库全书本。
② 康熙《建宁县志》卷十二《杂事》，清代孤本方志选第二辑本。
③ 民国《莆田县志》卷一《通纪》，中国地方志集成本。
④ 万历《福安县志》卷九《祥变·疫疠》，日本藏中国罕见地方志丛刊本。
⑤ 光绪《重纂邵武府志》卷三十《杂记》，中国地方志集成本。
⑥ 肖林榕、林端宜：《闽台历代中医医家志》，北京：中国医药科技出版社，2007年，第18页。
⑦ 俞慎初主编：《闽台医林人物志》，福州：福建科学技术出版社，1988年，第36页。
⑧ 康熙《建宁府志》卷四十一《人物志十四·方伎》，中国地方志集成本。

在小儿痘疹科中有较大的影响。更为可贵的是,该书附有聂氏诊治痘疹的医案。

从现有史料中仅发现两条由于瘴疟而发生大面积死亡的材料,即在嘉靖十四年(1535)十月福宁州"疟痢交作,死者千数,道馑相望,数月乃止"[①];嘉靖三十八年(1559),福安县被倭寇侵袭后,"尸体枕藉积瘴,疟死者几二千人"[②]。考虑到福建地处亚热带,多雨多湿,常年气温偏高,自古即有"瘴气之乡"的称谓,文献中关于瘴气的记载也比比皆是。基本可以推断,福建瘴气和疟疾应当是比较流行的。如惠安县"山高,气常蓄聚,久郁不散则成瘴毒"[③]。建宁府"山间四时多雾,至午方消,春秋冬三时尤甚,中其气者,能使人疾病,故早行必饮酒,四时交际寒暄,不时坐卧,衣服一失其宜,即感冒为伤寒。轻令人发憷,俗云九月木犀瘴,即其时也"[④]。

清中期以后,霍乱和鼠疫成为福建的主要疫情。嘉庆二十五年(1820)秋漳州大疫,男女吐泻暴卒不可胜数。[⑤] 道光三年(1823)六七月间,莆田县霍乱流行。[⑥] 光绪十一年(1885)晋江安海镇霍乱流行,疫死者200余人。[⑦] 据《中国国境口岸检疫传染病疫史》记载,厦门最早发现霍乱病例为清道光二十三年(1843),至1949年流行共17个年次,报告病例1845例,死亡892人,其中1932年发生大流行,发病1646人,死亡758人。福州于清光绪十年(1884)开始流行,至1946年共发病1775例,死亡400人,以1944和1946年疫势最为严重。另据福建省卫生处编印的《历年全省法定传染病人数》的"10年疫情资料统计"的不完全记载,1937—1946年的10年间,全省共发现霍乱患者15889例,死亡5525例,病死率34.77%。[⑧] 根据调查结果,近代福建鼠疫统共肆虐68年,波及57个县市,268个区镇,2245个乡,感染12118个街村,发病人数为825512人,死亡人

---

① 嘉靖《福宁州志》卷十二《祥异》,日本藏中国罕见地方志丛刊本。
② 万历《福安县志》卷九《祥变·疫疠》,日本藏中国罕见地方志丛刊本。
③ 嘉靖《惠安县志》卷四《风俗》,天一阁藏明代方志选刊本。
④ 嘉靖《建宁府志》卷三《气候》,天一阁藏明代方志选刊本。
⑤ 光绪《漳州府志》卷四十七《灾祥》,中国地方志集成本。
⑥ 民国《莆田县志》卷一《通纪》,中国地方志集成本。
⑦ 泉州市卫生志编纂委员会:《泉州市卫生志》,福州:福建人民出版社,2000年,第102页。
⑧ 林星:《近代福建传染病的流行及其防治机制探析》,《中共福建省委党校学报》2003年第9期。

数为 712446 人。①

关于疫情造成的危害,地方志的记载多使用较为概况的语言来描述,处处可见"大疫""疫疠大作""死者相枕藉"等相关描述。若从具体年份看,在某些地方瘟疫产生的负面影响还是非常大。永乐八年(1410)十二月,福建邵武府言"比岁境内疫民死绝万二千余户"②。正统八年(1443),巡按福建监察御史张淑言,"福州府古田县自去冬十一月至今夏四月,境内疫疠,民男妇死者一千四百四十余口"③。正统十四年(1449),"邵武、光泽、泰宁大疫,死者以万计"④。成化二十一年(1485),"自三月雨不止,至闰四月溪溢入市,闽(县)、侯官、怀安、古田、连江、罗源、闽清、永福八县俱灾,继复大疫,死者相枕藉"⑤。嘉靖四十一年(1562),"泉州郡城大疫,人死十之七,市肆寺观尸相枕藉,有合户无一人存者,市门俱闭至无敢出"⑥。正德四年(1509)正月以后宁德疫,死数百人。时人诗云:荒年那更流灾作,农事何堪横敛侵。芳草斜阳南北路,死亡遍野为伤心。⑦顺治七年(1650)三月,连城县饥疫,酿成"死亡载道,暴骨如莽"⑧的悲惨景象。类似影响在福建并不鲜见。乾隆十八年(1753)夏,仙游县"大疫,城乡男妇死亡无算,有一家相枕藉而毙者。……全闽皆然,而下游较甚,至秋乃定"⑨,社会危害性更为严重。瘟疫的发生往往给人们带来极大的恐慌,纷纷四处逃避,这不但干扰了人们的生活,更重要的是加重了瘟疫的传播,在更大范围内造成瘟疫的流行。

三、旧方志记载福建疫情的原因

关于疫情的原因,根据地方志的统计,大致有如下几个方面。

首先,自然条件的变化是灾疫不断发生的一个重要因素。明清方志的记载

---

① 福建省卫生防疫站、中国医学科学院流行病微生物研究所编:《福建省鼠疫流行史》,福建省卫生防疫站、中国医学科学院流行病微生物研究所,1973 年,第 2 页。

② 《明太宗实录》卷一百一十一,永乐八年十二月甲辰条。

③ 《明英宗实录》卷一百六,正统八年七月戊午条。

④ 乾隆《福建通志》卷六十五《杂纪一·祥异》,文渊阁四库全书本。

⑤ (明)何乔远:《闽书》(第五册),福州:福建人民出版社,1995 年,第 4388 页。

⑥ 乾隆《泉州府志》卷七十三《祥异》,中国地方志集成本。

⑦ 嘉靖《福宁州志》卷之十二《祥异》,日本藏中国罕见地方志丛刊本。

⑧ 民国《连城县志》卷三《大事》,中国地方志集成本。

⑨ 乾隆《仙游县志》卷五十二《拾遗志·祥异》,中国地方志集成本。

表明,气候是导致瘟疫不断发生的重要原因。建阳县"域中地势南多暑,北多寒,东则多阴,西则多阳,而气候亦因之。……而沴疠之气,人宜戒备"①。福宁州"在众山之中,大海之滨,山岚海瘴腾气,而尤盛于春夏之交。惟是蒸为梅雨,地脉湿润,米谷衣服饮食之物皆染湿气而朽烂,人多作寒热疾发疮痏,秋热更烈于夏,风雨相挟则暴冷,难于调摄,而疟痢之病十常八九"②。仙游县"在万山中,地高而濒海……八九月岚气尤重,人多患疟,或谓山邑多木犀花,其气蒸而成疟,误矣"③。当然,必须指出,无论是水灾还是旱灾,都并非必然地导致瘟疫。"大灾之后有大疫"只是一种概论性的说法,但是大规模的自然灾害和瘟疫的频频发生有着紧密的联系。比如水灾,水灾的发生导致人口的大量迁移,疾病发生率增高。同时,水灾造成的洪水泛滥导致人员死亡,尸体腐烂,各种病原菌不断滋生,伴随着洪水的流动,导致病原微生物四处漂移,造成瘟疫的大面积传播。

其次,地理位置的差异是瘟疫区域性分布的重要因素。从空间看,福建的瘟疫主要发生在邵武府、福宁州和福州府,这与这几个地区的地理环境有很大的关系。就福州府而言,从地理位置上考虑,福州是当时福建省的省会,人口稠密,流动性比较大,该地依海连江,海运航运发达,与外界接触较为频繁。由于靠近大海,与内陆相比,这里暖热湿润的亚热带海洋性季风气候体现得更为明显。多水多湿的条件,有利于寄生虫类、病菌的生长繁殖,相应的疫病流行偏多。至于邵武府和福宁州,从地理位置上考虑,其疫情多发的原因可能与传入性疫情有关。永乐年间邵武大规模的疫情很显然和江西省发生的疫情有必然的联系。从永乐五年(1407)开始,与邵武接壤的江西省抚州、建昌等地开始发生疫情。在有关文献的记载中,往往将江西省的这两个区域与福建省的邵武等地相提并论,如"永乐六年正月,江西建昌、抚州,福建建宁、邵武自去年至是月,疫死者七万八千四百余人"④。福宁州地理位置比较特殊,"州在众山之中,大海之滨,山岚海瘴腾气,而尤盛于春夏之交。惟是蒸为梅雨,地脉湿润,米谷衣服饮食之物皆染湿气而朽烂,人多作寒热疾发疮痏,秋热更烈于夏,风雨相挟则暴

---

① 万历《建阳县志》卷一《风俗·气候》,日本藏中国罕见地方志丛刊本。
② 万历《福宁州志》卷一《气候》,日本藏中国罕见地方志丛刊本。
③ 嘉靖《仙游县志》卷一《地舆志·气候》,日本藏中国罕见地方志丛刊本。
④ (清)张廷玉等:《明史》卷二十八《五行一》,北京:中华书局,1974年。

冷,难于调摄,而疟痢之病十常八九"①。据笔者初步推断,福宁州疫情的频频暴发还可能与浙南毗邻有关。江浙地带是我国疫病流行的多发地。由于地缘上的相近性,疫病流行时,从浙江传入福建的可能性是存在的。

再次,战争与瘟疫关系密切。战争总是以人的生命为代价,由于战乱频仍,许多人暴尸荒野,尸体若无人掩埋,必然致使病菌大量繁殖,带来严重的疫病流行。同时战争也是人口频繁流动的因素之一,战乱过程中,人民流离失所,不可避免地将各种病原菌带往他地,引起许多地方发生疫情。所谓"大兵之后必有大疫"的说法,即是古人对于战争和疫情暴发二者紧密关系的总结。明代嘉靖年间,倭寇频繁骚扰福宁州一带,造成当地经济凋敝,民不聊生,直接导致了疫情的发生。嘉靖十七年(1538)四月福宁州"各都疫作,死者三之一,有举家全殁无人殡埋者。福宁州大雨,贼掠秦屿,各堡复大疫"②。嘉靖三十八年(1559)三月至六月,倭夷先后由福宁度鼓岭焚劫福州城外,闽县、福清、连江附近居民避贼入城者众,蒸染成疫,每日四门出百余尸。③ 嘉靖四十年(1561)倭贼陷城,宁德瘟疫大作。④ 嘉靖后期,泉州一带战乱频繁,连年不断,田亩遍为草莽,斗米直钱百二十文,民逃生入城,无食待毙,疫病盛行,死者枕藉。

最后,民众各种不良日常生活习俗,也是福建疫病频发的重要原因之一。福建沿海一带居民喜欢食用海鲜,最典型的例子为长乐县发生的一种传染病。成化十三年(1477),长乐县山旁一池,忽生大蚬,民取食之,味甚美,乃争取食。不数日,患痢死者千余人。⑤ 在福建,每逢瘟疫发生,人们往往驱避疫鬼,开展各种迎神赛会的活动,譬如将乐县民众有病不求医而专用巫觋,寿宁县"俗信巫不信医,每病必召巫师迎神,邻人竞以锣鼓相助,谓之打尪,犹云驱祟。皆餍酒肉于病家,不打尪则邻人寂寞,辄谤为薄。当打尪时,或举家竞观,病人骨冷而犹未知者"⑥。其实此类习俗对于控制疫病传播毫无作用,但人们依然趋之若鹜。疫情发生之时,由于人们缺乏相关医学常识,往往相互探视,这也一定程度上加

---

① 万历《福宁州志》卷一《气候》,日本藏中国罕见地方志丛刊本。
② 嘉靖《福宁州志》卷十二《祥异》,天一阁藏明代方志选刊本。
③ 民国《长乐县志》卷三《大事志·灾祥》,中国地方志集成本。
④ (明)何乔远:《闽书》(第五册),福州:福建人民出版社,1995年,第4418页。
⑤ 民国《长乐县志》卷三《大事志·灾祥》,中国地方志集成本。
⑥ (明)冯梦龙著,陈煜奎校点:《寿宁待志》,福州:福建人民出版社,1983年,第54页。

剧了疫情的传播。嘉靖年间晋江大疫，当地人施楠"期功亲多染病，楠周历省视，阅五月无间昼夜"[1]。上杭人陈显枳，"正德岁饥，自温郡负米养亲，道遇疫者，推粟哺之，染病几亡"[2]。

四、旧方志记载福建疫情的救助措施

从中央看，当接到地方政府汇报当地发生瘟疫以后，一般要派遣专门人员到当地查勘，并命令各级相关部门迅速开展工作。如永乐六年（1408），当时福建省建宁、邵武等地发生大的疫情，死亡人数达到 7 万余人，"皇太子命速遣人巡视灾疠之处，令有司加急赈恤"[3]。三年之后，朝廷鉴于当地疫病死亡人数过多，又下令减免了当地应当缴纳的部分钱粮。从材料看，出于路途遥远等种种原因，中央政府一般不直接派人参与疫病的防治工作，其主要是发布各种命令让地方执行，并减免当地的各种赋税。例如成化十三年（1477），福建瘟疫大作，饿殍盈途，流逋载道，政府下令将"各处灾重府州县卫所成化十二年粮草、子粒、颜料量为减免，其逋负者亦暂停追。仍敕巡抚等官严督司府州卫所，加意存恤，不许科扰"[4]。乾隆三年（1738）至五年（1740），福建当地灾荒，"值歉收疫气，民力输纳维艰"，清高宗令将瘟疫发生地方闽县、侯官、长乐、连江、建安等五县此前拖欠银谷"全行豁免，俾闾阎无追呼之扰，得以肆力于春耕"[5]。由此看出，中央政府对于地方灾异还是非常重视的。

从地方政府看，我们知道，中国古代比较重视对于鬼神的信仰。每当疫情发生之时，祈求上天的庇佑保护成为地方政府对付疫情的例行程序。成化十二年（1476），福建布政司官因为当地疫情不断发生，设坛祭境内山川等神。"时福建奏，自去秋八月以来诸郡县疫气蔓延，死者相继。加之水旱盗贼，斗米百钱，民困特甚，武平县复地震有声。礼部请专遣廷臣一人，赍香帛往祭其境内山川等神，以弥灾疫。诏遣布政司官行礼。"[6]又如正德十二年（1517）邵武、光泽大疫，郡守钟华因此撰写了一篇洋洋洒洒的禳疫文，在当地城隍庙前宣读。对此

---

① 道光《晋江县志》卷五十三《人物志·笃行二》，中国地方志集成本。

② 万历《福安县志》卷七《人物·长厚》，日本藏中国罕见地方志丛刊本。

③ 《明太宗实录》卷八十三，永乐六年九月乙丑条。

④ 《明宪宗实录》卷一百六十三，成化十三年闰二月乙丑条。

⑤ 《清高宗实录》卷一百三十四，乾隆六年正月丙子条。

⑥ 《明宪宗实录》卷一百四十九，成化十二年正月庚戌条。

类现象,我们不能简单地以封建迷信来看待。康熙二十年(1681),邵武府出现大疫,知府张一魁"捐俸五十两与儒医陈其畴为丸药以救病"①;二十一年(1682),松溪县瘟疫流行,知县马雄俊重修松溪县惠民药局,"施药存活甚众";三十年(1691),松溪县时疫流行,"知府张琦、知县沈焕捐俸施药,生全甚众"②。

当然对于鬼神的祭拜只是一种心理作用,对付各种传染病还必须依靠医疗手段来加以解决。每当疫情发生之时,政府以各种手段发放药品,救助当地的百姓。正德六年(1511)福宁州大疫,知州万廷彩聘请当地医生丁杞开展救治活动,"且命施药于申明亭,不半月州人饮者皆愈,犒以羊酒"③。嘉靖二十三年(1544)冬建宁大疫,知县何孟伦市药发医分遣各乡调治,民赖以愈者甚众。万历后期,泉州疫疠大作,知府蔡善继"多方劝赈,施药施钱,全活甚众。复借帑金,差官远籴接济,米价以平"④。万历十八年(1590)福安县时疫,"分巡道李珰恤民,时疫发纲银买办药材,被疫者如宪票制方,所瘳者众"⑤。

在应对瘟疫的过程中,福建很多民间习俗也体现了人们与瘟疫作斗争的良好愿望。明代福建各地盛行端午节龙舟赛,人们争先恐后,意在将瘟疫驱逐出去。五月初五日,连江县"剪蒲根和雄黄入酒饮之,以其滓涂小儿耳鼻。卷纸为筒,中裹雄黄,烧放其烟,书符于门,并放于门壁床帐间,以避百毒。是日,多采诸药品蓄之"⑥。为了对付疟疾和瘴气,不少地方还养成了饮酒的习惯,尤溪"僻处岩谷,……多生疟疠,说者谓清晨啖姜饮酒,入夜则邃处深居,足以敌之"⑦。寿宁县"晓起,触山气易病,人多饮酒以此"⑧。

同时,在疫情发生的时候,民间也出现很多互相救助的情况。弘治十六年(1503)晋江县发生瘟疫,当地人吴怀荆施药给民众。崇祯八年(1635)惠安县染时疫,乡民卢易延医调治,全活甚多。屏南县人林壬子,精通医学,明后期福清县麻疹流行,时有死亡者,群医束手。壬子闻讯,日夜兼程赴疫区,用秘方施治,

---

① 光绪《重纂邵武府志》卷七《户口·恤政》,中国地方志集成本。
② 康熙《建宁府志》卷六《公署上·恤政》,中国地方志集成本。
③ 嘉靖《福宁州志》卷十一《人物·艺术》,天一阁藏明代方志选本。
④ 道光《晋江县志》卷三十四《政绩志》,中国地方志集成本。
⑤ 万历《福安县志》卷三《建置》,日本藏中国罕见地方志丛刊本。
⑥ 民国《连江县志》卷十九《礼俗》,中国地方志集成本。
⑦ 崇祯《尤溪县志》卷四《典礼志·气候》,日本藏中国罕见地方志丛刊本。
⑧ (明)冯梦龙著,陈煜奎校点:《寿宁待志》,福州:福建人民出版社,1983年,第51页。

药到病除。因此求医者日众,堵门塞户,接应不暇。乃熬药汤置庭院,令患者取引之,药少人众不敷,复以草药泡井中,患者取水饮之亦无不效,疫遂平。融邑人民以"枯井恩波,仙翁再世"喻其德,由是声名四播。[①] 顺治初,时疫气盛行,闽县人叶良驹施药患病民众,"痊活甚众"[②]。乾隆四十年(1775),浦城人庄坤"痊活者甚众"[③]。光绪十一年(1885),长乐县疟疾盛行,医生郑郭焘"酌改古方传播远近,痊活甚众"[④]。此外,还有部分人积极撰写医书宣传医学技术,或通过传单的形式宣传有关瘟疫的常识。

地方志是研究历史时期区域性疫情的基本史料之一。疫病自古有之,传染病则危害更大,其大规模流行而导致的危害便是疫灾,与人类世界可谓如影随形。新世纪以来,学术界对于中国古代疫情研究逐渐重视加强,相关研究成果日益丰富,研究主体大体上以中医学界与历史学界为主,一般从中医学、文献学、历史学等角度切入[⑤]。以史料挖掘与利用而言,研究者的视野不断拓宽,散见于各类官书、方志、海关医报、报刊、杂记、碑刻、宗谱、传记、笔记、书信、诗文集、小说、档案等文献资料的涉疫文献不断被挖掘与整理出来。其中尤其以地方志文献史料最受重视,学界对其利用甚早而且挖掘也最为充分。"因为疫灾流行给个人、家庭、社会带来的严重的灾难,所以古代中国十分重视疫灾的记载,疫灾史料可谓汗牛充栋。大致自北宋以后,政书、类书中还有了疫灾史料的专门整理。至于明清时期,随着地方志和实录的修纂,疫灾记录系统日臻完善。"[⑥]进一步梳理学界过往中国疫病史研究成果,显见明清时期疫病史研究最先发端,而且成果也最为丰硕,这与该时期地方志疫情记录系统最为完善有着直接的关联。但是,使用地方志文献开展相关研究,必须注意两个问题:一是不能拘泥于统计学的考察,过于强调历史时期疫情数量的辨析,实际上,由于统计

---

① 肖林榕、林端宜主编:《闽台历代中医医家志》,北京:中国医药科技出版社,2007年,第82页。

② 俞慎初主编:《闽台医林人物志》,福州:福建科学技术出版社,1988年,第40页。

③ 俞慎初主编:《闽台医林人物志》,福州:福建科学技术出版社,1988年,第67页。

④ 俞慎初主编:《闽台医林人物志》,福州:福建科学技术出版社,1988年,第102页。

⑤ 有关中国古代疫情研究整体状况,可参考赖文、李永宸、张涛等:《近50年的中国古代疫情研究》,《中华医史杂志》2002年第2期;余新忠:《20世纪以来明清疾病史研究述评》,《中国史研究动态》2002年第10期;熊益亮、孙鑫、薛含丽等:《中国古代疫病文献研究述评》,《中华中医药杂志》2022年第8期;胡雅洁:《1980年以来国内宋元明清疫病史研究综述》,《黑龙江史志》2013年第21期。

⑥ 龚胜生编著:《中国三千年疫灾史料汇编(先秦至明代卷)》,济南:齐鲁书社,2019年,第4页。

标准不同,不同学者得出的数据可能会有非常大的差异。统计疫情数量,更重要的在于分析疫情发生的趋势,离开了宏观视野纯粹就数据论数据,没有太大的意义。二是不能拘泥于临床医学的考察,企图建立起历史上的瘟疫与当代传染病的一一对应关系,这既是徒劳的,也不具有现实的意义。

第四节　旧方志福建本草资料

一、旧方志福建本草资料概述

福建中医药资源极其多元丰富,根据第三次全国中医药资源普查的数据,福建全省共有 2468 个中药品种,大约占全国中药资源的 19%,其中植物药占据多数。此特征与其独特的地理位置有关,因为福建地处中国东南部,临近东海,山地丘陵为主要地貌特征,属于亚热带湿润季风气候,因此适宜植物生长,森林覆盖率高,而且境内不同地区气候差异较大,因此具备了南药、北药皆适宜的生态环境,这为盛产各类植物药材提供了得天独厚的地理环境。自古以来,八闽之地出产药物丰富,尤其是到了明清时期,其在全国药物生产和贸易体系中占据重要地位,诚如清代郭柏苍所言:"闽居万山之中,所产药亦几于蜀。"①正因如此,福建地域的中医中药应用历史悠久,药用植物的人工栽培也有 2000 多年的历史,是一个名副其实的植物药种植生产大省。

关于福建地域历史上的药物出产状况,除了历代本草典籍加以记录整理之外,旧方志中保留着数量更多的记述,而且相较于本草典籍一般较为简略的记载,志书对于药材的描述显然更加全面详细。正因如此,我们对于福建地域历史上所产药材的研究,除了利用中医药典籍之外,旧方志是考证本草和研究福建医药史必须参考的古籍,而且是一个可以拓展研究空间的途径。笔者通过对福建现存的 150 余种旧方志进行爬梳与整理,发现大部分方志都对当地出产药材有专门的记载,剔除各志书重复记载之外,统计药材数量有 1600 余种。若按照明、清、民国三个历史时期平均每部志书所载在地所产药材的数据来看,大体

---

① （清）郭柏苍著,胡枫泽校点:《闽产录异》,长沙:岳麓书社,1986 年,第 96 页。

是随着朝代演进而呈现逐步递增的趋势。再进一步地分析,福建历代地方志中的药物记述,大体呈现出连续纂修、体例不断改进、内容逐步充实的特点,其详细记载了药名、别名、生长特性、花茎特点、入药部位、主治病症、品种鉴别等多方面的知识。总而言之,福建历代地方志中保存了大量的药物知识,为药学史研究提供许多不可或缺的线索和资料。

二、旧方志关于福建本草的种类

关于福建历史上中药材资源的种类与地域分布,从宋代开始才有专门的调查记载。如宋代同安人苏颂收集全国各郡县的草药图,并参考各家学说,编撰而成《本草图经》21卷(成书于1061年),该书记载了福建地产药材有牛膝、牡蛎、甲香、食盆、龙眼、荔枝、茶等40余种。有关福建药物的历史记载,正史史料较为稀少,涉及诸国的进贡及地方土贡的药材。于方志记载而言,虽然宋代福建属全国修志较多的省份,但是现存仅有《(淳熙)三山志》、《(开庆)临汀志》和《仙溪志》三种,所以对于明清之前可爬梳、整理出的药材资料较为零星,不过文献价值依然不能忽视。

以南宋开庆《临汀志》一书为例,在其"土产"项下的"药之属"部分,记录宋代汀州所产中药材有:半夏、地黄、菖蒲、茱萸、麦门冬、香附子、天南星、骨碎补、白及、凌霄、何首乌、姜黄、黄连、莳萝、黄精、牵牛、地骨皮、乾葛、石菖蒲、牛蒡子、鸡苏、薄荷、白芷、高良姜、白扁豆、荆芥、牛膝、赤石脂、禹馀粮、香薷、白药、寒水石、紫金藤、苍耳、泥矾、降真香、旋覆花、土黄、土芎、五加皮、苦参、山姜、山椒、五倍子、桔梗、蓬术、石竹、马兜铃、卷柏、茵陈、地输、单竹黄、车前、山药。①

随着明清时期福建方志编撰的兴盛,以及这些旧方志的保存,我们借此得以了解和研究福建从明代至民国这一时间段各地药材资源的状况。按照明清时期方志撰写的一般体例,其中物产类主要记载各地所出物产,尤其土产、特产之类。各地出产的药物归属于此,许多药物及相关资料亦收载于此。

以明代方志记载为例,弘治三年(1490),在黄仲昭《八闽通志》中的《食货·土产》和《食货·物产》,收录药材达330多种。以数量居首的福州府为例,共计出产61种药材:薏苡、黄精、石菖蒲、地黄、天门冬、麦门冬、艾、紫苏、薄荷、白蘘

---

① (宋)胡太初修,赵与沐纂:《临汀志》,福州:福建人民出版社,1990年,第35页。

荷、茵陈、豨莶(火枕草)、庵闾草(一名离娄,一名掘据)、苍耳(羊负来)、怀香子(亦名茴香)、天南星、马鞭草、蓖麻子、牵牛子、车前子、括楼、香附子、剪刀草、商陆(章柳)、香薷、决明子、荆芥、何首乌、羊蹄、牛膝、益母草、半夏、香茅、细辛、石益、连翘、石韦、独脚仙、赤孙施、紫金牛、小青、建水草、琼田草、石垂、鸡项草、香麻、茯苓、枸杞、吴茱萸、金樱子、土红山、盐麸子、蒴藋、使君子、紫金藤、千金藤、丁公藤、石南藤、含春藤、感藤、桑螵蛸。位居第二的是北部的建宁府,共计出产45 种药材:薏苡、黄精、地黄、天门冬、麦门冬、紫苏、薄荷、苍耳、天南星、车前子、括楼、香附子、商陆、香薷、牛膝、益母草、干葛、紫背草、荆芥、桔梗、萹蓄、马兜铃、谷精草、柴胡、泽泻、黄连、络石、蛇床子、玄参、前胡、大小蓟、姜黄、白术、芎劳、吴茱萸、茯苓、黄蘗、枳壳(一曰枳实)、金樱子、厚朴、乌药、磁石(俗呼摄针石)、云母石、石南藤、左缠藤(花名金银花)。此外,福宁州 22 种,兴化府 42 种,泉州府 28 种,漳州府 32 种,汀州府 24 种,邵武府 22 种。

至于清代福建药材资源的状况,检阅晚清学者郭柏苍所撰的《闽产录异》一书卷二"药属"所载,该书共收录福建药产 149 种,可明确品种的有 117 味,具体名称如下:厚朴、槟榔、软枳、桔梗、泽泻、柴胡、前胡、茯苓、半夏、福参、玄参、苦参、土人参、何首乌、女贞、黄药、活石(滑石)、磁石、云母石、石菖蒲、昌阳、溪荪、石耳、羊蹄、瓜蒌、天青地白(细叶鼠曲草)、三七、盐麸子、姜黄、木鳖子、荈苈、天生术(野白术)、黄芩、附子、山慈菇、鹿衔草、神曲(建神曲)、茶饼(泉州茶饼)、蓖麻子、牵牛子、车前子、香附子、决明子、蛇床子、金樱子、五倍子、覆盆子、芦菔子(莱菔子)、山藾子(山奈)、山栀子、菟丝子、天南星、天门冬、金银花、旋覆花、淡竹叶、谷精草、桑白皮、五加皮、地骨皮、山豆根、高良姜、大小蓟、吴茱萸、食茱萸、紫金牛(矮地茶)、刘寄奴、蒲公英、威灵仙、骨碎补、海金沙、夜明砂、桑螵蛸、马兜铃、夏无踪(天葵子)、黄精、地黄、黄连、苍耳、乌药、白芷、青蒿、紫苏、甘草、甘菊、木贼、香茅、牛蒡、羌活、独活、葛根、陈皮、细辛、荆芥、薄荷、防风、萹蓄、莳萝、豨莶、蒴藋、蒺藜、葶苈、薏苡、枳实、当归、远志、连翘、枸杞、艾、紫花地丁。[①]

---

① 《闽产录异》为清代郭柏苍所撰,全书共六卷,是一部论述清代福建、台湾两地物产的专著。全书共收载物产 1400 多种,详细说明一些物产的产地分布、性状特征、实用价值以及利用方法等。关于《闽产录异》一书,参见王民:《郭柏苍的〈闽产录异〉及其史料价值》,《福建史志》2003年第 4 期。关于利用该书研究清代福建中药材,参见苏晴、黄泽豪:《从〈闽产录异〉看清代福建中药材生产情况》,《中药材》2019 年第 2 期。

结合清代乾隆、光绪两朝福建各地所编纂的方志,我们爬梳、整理出的药物种类远远超过《闽产录异》的记录,粗略统计得出的结果是:福州府74种,兴化府59种,泉州府79种,漳州府68种,建宁府67种,延平府35种,汀州府39种,邵武府89种,福宁府57种。相较于明代方志中关于各地药材的记载,清代方志药材记载数量大为增加,内容也更加翔实。此外,从药材的地域分布而言,清代各府州的药材数量都在同比增加,有的府州的药材种类增幅较大,如居于闽北的邵武府后来居上,这显然与该处得天独厚的地理环境有关。到了民国时期,福建全省所产中药材数量都有较大幅度的提升,以民国十七年(1928)陈衍编纂的《福建通志》为例,该志书所记载的地产中药材已经达到610多种。

三、旧方志关于福建本草的地域分布

通过福建各地旧方志的药材记载,我们一方面可以了解福建历史上药材的种类与分布整体状况[①],另一方面还可以观察福建道地药材的历史变迁。众所周知,"道地"一词约起于东汉,这个包含了"道"一级行政区划的词语有开辟道路、疏通关系等意思,而"道地"与各种药材名称的合用大概产生于南宋,以表明药材的质量,将"道地"视为"特定产地的药材质量优良"的说法在明代得以广泛普及。[②] 简而言之,道地药材是"指在特定自然条件、生态环境地域内所产的带有地域性特点的药材,具有历史悠久、产地适宜、品质优良、疗效显著等特点"[③]。道地药材对于中医学而言具有极其重要的意义,古代医家十分重视药材产地,很早就认知到药物的产地与药物的功能主治联系密切,诚如《本草经集注》所言"诸药所生,皆的有境界",同一种药物假若异地而生,其内在物质组成的量与质有所差异,从而导致临床疗效的不同。

历史上,福建曾经拥有建泽泻、建朴、建青黛、太子参、雷公藤、乌梅、建莲、使君子、栀子等道地名产药材。后人欲观察福建道地药材的变迁历史,除了翻阅历代本草典籍的记载,历代地方志中的记载成为最不可忽视的第一手资料,

---

① 有关明清福建中药材的分布及特征,参见马海艳:《明清福建中药材历史地理初探(1368—1911)》,暨南大学硕士学位论文,2018年。

② 有关道地药材概念的历史,参见黄璐琦、张瑞贤主编:《道地药材理论与文献研究》,上海:上海科学技术出版社,2016年。

③ 徐榕青主编:《福建道地药材现代研究》,福州:福建科学技术出版社,2014年,第5页。

原因在于"方志物产类所录药物一般为本地所产,方志多系地方官员主修,对本地风俗、气候、物产相当熟悉,地名亦较确切,由此了解药物产地的真实性比较可靠"[1]。因此借助于福建历代方志的丰富资料,我们可以深入开展福建地域单味道地药材的研究。

以最具代表性的泽泻为例,其乃利水祛湿泄热的常用药,有川、建泽泻之分,而建泽泻乃福建省道地药材,其中以建瓯市吉阳所产质地最佳。有关建泽泻引种于福建的由来,历来说法不一。例如《建瓯地名图鉴》所述:"建瓯生产的泽泻历史悠久,早在清代光绪年间,该地居民张老七当时在四川为官,他从四川带来泽泻种子,由此逐步地推广种植……他们这个专业门道世代相传。"[2]笔者梳理了相关本草典籍与福建历代方志的记载,发现福建生产泽泻并不是如以上文献所指的清代年间,大概从明代弘治年间就开始种植生产。在明代以前,泽泻的道地产区有河南、陕西、山东、河北等地,明代之后泽泻的道地产区才转移固定于福建一带,关于泽泻种植地域的变化在方志记载中清晰可见。

最早记载泽泻的典籍是《神农本草经》,将其列为上品药。其后,大约成书于汉末的《名医别录》曰:"泽泻生汝南池泽。"汝南郡,于西汉高祖四年(前203年)设置,治上蔡县(今河南上蔡县西南),辖境相当于今天河南省颍河、淮河之间。到了南北朝时期,陶弘景《本草经集注》:"汝南郡属豫州,今近道亦有,不堪用。惟用汉中南郑、青州、代州者,形大而长,尾间必有两歧为好。"汉中郡治南郑县,南郑县即今陕西省汉中市。汉中所出产的泽泻作为道地药材自南北朝时期开始,直至明代陈嘉谟撰写的《本草蒙筌》还有"淮北虽生,不可入药;汉中所出,方可拯痾"的记载。唐代,泽泻的主产区依然在陕西、甘肃境内。只不过到了明代,泽泻种植开始往南方转移。明代卢之颐编撰的《本草乘雅半偈》第一次将福建作为泽泻的道地产区,所谓泽泻"出汝南池泽。今汝南不复采,以泾州、华山者为善,河、陕、江、淮、八闽亦有之"[3]。另外光绪年间的《闽产录异》亦记载道:"产建宁府。丛生湿圃中。叶似牛舌,独茎而长;花似葱,白色。味辛,脆,和猪肉炒食。药称'建泽泻',以建安、瓯宁者为道地。"[4]

① 万芳、钟赣生:《方志与药学史研究之刍议》,《中国药学杂志》1998年第3期。
② 林竞成、曾健:《建泽泻的由来与产地考证》,《海峡药学》1996年第4期。
③ (明)卢之颐撰、刘更生等校注:《本草乘雅半偈》,中国中医药出版社,2016年,第75页。
④ (清)郭柏苍著,胡枫泽校点:《闽产录异》,长沙:岳麓书社,1986年,第84页。

再结合福建历代方志书籍记载来看,泽泻成为福建道地药材确实是在明代。福建方志最早记载泽泻的是明弘治三年(1490)黄仲昭主持修纂的《八闽通志》,在该书《食货·土产·建宁府志》卷中记载有:"泽泻,丛生浅水中,叶似牛舌,独茎而长,花白色。"此外,明嘉靖二十年(1541)汪佃修纂的《建宁府志》、明万历朱东光修纂的《建宁府志》、清康熙邹山、蔡登龙修纂的《建宁府志》在特产卷的药之属中均有记载。清代陈藩撰著的《吉阳里志》记载:"泽泻各乡俱有,惟吉阳者佳,以其大且实也,通各省。"①吉阳位于建瓯西北部,西接顺昌,北靠建阳,地势自西向东倾斜,就以出产泽泻而闻名。从以上列举的本草典籍、地方志书中关于泽泻的记载可知,福建出产泽泻的时间比传说逸闻中所述清乾隆或光绪年间从四川引种要早得多。明代是福建泽泻种植的兴起期,有清一代是其鼎盛期,据方志记载,光绪三十年(1904)仅建瓯吉阳乡一带泽泻的产量即达 2000吨,除了国内分销之外,还销往泰国、朝鲜、日本等国家和地区,年收入达 40 万～50 万银圆。时至今日,福建仍然是泽泻的主产区,"建泽泻"依然作为道地药材被人们称谓。

再以乌梅为例,福建产的乌梅以个头肉厚、柔软色乌、质量上乘而驰名海内外,素有"建乌梅"之称,主产区位于上杭、永泰、长汀、福清等县市。梅入药始载于《神农本草经》,列为中品,其主产地变化如同泽泻,也大体经历从北向南的迁移过渡历程。宋代苏颂《本草图经》记载其产地:"生汉中川谷,今襄汉、川蜀、江湖、淮岭皆有之。"由此则文献可见,乌梅产地在宋代已经逐渐扩大至南方各地区。至于福建何时栽种梅子,准确时间无从查证,目前可知最早的记载来自南宋梁克家编撰的《三山志》(成书于 1182 年)。《三山志》书中记载:"白梅,怀安(今属福州)侯官乡户,园林种至千万株。盐者为白梅,焙干者为乌梅,贩至江浙。"②此时江浙地区也盛产梅子,但是仍然从福州一地贩卖,由此足见宋代福建不仅梅子栽培规模较大,而且质量在全国范围内属于上品。

到了明、清两代,福建种梅的区域愈加广泛,几乎遍及全省各地,因此福建一些地方府志、县志中有关梅的品种、加工、贩卖的记载比比皆是。如明弘治三年(1490)《八闽通志》卷之二十五"食货"记载:"乌梅,盐晒者为白梅,焙干者为

---

① 光泽县中药材行业协会编:《本草光泽》,福州:福建科学技术出版社,2018 年,第 91 页。
② (宋)梁克家:《淳熙三山志》卷四十一《土俗类三·物产·货》,文渊阁四库全书本。

乌梅,诸县皆有之,闽县尤盛。"①到了嘉靖年间,汀州府进贡土产,其中提及汀州府下辖八县俱进贡乌梅:长汀县,乌梅二十一斤;宁化县,乌梅二十一斤;上杭县,乌梅一十五斤;武平县,乌梅六斤;清流县,乌梅二十斤;连城县,乌梅一十二斤;归化县,乌梅一十五斤;永定县,乌梅六斤。② 依据明代政府规定:"凡天下岁办药材,俱于出产地派纳",官方为了确保药材的品质,每年征收一次,所出药材则为各地最具代表性药材,《汀州府志》的记载表明汀州府各县均产乌梅,而且质量上乘,这也反映明代后期乌梅制作在闽西地区也已广泛存在。明代莆田种梅也非常盛行,周瑛、黄仲昭修纂的《重刊兴化府志》(1503 年):"今人家有一种曰梅杏,其实酢,非真杏也";清代宫兆麟修纂的《兴化府莆田县志》(1758 年):"梅,大者曰鹅梅,一花双实曰品梅"。清代韩琼修纂的《建宁县志》(1759 年):"百果花最先。有白梅,青如豆;有消梅,入口即消;有鹤顶梅,花红如鹤顶,火熏干之为乌梅,入药";清代潘廷仪修纂的《上杭县志》(1761 年):"乌梅,盐晒者为白梅,焙干者为乌梅";清代沈定均修纂的《漳州府志》(1776 年):"梅子,漳人置梅铜盆水中,取出以蜜渍之,其色长青,名青梅";清代谭伦、林菁主持修纂的《福鼎县志》(1805 年):"州志有杏梅、品梅、红梅、桃梅"。③

到了民国时期,福建各地方志对于梅的品种、加工的记载更加具体详细。清末民初陈衍所撰《石遗山杂录》记载:"白花结实生曰青梅、曰青子,熟曰黄梅,盐水浸曰酸梅,糖浸晒干曰白梅,焙干曰乌梅,诸邑皆有",由此可见梅加工制成品种繁多。林学增主持修纂的《同安县志》(1929 年):"梅高二三丈……初色绿,熟则黄,味酸,生津止渴,或腌或蜜渍,或为梅酱,或晒之为白梅,焙之为乌梅,均合,有野梅、红梅等种,大者名鹅梅。木材坚密,可作算珠及栉"。民国郭林、丘溟修纂的《上杭县志》(1938 年)记载:"邑中梅树各乡皆有,惟附郭为盛,《齐民要术》有作白梅、乌梅法,杭则取梅浸以盐,晒干后锥碎之,贮以瓮,曰白梅。又采其实,去核留肉,或并核捣烂,拌以黄糖,曰梅酱。又将子以火焙以使干成黑色曰乌梅,亦曰福梅。远售潮汕颇多。又以蜜渍青梅,曰蜜梅;渍甘草,曰甘草梅,味皆佳。有一种曰甜梅子,甜、香、甘、脆,为南蛇渡一带所特制,是皆用青梅者也",由此可见上杭

---

① (明)黄仲昭修纂:《八闽通志》(上册),福州:福建人民出版社,1990 年,第 705 页。

② 嘉靖《汀州府志》卷四《土贡》,天一阁藏明代方志选刊续编本。

③ 以上参见薛松、陈玉鹏主编:《话说国医·福建卷》,郑州:河南科学技术出版,2017 年,第 200-201 页。

所产乌梅已被市场广泛认可,被称为"福梅"。民国陈阴祖主持修纂的《诏安县志》(1942年):"梅子,盐梅和羹见于经传,今失其制,今人只以盐腌。久晒,藏罐起霜,谓之白梅;以白矾草霜,腌之为干,谓之乌梅,梅尚未熟,制去其酸,或以蜜拌而渍之,谓之青梅"。① 以上所列地方志的记载,印证了乌梅在福建大规模生产的盛况。

此外,除了各地中药材的分布、种植和炮制加工之外,福建旧方志中还保存诸多关于中药材的贸易与流通的记载。因为福建历史上"以海为田"和具有发达的经商传统,所以与国内外中药材贸易的发端甚早,尤其在明清时期,福建已经形成了多条省内外及国外的中药材贸易通道,经营药材贸易的商人一方面将省内中药材源源不断地输送出去,同时省外及域外药材的不断输入,客观上加速了福建中医药文化在地域之外的传播。针对福建中药材贸易活动这个主题,虽然学界已有关注,并有若干研究成果,但研究深度尚显不足,尤其是对于旧方志史料的挖掘极为不足,此中蕴含着不小的研究空间。

回溯福建旧方志医药史料的整理与研究,大致上也是沿着郭霭春所描述的方向而开展,尤其集中于医家、医著资料的挖掘。以医林人物志编写为例,俞慎初主编的《闽台医林人物志》和肖林榕、林端宜主编的《闽台历代中医医家志》均依赖于各地旧方志的记述。除了医学人物志书的编撰,还有一些个案研究。例如林晓岚、林丹红统计得出地方志中宋代福建医林人物资料主要集中在"人物""艺文""选举"类目,其次是"学校""古迹""列传""英旧""祠祀""地理""建置""名宦""物产""山川""职官""秩官""公署""列女"等类目。② 高施、林丹红针对中国方志库中的历代福建医家之医案医事信息进行全面收集、整理、统计、分析和评价,得出的结果是:福建地方志中关于医家的医案医事信息资源较为有限,但可以为医家学术成就、诊疗方法等研究提供一定历史资料。③ 以医学典籍资料发掘为例,林晓岚利用旧志中记载的四堡雕版印刷医学书籍信息,分析四堡雕版医籍的特点及影响。④ 另外高施、林丹红指出研究者多采用搜集方志、族谱

---

① 参见黄坚航:《福建乌梅的道地性研究》,《中药材》2004年第10期。

② 林晓岚、林丹红:《地方志中宋代福建医家分布评价》,《福建中医药大学学报》2012年第2期。

③ 高施、林丹红:《地方志中历代福建医家之医案医事分布评析》,《福建中医药大学学报》2013年第6期。

④ 林晓岚:《基于旧志的福建四堡雕版印刷医学文献研究》,福建中医药大学硕士学位论文,2013年。

等相关资料和实地考察等方法,不断完善建阳刊刻书籍的书目信息。[①]

学界过往对于福建旧方志中医药史料虽然已有一定的挖掘与整理,但是仍然有大量有关医家人物、医学著作、医政管理机构、医疗慈善机构、流行疫病等史料不为人所知,尚待发掘与利用。研究者基于福建旧方志的记述,并结合其他文献史料,针对福建历史上的医政管理机构、医疗慈善救治机构、疫病流行与应对、中药材知识变迁等主题进行个案研究,一方面凸显方志医药文献的价值,另一方面也进一步展示福建中医发展历史的面相。

---

① 高施、林丹红:《建本医书刻印及其影响》,《福建中医药大学学报》2013年第4期。

第三章　民间遗存民国福建中医学校教科书

福建中医教育在民国中医教育史上占有重要的地位,内涵丰富,影响深远。近代的中医学校没有统一教材,福建在 20 世纪 10 年代编撰了全国第一批中医学校教材,对全国各地中医学校教材的编写发挥了重要的借鉴作用。开展民间遗存福建中医学校自编教科书的搜集与整理,对于保护散落在民间濒临消亡的中医药典籍、传承中医药文化至关重要。2015 年以来,在福建中医药大学图书馆的支持下,本人有计划地开展了民国时期民间遗存福建中医学校自编教科书的搜集和整理工作,至 2022 年 12 月,共计搜集 7 所学校的教科书 55 种68 册。

第一节　民间遗存民国福建中医学校教科书的搜集

一、搜集自编教科书的缘起

2015 年 6 月,盛国荣的公子盛云鹤主任托人转达了他愿意将盛国荣生前收藏的文献资料无偿捐赠给福建中医药大学图书馆的意愿。获知此消息后,学校领导高度重视,委托副校长刘献祥带领监审处沐得力处长、图书馆蔡鸿新馆长赶赴厦门盛国荣故居石壁街 34 号的家中看望盛国荣的遗孀和子女,并商讨具体捐赠事宜。7 月 2 日,图书馆在蔡鸿新馆长带领下一行 4 人再次到厦门盛国荣故居,接收盛国荣后代捐赠盛国荣教授生平收藏的中医药相关文献资料。经过一整天紧张的整理,并在厦门外文图书公司六个小伙子的帮助下打包装箱,整理了包括线装古籍、民国书籍期刊、现代中医图书期刊和盛国荣手稿、字画、奖状、照片、印章等一批珍贵史料,共计 163 箱,通过物流运回图书馆。这些文献极大丰富了我馆中医药文献馆藏,为进一步发掘整理盛国荣教授的学术经验提供宝贵的第一手数据。

捐赠物品运回学校后,图书馆领导组织全馆员工在暑假期间加班进行清点、分类。初步整理出现代图书 4820 册、期刊 143 种共 6673 册。民国及以前书籍期刊等文献 236 种共 588 册,其中清代(1911 年及以前)古籍 12 种共 47 册,清末民国(大体确定)书籍 34 种共 66 册,民国(1912—1949)书籍 157 种共 330 册,新中国成立后(1950 年及以后)线装书 3 种共 7 册;民国期刊 27 种共 135 册,报纸 3 种共 3 册。手稿 2 箱;照片 1.5 箱;报纸(盛国荣剪辑)、复印件(宣传盛国荣)1 箱;聘书、证书 55 张;卷轴(别人写给盛国荣题词)35 卷;书信 900 封;题字(盛国荣题)12 张;文房四宝 2 套;墨条 7 条;砚台 1 个;毛笔 13 支;印章 3 方;纪念章 4 种。这批文献中,我最为重视的是两厚册的厦门国医专门学校的自编教科书,这些教科书此前只在相关研究中偶有提及,从未见过真实的原件。

据《百年中医史》的初步统计,"民国时期全国各地的中医办学机构约 219 所,其中上海地区最多,约 42 所,其次为广州 29 所,福建 22 所"[1]。福建中医学校在数量上位居全国前三,并且在中医教育起步之初,中医学校就开始尝试自行编写教学讲义。民国时期的福建教材编写走在全国前列,也成为 1930 年中央国医馆统编教材的重要参照。但这些教材目前散落各地,有些教材是否存世尚有待考证。近年来,相关部门逐渐关注到民国时期文献的搜集和保护工作,据文献记载,现存民国时期福建中医学校自编教科书科目齐全,数量不菲,具有重要的文献价值。但目前这些教科书尚未得到学界的全面挖掘和整理,使得其价值难以得到凸显。根据本人的观察,当前对福建中医药文献的搜集和整理仅仅局限于已经刊刻的古医籍,且多有重复,大量散佚在民间的教科书基本未纳入研究者的视野。从已经搜集到的部分民间遗存中医学校教科书分析,尽快开展搜集和整理工作刻不容缓。针对以上问题,笔者开展了民国时期福建中医学校自编教科书的调查研究。

我认为,教材是一类有着重大影响力和学术价值的文献。中医教材是学术思想的载体,教材的编写也是中医学者对中医学术思想整理、发挥乃至建构过程的体现。教材也是学科课程建设的核心材料。民国中医教材是研究近代中

---

① 张伯礼总主编,朱建平主编:《百年中医史》(上册),上海:上海科学技术出版社,2016 年,第 95 页。

医教育及中医发展的宝贵文献资源。教材的搜集与整理是研究近代中医教育发展乃至近代中医学术发展史不可缺少的基础工作。民国时期福建中医学校的兴起和发展,带动了中医课程建设和教材编写。为本地区中医人才培养和中医学术传承变革奠定了坚实基础,具有鲜明的区域性特征。这些自编教科书至少具有以下三个方面的意义:

首先,这些自编教科书有助于重新认识民国时期福建中医学校自编教材在全国的重要地位。就全国的情况来说,福建在 20 世纪 10 年代编撰了全国第一批中医学校教材,对全国各地中医学校教材的编写发挥了重要的借鉴作用,在1930 年中央国医馆组织的编写全国通用教材的讨论中,福建中医学校教科书成为重要的参照系。

其次,这些自编教科书有助于厘清民国时期福建中医教育与近代台湾地区、东南亚中医药教育的关系。民国时期,闽台中医教育者尝试第一次闽台合作办学,福建的教材成为闽台学校的通用教材。民国时期福建华侨在东南亚创办的中医学校,多沿用福建中医学校的教材,或在此基础上进行修正。民国时期福建中医学校编写的教材成为近代东南亚中医教育的通行教材,对东南亚中医药教育发展和普及产生了重大的促进作用。

最后,这些自编教科书可以为当前中医院校教科书的编写提供有益的启示和借鉴。民国时期,在中医教科书编写上,福建中医界主动借鉴西医模式进行学科分化,如将《黄帝内经》分解成《全体学》《生理学》《病理学》,这种"分科"到现在仍然影响着中医教科书体系和中医教育。教材的编写和课程设置,不仅在近代中医教育史上有着重要的意义,而且为现代医学教育的教材建设和课程设置的理论研究提供了宝贵而丰富的实践经验。

二、自编教科书的文献学梳理

为进一步摸清学术界的研究情况,笔者首先对相关研究进行了梳理。由于这些教科书多数散落于民间,学术界关于民国时期福建中医学校自编教科书的研究比较薄弱。蔡鸿新、王尊旺主编的《吴瑞甫医学全集》(2021)收录了部分厦门国医专门学校吴瑞甫自编的教材,其中孙凤茹负责校注的《内科学讲义》系首次面世。陈盛桦的《吴瑞甫医学著述考》(2019)考证出吴瑞甫共撰写医学专著 6部,编撰中医学校教材 8 部。金丽对吴瑞甫编撰的《伤科要诀》《卫生学讲义》《外科理法》等教材进行了系统的研究,她指出吴瑞甫的这些教材体现了闽派中医的地域医学特色,彰显了医学的科学性和人文性。此外,朱音校注了吴瑞甫的《中西脉学讲义》(2013),俞宜年等校注了吴瑞甫的《四时感症讲义》(2016)。总的来看,除了流传较为广泛的厦门国医专门学校吴瑞甫编撰的部分教科书外,学界对福建其他中医学校的教科书还未开展专门性研究。

在部分综合性研究中,如张孙彪的《中国近代医学社会史探微》(2016)、刘德荣的《福建医学史略》(2011)、朱建平的《百年中医史》(2016)、黄颖的《民国时期福建中医药界人士对中医药事业的贡献》(2007)、萧诏玮的《榕峤医谭——福州历代中医特色》(2009)等论著中对福建中医学校自编教材也有所涉及。

另外,从全国其他区域的情况看,广东省、浙江省、上海市等地区也先后对本区域的民国时期中医学校教科书进行了系统的整理和研究。这些研究对于本课题具有一定的启示意义。从研究成果分析,与民国时期福建中医教育合法化斗争、福建中医教育机构历史沿革等问题相比,学术界对民国时期福建中医学校自编教科书的研究明显不足。同时,现有研究由于基本未见过这些自编教科书,一般多利用第二手资料开展研究,新史料的发掘和使用明显不足。

近年来,相关部门逐渐注意到民国时期文献的搜集和保护工作,国家图书馆启动了"民国时期文献保护计划",在全国范围内征集民国珍稀文献。现存民国时期福建中医学校自编教科书科目齐全,数量不菲,具有重要的文献价值。当前有关近代以来福建中医药教育的研究相对缓慢,其中重要的原因之一就是资料比较零散,搜集比较困难。总的来看,学界尚未针对民国时期福建中医学校的自编教科书进行全面挖掘和整理,这更增添了本人的信心和决心。

梳理原始文献可见,教科书也是民国时期福建中医学校教育的重要问题之一。早在三山医学传习所开办之前,陈登铠即开始编写教材。根据陈登铠的自述,他少时受业郑肖岩之门,感慨于中医之衰败,萌生了创办中医学校的想法,"暇则搜集诸书并所闻见,编成医科学书若干种,以备异日教授者之取用。中虽多挂漏之处,而于初学入门颇有中焉"[①]。关于教科书的编撰,陈登铠指出,他很早就留心这个问题,"颇费苦心,汇集各种医学教科书,其中系述而不作,于民国二年五月经呈教育部,蒙批:来呈所称七种教科书,内容系专门学术,不在

---

① 陈登铠:《组织三山医学传习所成立记》,三山医学传习所,1917 年,第 1 页。

审定范围以内,应听自由出版,至专有版权一节,呈请内务部立案保护可也。为学校未立,尚未出版"[1]。1914 年,仍在担任福建陆军医院医官的陈登铠将自己撰写的卫生学教科书送交内务部,申请立案给予版权,内务部审查后予以注册给照。

1917 年 2 月内务部咨教育部,关于全闽医药学会中西医院院长陈登铠申请设立医学传习所事宜,"查该所创办宗旨,以中医为本据,以西医为补助,与丁泽周案大致相同。查前政事堂交丁泽周请开设中医学校呈一件,当由本部咨商贵部,由部批准备案,并咨行查照在案。此次陈登铠所请与前案相同,除由本部批准备案外,相应咨行贵部查照可也"[2]。也就是说,三山医学传习所的管理机构是内务部,并非主管全国教育系统的教育部,并言明与丁泽周案相同,所谓丁泽周案,即全国最早的经政府备案的上海中医专门学校设立问题。以此为依据,1917 年 6 月,教育部致函福建省政府,教育部定义的医学专门学校规程并不包含中医学校,该校无须在教育部立案。正因为如此,其编定的各种教材径送内务部审核即可,不必分送教育部。

对于教材问题,内务部非常重视,1917 年 9 月,接到三山医学传习所有关开办日期和简章后,内务部批示,"查该所简章内一年级添设医史一门,四年级添设裁判医学一门,尚属可行。惟所列各科有中西并课者、有以西证中者,除将中西医学成书授课者但开书名报部外,所有该所编辑之课本,应于开学后分期送部备核"[3]。审核教材是内务部的常规动作,如果某课程使用其他机构编写的现成课本或者传统古医籍,即所谓"中西医学成书",只要"开书名报部"即可,凡是"该所编辑之课本",应"送部备核",也就是说,需要提交内务部审查的是传习所自行编写的教材。根据审查结果,三山医学传习所"所编第四学年第一学期各科讲义暨前次呈送第三学年第二三学期讲义均无不合,应准备案"[4]。

---

① 陈登铠:《组织三山医学传习所成立记》,三山医学传习所,1917 年,第 4 页。

② 《内务部咨教育部据全闽医药学会附设中西医院院长陈登铠请设医学传习所中西并课等情应准备案请查照文》(中华民国六年二月十四日),《政府公报》1917 年 2 月 22 日,第 401 号,第 15 页。

③ 《内务部批第七三九号原具呈人陈登铠呈一件呈报三山医学传习所开办日期并送简章等件请察核由》(中华民国六年九月二十二日),《政府公报》1917 年 9 月 28 日,第 612 号,第 13 页。

④ 《令三山医学传习所所长案奉内务部指令开厅呈三山医学传习所第四学年教职员一览表等件请备案由》,《福建教育月刊》,1921 年第 7 期。

　　根据拟定的《三山医学传习所章程》,传习所共开设国语、医史、化学、生理学、卫生学、解剖学、病理学、诊断学、药物学、调剂学、治疗学、处方学、内科学、外科学、传染病学、眼科学、喉科学、儿科学、痘疹学、妇科学附胎产、裁判医学、各种理论、各种实习临床讲义等共计 23 门课程。关于三山医学传习所教学过程中所使用教材的情况,1920 年 11 月呈送内务部历年编写的各科讲义共计 21本。可以肯定的是,在传习所开设的课程中,部分课程并未编写教材,而是使用了中医古代典籍或者其他机构编写的材料,正如陈登铠的报告所言,"妇科用《女科要旨》《叶氏竹林女科》《傅青主女科》,胎产科用《胎产秘书》《四生合编》《胎产心法》,儿科用钱仲汤《药证直诀》《儿科三种》,痘疹科用《痘症慈航》《疹证宝筏》《引痘要略》,喉科用《喉科紫珍集》,国语科用《发音图说》《国音浅注》各成书外,所有教员编辑内科讲义、实验治疗科讲义,至裁判医学用丁巳学会所编法医讲义,又传染病科讲义、耳鼻咽喉科讲义、眼科讲义均用丁巳学会所编"[①]。这段史料表明,三山医学传习所使用的教材有三个来源,一是使用历代知名医家的医籍或已经编定的书籍,如妇科、儿科、痘疹科、喉科等,都采用历代比较著名的医家著作,国语科则采用成书;二是传习所教员自己编辑的教材;三是丁巳学会所编教材。所谓丁巳学会编写,实际指的是 1918 年(即农历丁巳年)以全闽医药学会名义编写的部分教材,由于创办三山医学传习所的主体就是全闽医药学会,其主要成员也多数在传习所任教,这部分教材也可以视为传习所的自编教材。

三、自编教科书的田野调查

　　现存的民国时期福建中医学校自编教材数量不菲,科目齐全,但多散落在民间各处,未经系统的搜集与整理,其价值不能得到充分挖掘和体现。如何通过多渠道尽可能完整地搜集自编教材是首先要解决的问题。搜集完成后,如何进行教材的初步整理与统计,如教材数量、课程门类、编撰著者、编写年代、存佚情况等。同时,如何进一步根据史源学原理进行教材甄别与归类,根据教材门类、教材内容进行教材编写特点剖析等等都需要进行细致的研究。

---

　　① 《呈内务部、省长据私立三山医学传习所呈送第四年一期讲义及职教员表毕业证书式请转呈备查文》,《福建教育月刊》1921 年第 6 期。

从 2015 年开始,本人即利用寒暑假,组织学生调研小组,在全省各地开展民间遗存福建中医学校自编教科书的调研。按照最初的调研计划,调研主要包括三个部分:首先,在现有基础上,梳理中医学校的课程设置,根据开设的课程确定各学校自编教科书的基本情况,继续通过各种渠道搜集福州三山医学传习所、福州中医学社、福州国医专门学校、莆田国医专科学校、厦门国医专门学校、华南中西医专门学校等中医学校的自编教科书。其次,对比分析民国时期上海、广东、北京等地中医学校的教科书,尤其是重点对比上海中医学校的自编教材,确定民国时期福建中医学校自编教科书哪些为直接翻印其他学校教材,哪些为以其他教材为基础改编,哪些为福建中医学校教师自行编写。最后,请教专家学者,评估搜集到的中医学校自编教科书的价值,遴选拟出版的书目,凡是福建中医学校教师自行编写的教科书、以其他教材为基础改编的教科书全部纳入拟出版书目,直接翻印其他学校的教科书根据情况酌情收录。

在调研过程中,主要采用田野调查方法、人物访谈方法、版本目录学方法开展工作。开展大范围的社会调查,根据已经获得的线索,深入到民间收藏机构和各地图书馆、档案馆、博物馆,尽最大可能将已知的教科书搜集完整,获取有关民国时期福建中医学校自编教科书的第一手资料。对于一些学校的遗迹、相关亲历者及其后人、熟知近代福建中医学校教育史的专家、学者,采取访谈方法,通过采访调研获取口述资料,并将这些口述资料与现存文献对比分析,相互印证。系统搜集和整理民国时期福建中医学校的自编教科书,通过对教科书的归类和细部考察,开展不同学校、不同学科教科书的对比研究,尤其注重对福建地区中医学校教材和上海等地中医教材的对比研究,梳理福建地区的教科书与上海地区教科书的源流关系,总结福建中医学校教科书的编撰特点。

民国时期福建共设立 20 余所中医学校,其中规模较大者有福建三山医学传习所(1917 年)、福州中医专门学校(1931 年)、福州国医学社(1931 年)、莆田国医专科学校(1934 年)、厦门国医专门学校(1932 年)、华南中西医专门学校(1933 年)。这些中医学校使用的教材大部分为学校教师自编教材,据不完全统计,六所学校自编的教材不低于 70 种。根据已经获得的线索,本课题拟主要调查以上六所学校的自编教科书。六所学校具体情况及其主要特点如下:

表 3-1　民国时期福建六所中医学校的基本情况及其主要特点

学校名称	创办人	主要特点
私立福州三山医学传习所	陈登铠	福建最早的中医学校
福州中医学社	王德藩	福建持续时间最长的中医学校
私立福州中医专门学校	蔡人奇	福建最完备的中医学校
华南中西医专门学校	杨忠信	闽台合办中医学校
厦门国医专门学校	吴瑞甫	在东南亚有很大影响的中医学校
莆田国医专科学校	张琴	保存教科书最为完整的中医学校

2016 年暑假,本人赴厦门拜访厦门市盛国荣中医药研究所的柯联才主任。柯联才主任是著名中医学家盛国荣教授的高足,曾经于 20 世纪 80 年代初期参与整理民国时期厦门中医专门学校校长吴瑞甫的遗著,对厦门中医专门学校及其校长吴瑞甫的研究相当深入。据柯主任介绍,吴瑞甫生于世代医家,少时习文,尝中举人,年弱冠,秉承庭训,弃儒从医,博览精思,上至《灵枢》《素问》《伤寒论》及清代名家著作,研究尤深。他一生著作如林,著有《校正圣济总录》《评注陈无择三因方》《中西温热串解》《四时感证》《伤寒纲要》等几十部。20 世纪 30 年代初,他曾于厦门创办"医学传习所""厦门国医专门学校",并任厦门国医支馆馆长。抗日战争期间,厦门沦陷后,日伪诱逼,欲其出任要职,先生大义凛然,威武不屈,虽年已古稀,毅然徙迁星洲,在星洲继续传播中医学术,培育中医人才,为新加坡的中医事业作出积极的贡献。柯联才主任回忆说,他当年参与整理吴瑞甫的著作时,还看到他的很多手稿和油印的学校教科书,当时大家的关注点都在吴的手稿,没有考虑到教科书的价值。如今这些手稿都已经没有踪迹。至于盛国荣教授后人捐赠给福建中医药大学图书馆的厦门国医专门学校自编教科书,是盛老生前从不同渠道搜集而来,堪称孤本,非常珍贵。同时,柯主任还提供了民国时期厦门市国医研究所开办中医教育和编写教科书的情况。

根据柯主任提供的线索,截至 2020 年 12 月,本人共搜集到厦门国医专门学校自编教科书 11 种,厦门市国医研究所自编教科书 5 种。在搜集过程中,本人还意外地查阅到闽台共同创办中医学校、开展中医教育的资料,从一民间藏家手中购得闽台医家合作编写的教材 7 种。

2018 年暑假,本人和部分学生访谈了福州市中医院的萧诏玮主任医师。萧诏玮主任医师,从医 60 余年,是享誉福州的桂枝里陈氏儿科第七代传人、"全国名老中医传承工作室"专家、福建省名中医。30多年来,萧老致力于福州中医史和学术流派的研究,退休以来,除了门诊,他大部分时间都在奔波,寻找散落的福州中医文献资料。日复一日地心血浇灌,培育了累累果实。近年来他先后主编了《榕峤医谭——福州历代中医特色》《壶天墨痕——近现代榕医锦翰(共四集)》等大部头书籍,这些书收集了福州历代数百位中医的宝贵资料,能在很大程度上反映福州历代中医学术和文化成就。

谈到民国时期福州的中医教育,萧老如数家珍。据萧老介绍,民国时期,福州先后创办了七八家中医教育机构,其中比较著名的有三家,分别是福州三山医学传习所、福州中医学社和福州中医专门学校。福州三山医学传习所是福州最早的中医学校,创办人是陈登铠,创办时间是1912年之前。陈登铠先后完成《华医病理学》《最新卫生学教科书》《中西生理论略》等教材的编写。根据萧老的统计,他一生著作有12部,其中教科书8部、理论及临床著作4部,惜《中医史》《中医内科学》等多部教科书已散佚。萧老对福州中医学社的典故最为熟稔,他本人即是中医学社第一届毕业生陈笃初的再传弟子。学社起初称为"福建中医讲习所",最后于1931年定名为福州中医学社,王德藩为社长,一直延续到1946年,是福建持续时间最长的中医教育机构。萧老统计福州中医学社曾经先后开设29门课程,但他只见过该社教师编著的《病理学》《痈疾论》两部教科书,他认为中医学社教科书应该还有不少留存于世。福州中医专门学校正式成立于1931年,蔡人奇为校长,该校持续时间不长,但在福州地区影响很大。萧诏玮主任展示了他收藏的6部上述三所学校自编的教科书,并提供了很有价值的线索。

根据萧诏玮主任提供的线索,截至2022年12月底,本人通过采购、复制、拍照等途径先后获得福州三山医学传习所教科书10部、福州中医学社教科书5部、福州中医专门学校教科书10部,订正了萧老相关研究的3处讹误。2023年2月,本人再次赴萧老处拜访,汇报了几年来的成果,得到萧老的肯定。

四、调查结果与分析

截至2022年12月,田野调查获取民间遗存民国时期福建中医学校自编教科书具体如下表。

表 3-2 民国时期厦门国医专门学校自编教科书简况表

序号	书名	著者	版本	册数	备注
1	中西脉学讲义	吴锡璜	上海棋盘街文瑞楼	2	
2	诊断学讲义	吴锡璜	新文丰出版社公司	1	
3	卫生学讲义	吴锡璜	新文丰出版社公司	1	
4	外科理法	吴锡璜	中华全国中医学会福建厦门分会	1	
5	伤科要诀	吴锡璜	中华全国中医学会福建厦门分会	1	
6	伤寒纲要讲义	吴锡璜	新文丰出版社公司	1	
7	四时感症讲义	吴锡璜	新文丰出版社公司	1	
8	妇科讲义	吴景晖	油印本	1	
9	儿科讲义	吴瑞甫	油印本	1	
10	中西药物学讲义	吴瑞甫	油印本	1	
11	病理学讲义	吴瑞甫	油印本	1	
12	内科学(杂病学)讲义	吴瑞甫	油印本	1	
13	麻疹学讲义	吴瑞甫	油印本	1	

表 3-3 民国时期私立福州中医专门学校自编教科书简况表

序号	书名	著者	版本	册数	备注
1	病理学总论		铅印本	1	
2	医学通论		铅印本	1	
3	读文科讲义		铅印本	1	
4	新释伤寒论	李遂良	铅印本	1	
5	医学常识	郑迈庵	铅印本	1	
6	生理学	林超愚	铅印本	1	
7	病理讲义	蔡人奇		1	
8	中国医史讲义	郑迈庵	铅印本	1	
9	方剂学	林良庆	铅印本	1	

表 3-4　民国时期福州中医学社自编教科书简况表

序号	书名	著者	版本	册数	备注
1	病理学	董幼谦	中医学社	1	
2	难经讲义录·二卷	林晓苍	民国油印本	2	
3	调剂学·上下卷	陈登铠	石印本	2	
4	瘴疟指南	梁肖程	中医学社 1935 年	2	
5	中国医门小史	郑迈庵			

表 3-5　民国时期私立福州三山医学传习所自编教科书简况表

序号	书名	著者	版本	册数	备注
1	实验治疗	陈登铠	油印本	1	
2	中西生理论略	陈登铠	铅印本	2	
3	华医病理学	陈登铠	铅印本	4	
4	中西药物功用异同讲义	陈登铠	油印本	1	
5	病理学	陈登铠	油印本	1	
6	内科学	陈登铠	油印本	3	
7	调剂学	陈登铠	油印本	1	
8	中西病名异同	陈登铠	油印本	1	
9	疹科讲义	郑奋扬	油印本	1	
10	卫生学讲义	陈登铠	铅印本	1	

表 3-6　民国时期莆田国医专科学校自编教科书简况表

序号	书名	著者	版本	册数	备注
1	手术法讲义		油印本	1	
2	卫生讲义		油印本	1	
3	伤寒讲义	林韬安	油印本	2	
4	医论讲义	林韬安	油印本	2	
5	温病讲义	林柏丞	油印本	4	
6	金匮讲义		油印本	1	
7	医药常识讲义		油印本	1	残本
8	瘟疫讲义		油印本	1	虫蛀
9	方剂讲义	林书农	油印本	2	

续表

序号	书名	著者	版本	册数	备注
10	病理讲义		油印本	1	残本
11	外科花柳科讲义		油印本	1	
12	医案讲义		油印本	1	

表 3-7　民国时期华南中西医专门学校自编教科书简况表

序号	书名	著者	版本	册数	备注
1	药物学	杨忠信	油印本	1	
2	医学常识	王丽明	油印本	1	
3	人体解剖学	张孝康	油印本	1	
4	中西医学通论	王丽明	油印本	1	
5	病理学讲义	杨忠信	油印本	1	
6	细菌学	张孝康	油印本	1	
7	病理学	黄清淞	油印本	1	
8	国文	贺仲禹	油印本	1	
9	医学史		油印本	1	
10	消化生理学	黄清淞	油印本	1	

在调研过程中,笔者也发现了不少的问题亟待解决。

首先,对教材的调查与研究重视不足。从现有研究情况分析,与民国时期闽台中医教育合法化斗争、闽台中医教育机构历史沿革等问题相比,学术界对民国时期福建中医学校自编教科书的研究明显不足。民国时期的福建中医学校教材的研究,虽有涉足者,但系统性、综合性研究较少。众多教材的内容也未经深入挖掘与研究,其理论与应用价值无法得到凸显,其对新中国成立后统编教材的影响如何,也亟待进一步研究。

其次,部分教材是否存世无从考证。据资料及线索考证,现存民国时期闽台中医学校自编教科书科目齐全,数量丰富,具有重要的文献价值。但从目前的调查情况来看,还有大量的教科书未被挖掘整理出来。据文献记载,民国时期福建所有的自编教材都曾送交中央国医馆审核,据此推测大部分的教材都是存世的,但目前这些教材去向不明,是否存世未知。

再次,已知的教材获取困难。目前已知的教材有不少收藏于公立机构,如档案馆、图书馆、博物馆等,但这些教材都收藏于特定分馆,大部分不对外公开,存在阅览障碍。此外,有些书籍被个别民间收藏家视为珍宝,不对外出售,复制、预览都无法实现。且有些书籍因存世稀少,价格昂贵,且多数为个人交易,无法通过正规官方渠道采购获取。

最后,教材整理困难。从教材本身而言,有不少教材残缺破损严重,字迹模糊不清,出处难辨。现有的图书分类法不适用于所有教材的分类,某些教材如私立福州中医专校《医学通论》、莆田国医专科学校《医药常识》等都无法纳入现行的教材图书分类。

回顾长时期坚持不懈搜集的艰辛历程,酸甜苦辣只有自己心里清楚,不过,总的来说还是有相当大的成就感。面对图书馆已经初见雏形的民国时期中医学校教材专题库,本人更坚定了继续开展这项工作的信心和决心。民间文献的搜集,最重要的是必须获取有效线索。本人利用各种工具书及各类历史文献数据库资源,或者咨询该领域相关专家学者,或者向社会各界发布有关民国福建中医学校教材的征求线索,对民国时期福建中医学校教材资料进行更加全面地检索,以此发现新的查找线索。除了使用传统的历史文献搜集方法,本人还尝试田野调查、口述历史、深度访谈等方法,弥补过往中医教材资料搜集"从文献到文献"的缺失,重视实地社会考察和对实物资料的搜集与印证。本人将进一步深入到福州、厦门、泉州、莆田等办学地点,开展更加细致全面的实地调研和人物访谈。

与公私收藏机构或专业民间收藏人士相比,个人开展此类的搜集和整理还是非常业余的。后续在整理搜集过程中,本人会尝试加强与公私藏书机构和民间藏家的沟通与合作。根据调查团队前期调研所知,中国第二历史档案馆与福建省档案馆藏有数量不少有关福建中医学校的档案材料,只是大部分尚未开放于社会利用,争取学校层面的支持,通过相关渠道途径,尽最大努力去查阅和获取。可以肯定的是,至今依然有相当数量的自编教科书流失在民间,这些散落的、未知的书籍等着我们去收集、整理,去进一步挖掘其中意义。后续我们也会继续进行这项调研,争取尽可能获得更加完善的结果。

第二节　民间遗存民国福建中医学校教科书举隅

一、厦门国医专门学校教科书举隅

《伤寒纲要讲义》,吴瑞甫撰(署名吴锡璜),厦门国医专门学校 1936 年铅印本,1 册。该书由海军厦门要港司令林国赓题写书名,并题词"国医吴瑞甫先生医林名宿 济世婆心",卷首有前福建省财政厅厅长陈培锟、厦门国医专门学校董事长洪鸿儒、前思明县长杨廷枢、厦门市立图书馆余少文序言四篇和参校门人姓氏一览表。1985 年,台湾新文丰出版公司出版影印本,增补吴氏门生陈影鹤撰写的《吴师锡璜事略》,概述吴氏生平事迹。《参校门人姓氏一览表》增补一人:"陈枫林,晋江,世泽痔疮专门院"。版权页有书名、著者、校对者、发行者、印刷者、出版时间等信息。张仲景《伤寒》一书,本于《内经》,法于伊尹,集群医之总汇,犹尧、舜、禹、汤、文、武、周公之道,至孔子始集大成。其书虽论伤寒,而百病皆寓其中,实为内科之枢纽、医学之根源也。惜原文深奥,非后学所易解。吴瑞甫的《伤寒纲要讲义》,"能钩深奥之理,导以浅显之笔,提纲挈领,勒要探原,施诸教科,诸生易于领悟,传诸医界,研究获有径途。是书一出,于国医振衰起危之功,讵浅鲜哉!"[①]作为一部教材,本书首先阐明了《伤寒》的本意,"仲景《伤寒》一书乃治六气之书,不止为伤寒言也。真能读《伤寒论》者,以治伤寒也可,以治杂病亦无不可。……而何以不名为六气,而独名之曰伤寒? 则以太阳乃寒水之经,居最外一层,为六经总纲。言伤寒,而六经已赅括其中"[②]。本书将《伤寒论》主要内容分伤寒原始、六气解、三阳治法概要、三阳三阴脉法之异同等四十三个专题论述,而以六经病的辨证论治为主。论述采引前人之说,参以己得,并结合临床应用。全书挈领提纲,比类以通其变,是一部较为实用的伤寒学教科书。

---

① 蔡鸿新、王尊旺、张孙彪主编:《吴瑞甫全集》(第 6 册),厦门:厦门大学出版社,2022 年,第53 页。

② 蔡鸿新、王尊旺、张孙彪主编:《吴瑞甫全集》(第 6 册),厦门:厦门大学出版社,2022 年,第55 页。

《四时感症讲义》，吴瑞甫撰（署名吴锡璜），厦门国医专门学校 1936 年铅印本，1 册。卷首有吴氏本人及门生陈影鹤、李礼臣序言各 1 篇。四时感症即"感冒"，亦中医所谓"温热病"，本书称"四时感症"而不称"温热"或"感冒"，"以感冒症四时悉备，实气候使然，故其书不名温热而名时感症，以温热仅就热之轻重言，若时感症则寒暑灾祲不得其正者，皆得分门别类，该括无遗"①。吴瑞甫也强调说，"我国四时杂感，无不发热，辨证纷繁，大率随气候以为施治，而方土次之。……故春温、夏热、秋暑、冬温，有确定之认识，即有确定之治疗。……我国四时杂感言伏邪为多，在气宜清气，在血宜清血，在营宜清营透气。其间又有五兼、十夹之分，寒疫、热疫之异，自不得偏举温热二字，印定后人耳目"②。全书分上下两卷，共 33 篇，以《内经》《难经》《伤寒论》为理论基础，分别论述温病、湿热、泻痢、疟疾、伏暑、秋燥、冬温等四时病症，参考各家注解，并附吴氏临床实践心得。本书系评注类讲稿，先后援引吴鞠通、喻嘉言、王士雄、陆九芝、叶天士、薛生白、雷少逸、何廉臣等医家论著二百余条，共鸣处赞同之，存疑处商榷之，创新处发明之。如"湿热"，吴瑞甫引西人嘉约翰、日人渡边熙、中国医家朱心农和何廉臣等人的观点阐释关于湿热的基本知识，并升华了对这个问题的认知，"治湿热证，当分湿重于热、热重于湿二种。湿重于热者，宜化湿为先，佐以清降；热重于湿者，宜清热为先，佐以开降。余三十年前临证时早已悟出，以治此症，殊有得心应手之妙。检阅温热各书，竟无有言及此者，殊不可解"③。该书在海内外流传甚广，曾长期作为新加坡中医学校的教材使用，1981 年新加坡中医学研究院校以《四时感症论》为题发行陈占伟参校、许云樵增注的校注本。

《麻疹学讲义》，吴瑞甫撰，厦门国医专门学校油印本 1 册，不分卷。版心题"麻疹讲义""麻疹专科讲义""麻疹科讲义"等，由此推测整本讲义并非一次性印刷而成，故前后有所不同。本书卷首有吴瑞甫所撰序言，他自称"因麻、痘两科未得要领，遂习业于大田县杨氏，见其察症治法，悉本《种痘新书》。……届年余，而诊察痘科大法颇觉明了，独惜此书于麻疹一门多未完备。后得吾闽邓旒

① 蔡鸿新、王尊旺、张孙彪主编：《吴瑞甫全集》（第 6 册），厦门：厦门大学出版社，2022 年，第 93 页。

② 蔡鸿新、王尊旺、张孙彪主编：《吴瑞甫全集》（第 6 册），厦门：厦门大学出版社，2022 年，第 96 页。

③ 蔡鸿新、王尊旺、张孙彪主编：《吴瑞甫全集》（第 6 册），厦门：厦门大学出版社，2022 年，第 140 页。

先生《麻科》读之,细微精切,一字一珠,若《麻疹活人书》《麻疹集成》等皆不及也"①。本书系吴瑞甫结合自身临床经验,以清代闽北儿科名医邓乐天《保赤指南车》中有关麻疹的论述为蓝本编写的学校教材。全书不分章节,共十三目,主要讨论了麻疹的诊断、用药禁忌、治疗方法等问题,强调要注意分辨麻疹在不同阶段的基本特征和各种变化,提出治疗麻疹"宜清不宜补"的基本原则。从具体内容分析,该讲义多系摘录自《保赤指南车》《种痘新书》《麻疹活人书》等历代医家的麻科著作。

《儿科讲义》,吴瑞甫编辑,厦门国医专门学校油印本 1 册,不分卷,无目录。卷首有吴瑞甫绪言 1 篇,首先强调育儿大法关乎国家盛强,"故欲使我国种族中繁盛,又益繁盛,使夭亡绝少者,舍讲求儿科学末由"。无论是西方儿科学还是日本儿科学,"大抵调理在未病之先,而我国乳母无此学识者,中医家从未闻有提倡以开育儿之知识者,此医学之缺点也"②。针对传统儿科学多以治病为主的弊端,吴瑞甫认为,今日之医术,亦新旧互参之医术,将育儿之法与查病之法分论,亦即将儿童的养护和治疗并重。全书共六章。前三章讲初生儿之身体、初产婴儿之保护、幼儿之保护,详细分析初生儿的生理机能,婴幼儿在日常起居生活各方面的养护,如通过慎重选择饮食、居住地点、衣物调整幼儿的生活状态。吴瑞甫还提出"作有益之游戏",即通过有益游戏开发幼儿的潜能,"游戏为小儿之天性,无可制止之理。幼稚园作种种之有益游戏,无非以养成其智勇公德也。在家如栽花木、饲家畜,或用鸟兽草木虫鱼之模范形为玩具,以启发儿之知识为佳"③。这种思想在同时期的儿科学著作以及儿科学学校讲义中,是比较少见的。第四章讲婴幼儿望闻问切的诊断及注意事项,第五章为病因治法大略,引用各家医论间有评述,阐述婴幼儿治疗的基本原则。第六章分论儿科常见病证,先论疾病,后附各有效方药,以儿科常见病证为主。从最后部分分析,福建中医药大学图书馆收藏的这部书应该为残本,具体缺失什么内容、缺失量多少

---

① 蔡鸿新、王尊旺、张孙彪主编:《吴瑞甫全集》(第 6 册),厦门:厦门大学出版社,2022 年,第 5 页。

② 蔡鸿新、王尊旺、张孙彪主编:《吴瑞甫全集》(第 4 册),厦门:厦门大学出版社,2022 年,第 8 页。

③ 蔡鸿新、王尊旺、张孙彪主编:《吴瑞甫全集》(第 4 册),厦门:厦门大学出版社,2022 年,第 19 页。

目前不好判断。

《妇科讲义》,吴景晖编,厦门国医专门学校油印本,1册,不分卷。本书共分三大部分:一是妇科常见疾病如经水不调、先期后期乍多乍少、经来腹痛、热入血室、血崩、带下、胎前、恶阻、子烦、风痉、胎水肿满、胎动不安、胎漏、咳嗽、带下、经水、月事不调、血崩等的辨证和治疗。二是妊娠产育的相关知识,如种子宜男妇预知补肾调经、种子当知重在阳精、种子不宜多置姬妾、妊孕之原理等等。三是附录释症瘕病、小产、论产后偏用温补之非宜等三篇妇科课外读物。从全书编写体例看,在讲述具体病症时,先采撷各家医论,结合西医新说和个人见解分析,或阐释经典余韵,或辨析前人讹误,最后附以效验方。如"热入血室"条,先后援引了《内经》、张仲景、许叔微、马印麟、刘完素、吴又可、钱乙和日本浅田氏、山田正珍以及《皇汉医学》等诸多论述,并加以辨析。对于浅田氏注重使用小柴胡加红花,作者认为,"浅田氏之所以喋喋于小柴胡加红花者,是不知小柴胡汤与桂枝茯苓丸合方证所致也"[①]。对于钱乙提出的治疗方法,作者认为,"于小柴胡汤加牛膝、桃仁、牡丹皮之类,不若于柴胡汤合用桂枝茯苓丸之正当。脉迟身凉者,加姜桂,且用酒制大黄,又以小柴胡汤中之人参随意去取,均不可治"[②]。至于附录的三篇课外读物,也是经过精心选择的。关于选择"释症瘕病"篇目的缘由,据作者云:"《金匮》此节颇费辞解,先儒注释皆以为经断即是受孕,胎动真为胎动,听之实际,症瘕已阻碍于中,何得安然受孕?且胎仅三月,亦无动在脐上之理也。昔同学某君曾以此为问,余当时未之能答,因思此节文字若不明了,则此病不得而识,而桂枝茯苓丸亦终不得而用。爰检古来各家注解,亦不得要领,偶阅时贤高君思潜之著述,乃至此节完全为胎症对勘之文。"[③]以这种方式呈现出来的教材对于拓展学生知识面、培养学生批判性思维有很大的帮助。

《内科学讲义》,吴瑞甫撰述,厦门国医专门学校油印本,1册,不分卷,无目录,有缺失。在医学活动中,医家知识的不足与变化无穷的疾病始终存在永恒的矛盾,对于医家来说,更应该加强知识储备,更新知识结构,纠正原有知识的

① 蔡鸿新、王尊旺、张孙彪主编:《吴瑞甫全集》(第4册),厦门:厦门大学出版社,2022年,第73页。

② 蔡鸿新、王尊旺、张孙彪主编:《吴瑞甫全集》(第4册),厦门:厦门大学出版社,2022年,第74页。

③ 蔡鸿新、王尊旺、张孙彪主编:《吴瑞甫全集》(第4册),厦门:厦门大学出版社,2022年,第127页。

讹误。吴瑞甫认为，西方医学传入中国后，的确印证了中国的很多错误之处，"如虚里穴为动脉发生，乃心房逼血流行之处，竟以为胃动脉。黄疸病为胆管肿塞，胆汁不通于胃，致溢于肌腠而成，竟以为湿热病。头风由积血作痛，竟以为偏风病。水肿之原，病有在心、在肺、在肾之分，竟谓五脏六腑皆有水病。他如胃痛而以为心痛，脾肿而以为痞块，胆淋作痛而以为腹痛"。如此等等，都给医家临床造成很大的困扰。为此，吴瑞甫乃"取古今医籍，摘其纰缪，掇其精华，以所试必效之方，阐发其所以然之故"①，编写此讲义。全书分"气病、血病、心肺脑病"3个部分，具体编写体例为：先论某类疾病之大意，次言病因、病机、症状，最后论诊断、用药及注意事项。全书引《内经》《难经》《伤寒论》《千金方》《玉机微义》等历代医籍50余部，间附西说，如有个人评论或不同意见，则综合评述之。如关于中风问题，西医名脑出血，中医俗名偏枯，多主张用小续命汤以治风。"余四十年前，曾遵用之。而病者服药后，身热愈炽，神昏痉挛愈甚，且脉象愈躁疾而停至，旋即殒命。治两人皆然。余方悟为古人所愚，后再潜心研究，得熊叔陵《中风论》读之，并参考嘉约翰《内科全书》，始悟此症宜大清大降，以引血下行，用之多效。乃于民九年删改《中风论》，由沪出版，力辟昔医用小续命汤之误。"②并附录部分临床医案。根据吴瑞甫序言中列举的12种疾病，本书应当有12个部分，目前所见厦门国医专门学校油印本仅存"气病、血病、心肺脑病"3个部分，其余部分是缺失还是当时并没有撰写，目前情况不明。

《卫生学讲义》，吴瑞甫撰述（署名吴锡璜），其子吴树萱、吴树潭和侄孙吴庆福整理，厦门国医专门学校1936年铅印本，1册，1985年台湾新文丰出版公司据1936年铅印本影印。书前有海军厦门要港司令林国赓题词"国医吴瑞甫先生医林名宿"，后有吴锡琮、余少文序言各一。除序言外，全书以个人卫生和公共卫生为纲，论及个人道德修养、饮食卫生、环境卫生、人体器官生理卫生、现代防疫等问题，主张卫生学不仅在于保障身体之生理健康，更要涵养个人之德性。本书首论哲理卫生德全不危：道家恬静平和之精神养生，儒家心和神藏之道德养生，医患神和之仁医境界。四时养生、动静结合、饮食养生与"自然、静心、杂食、

---

① 蔡鸿新、王尊旺、张孙彪主编：《吴瑞甫全集》（第4册），厦门：厦门大学出版社，2022年，第138页。

② 蔡鸿新、王尊旺、张孙彪主编：《吴瑞甫全集》（第4册），厦门：厦门大学出版社，2022年，第155-156页。

适劳、慎医"等健康理念相一致。"形养""动养"相结合,使天人、阴阳、气血、脏腑和调而致"天人合一""阴阳自和""形与神俱",此即"和理自济"之意蕴,也彰显了医学的科学性与人文性。[①] 吴氏挚友余超评价此书:"以哲理卫生冠于篇首,次则融会古今中外诸卫生学说,折中至当。欲读是书者养成高尚人格,锻炼健全身体以保国而强种,粹然儒者之言,其功非浅鲜也!"[②]其子吴树萱在书后跋语中认为"此书出,以之作学校课本,于世道人心不无裨益"[③]。

《中西药物学讲义》,吴瑞甫撰,厦门国医专门学校油印本,1册。从编撰来看,是书之编,力求从中西医学两种角度去阐述传统中药。如第一章所选章次公之《论麻黄、查仁、厚朴之定喘》,是立足传统经验借助西医学解释麻黄、杏仁、厚朴定喘机理的佳作。而第三章则选摘了《神农本草经疏》中传统药物配伍理论经典文献。第二章药物学讲义对每种药物的目次安排既有传统的原植物、释名、产地、形状、性味、功用等,又有西医研究成果,如近人研究、近世发明等。整体安排均体现出对中西医学的兼容并包之意,惜其为未竟稿。但零金碎玉,片羽吉光,有缘者得之皆自有会心处。

《诊断学讲义》,全书25章,旨在建立系统性的中医诊断学体系。全书首论寒温,从疾病表现的共性、个性来认识病症的发展变化。在传统中医望闻问切四诊基础上,新增经络、皮肤、腹部、筋脉、声色等诊断方法。最后,吸收并运用西医知识,简述内脏器官的临床诊查。调研所见两个版本:第一个版本系厦门国医专门学校油印本,1册,有残缺,印刷时间不详,题"诊断学讲义,吴瑞甫编"。卷首有吴氏自序1篇。目录显示,本书共有25章,其中"三通常症、四特异症、五既往症、六现在症、九诊腹大法、二十二呼吸器之诊查、二十三血行器之诊查、二十四消化器之诊查、二十五泌尿器之诊查"缺失。在章节编排上,开始以"第一章""第二章"为序,从"七诊经络大法"开始,页码从第1页重新排序。由此可见,油印本讲义并非一次性编写,而是即编即印,印好后随时分发给学生作为教材之用,是故章节杂乱,体例不一。第二个版本系厦门国医专门学校1936年铅印

① 金丽、郑洪:《吴瑞甫〈卫生学讲义〉科学与人文健康理念评析》,《江西中医药大学学报》2019年第5期。

② 蔡鸿新、王尊旺、张孙彪主编:《吴瑞甫全集》(第4册),厦门:厦门大学出版社,2022年,第195页。

③ 蔡鸿新、王尊旺、张孙彪主编:《吴瑞甫全集》(第4册),厦门:厦门大学出版社,2022年,第236页。

本,全1册,题"闽同安吴锡璜瑞甫氏撰述,男树萱、侄孙庆福同校"。本书有吴瑞甫本人及其胞弟吴锡琼序文各1篇,大要皆言诊断实为中医之传统。全书内容25章,与目录同。与油印本相比,铅印本订正了油印本中的部分讹误,重新编排章节,但缺失了油印本中的部分内容。书后附录《参校门人姓氏一览表》,列参与校注此书的吴氏门生36人。

《病理学讲义》,吴瑞甫撰述,厦门国医专门学校油印本,1册,不分卷,无目录。针对西医认为中医不讲病理学的说法,吴瑞甫指出,"近世习洋派医者,每谓我国无病理学,其实非无病理学也,《灵枢》《素问》《伤寒》《金匮》,何一而非病理"[①]。不过,中医病理发端于气化,西医病理趋重于形质,这是两种不同的理解生理病理的思维模式,并不能说中医无病理学。本书以阴阳学说为基础,论述中医病理学基本原理,以问答方式详解阳虚、阴虚诸症,强调虽然各种症状有不同的表征,总不出阴阳之范畴。但阳虚、阴虚多有相似之处,临床诊断务必正确区分辨析。所论各症附方剂及用药意解。书中论阳虚、阴虚各症均为"问答""方剂""用药意解"3个部分,系抄录自郑钦安的《医理真传》,并略有改动。本书有残缺。

二、福州三山医学传习所教科书举隅

《内科学》,陈登铠编辑。不分卷,不分章节,后世装订者将该书分装为三册,我们搜集到中册和下册,未见上册。不过,该书页码连续编排,中册页码排序从36页开始,至下册最后为357页,可见上册仅为1-35页,容量非常少,具体内容不详,从民国时期内科学的部分教材编写模式来看,可能为伤寒类内容。中下册分中风、瘟疫、鼠疫、暑病、霍乱、疟疾、痛风、脚气、癫狂痫、眩晕、头痛、黄疸、浮肿、呕吐、诸血、咳嗽、胃痛等17个部分,附录风湿、湿温、温热、大头瘟、斑疹、阴阳毒、捻头瘟、疙瘩瘟、干霍乱等内容,尤其对疙瘩瘟有非常详细的考证。每个部分分为原因、症状、诊断、疗法、处方展开论述。该书值得注意者,《内科学》可能并非一次性刻印,而是随着教学进度的进展,随刻随用,分为数次刻印完成。本书"暑病"部分结束为第184页,从第185页开始为"鼠疫补遗"的内容,

---

① 蔡鸿新、王尊旺、张孙彪主编:《吴瑞甫全集》(第5册),厦门:厦门大学出版社,2022年,第145页。

题名为"三山医学传习所第四学年讲义,陈登铠编辑";"痛风"结束部分为243页,从第244页开始为"脚气"内容,题名为"三山医学传习所第四学年第二三学期讲义"。显示整套《内科学》教科书可能是随着教学进度陆续编写。

《中西病名异同讲义》,陈登铠编辑。本书首页题"中西病名异同讲义,闽侯陈登铠编辑",实际内容只有传染病篇章,分伤寒、鼠疫、发痧、霍乱、下痢、疟疾、发痉、麻疹、脚气等九个部分,其他内容缺失,系残本。每一部分,本书首列中医病名和对应的西医病名,然后对该病的原因、病状、疗法、卫生分别加以论述。在阐述具体疾病的原因和病状时,一方面引用中医经典,另一方面开始使用病毒、细菌等西医专业术语来说明疾病的病因病机和具体表征。关于疾病的治疗,也采用了中西医结合的方法,根据疾病发展的程度和具体症状,或服用中药,或服用西药,或针剂注射,中西医结合的方法贯穿治疗的全过程。根据内容分析,"卫生"也很有特色,涵盖的内容比较广泛,既包括疾病预防、也包括治疗过程中应注意的环节和愈后注意事项等问题,从衣食住行、环境卫生、气候变迁、空气流通等角度讨论疾病的发生、治疗与康复,将传染病的书写从中国传统的温病范畴上升到公共卫生的高度。本书的意义在于:检索各种中医书目类工具书和民国时期总书目,目前所见中西病名对照类图书主要有三种:徐勤业于1908年编译的《中外病名对照录》,吴建原于民国三年(1914)编撰的《中外病名对照表》和叶橘泉于1951年编写的《中西病名对照表》,三部书的共同特点是均以表格的形式将中西病名对比,比较简略,未能提供更为详尽的中西病名对照的具体情况。本书虽然编著时间比徐书和吴书较晚,但显然内容更为丰富,也更能体现中西医学在病名问题上的诸多冲突性问题。

《调剂学》,陈登铠编辑,上下二卷。调剂学是研究方剂调制技术、理论和应用的科学,属于医院药剂学的范畴。本书首先讨论药物五味配合五脏、五味入走、五味之性、六节脏相、移情变气、五味禁宜、阴阳相通等中药学理论,详细阐述了五味五色配脏腑阴阳以合四时五行治疗百病的基本原则,以确定药物配伍的君臣佐使调剂方法。本书分寒热温清补泻通涩收散升降共12门,列举556种药物的性味主治、炮制和分量轻重等三个方面的问题。关于药物性味主治,陈登铠认为,部分医生经常开出大处方或十分复杂的复方,实际上,"取药调剂,贵在切当。不必好奇而用僻药,处方务求挈领,不可多味繁杂而缓其切"。也就是说,多味药可能会适得其反,他详细说明了556种常见药物的性味主治。关于炮制,古人有一套行之有效的规则,如果炮制得法,药物之效能倍增,诸如酒制可升提,姜制可温散,盐炒可软坚,醋炒可收敛等等,或炒或晒,各适其用,用生用熟,随病所宜。后世不明其义,炮制失法,以炭煨熟地川连,以蜜炙香附木香,种种不当,难以枚举,反伤药性。有鉴于此,本书对上述12门药物的炮制方法逐一说明,对于某些炮制较为复杂的药物,则详细介绍其方法,如常用药附子,因其有一定的毒性,其炮制比较复杂,用于治疗不同的疾病,炮制方法也有很大的差异,有所谓"熟附、炮附和淡附"的区分,"甘草水泡浸,剥去皮脐,剖作四块,浓煎熟,再以甘草汤泡浸令透,然后切片,为熟附;浸火炒黄焙干,放泥土出火毒,为炮附;又以童便浸透滤净,复以甘草汤浸泡,和黑豆煮熟,去汁再入甘草水浸洗晒干,为淡附"。与熟附、炮附相比,淡附性温,力度下降,只能用于一般的常见病。关于方剂分量轻重问题,生斗权衡,古今有很大的差异,不能简单地将古今分量随意对比。医家在临床实际中一定要注意古今分量差异,既不能不加换算按照古方药量开药,也不能依据时医的医案随意增减。本书按照轻剂、重剂两类分别设定12门556种药物的配用分量。药物配用分量的基本原则是应当根据其本身性质而定,上升之药其气轻易于表散,故不宜多;下渗之药其道远难以速达,则量不可少,如此等等。本书最后附录徐灵胎调剂五论:方剂离合论、古方加减论、方剂古今论、古今方剂大小论、煎药法论。

《实验治疗》,卷上首页题"三山医学传习所讲义,实验治疗,陈登铠编辑"。卷中首页题"三山医学传习所第四学年第二学期讲义,实验治疗科,陈登铠编辑"。卷下首页题"三山医学传习所第四学年第三学期讲义,实验治疗学,下卷,陈登铠编辑"。陈登铠非常注重医案在教学中的作用,本册所录医案俱为陈氏本人历年来治疗经验所得,时间最早为1881年,最晚为1912年,前后长达20多年。分上中下三卷。上卷为表症8案、暑症4案、疟症10案、痢疾5案、泄泻8案、霍乱5案、疫疠13案、时毒7案、头痛19案、呕吐6案、心腹诸痛14案。中卷为哮喘11案、虚痨10案、浮肿7案、脚风6案、麻疹3案、痉痫4案、痰饮2案、便秘4案、血症5案。下卷为咳嗽5案、淋浊2案、肺痈2案、疮疡4案、不眠7案、中风6案,此外,还有遗精、黄疸、痞块、腰痛、耳病、喉症、齿痛、妇人杂病、带下、妄行、小产、胎前、产后等医案。本书有残缺,搜集到的版本卷中缺"第128-133页",卷下"中风以后的内容缺失"。因该书有缺失,目前不清楚《实验治疗》共收录的医案总量。

《中西生理论略》,陈登铠著,本书成书于1912年。上篇为人种结体理由、气血、五脏六腑图、十二经气血流注及功用说明、十二经脉络之关系、奇经八脉、高士宗部位说、脑部、骨髓部、皮肤部、筋肉部、骨格部、营卫生会之气。下篇为天年、阴阳二气、标本中气、五运六气、人有四海、五态之人、果报之说系于种类、十五脉络之支别、冲阳太溪太冲部位之脉、周身脉度、脏腑六合、根结、人身十二偶经经穴、医论。陈登铠认为,随着西方医学观念在中国的传播,人们常常谈及卫生,但如果对"一身之所由来,与夫皮肤骨格之所构造、筋膜血肉脏腑经络精液脑髓之所关系"等人体生理结构一无所知的话,则根本谈不上卫生的问题。如果医家不能洞悉生理,研究精详,"病至莫察其原,病去莫名其功",则医家的临床治疗也只能是隔靴搔痒、伥伥相逐,在近代中国积贫积弱的历史背景下,更无法达到通过医学思想保种强国的愿望。陈登铠在北洋海军任职期间,与西医相处十余年,对西医的优势感受很深,"观其医学,于人体形质上确有实验,药物于理化上亦足征究",只不过在精气脉络之功用、五运六气之周行、外感内伤之变症,犹有未尽之处。因此,陈登铠于中西医学取长补短,"遵内经原理并参西法之解剖学,编成生理论略"。本书遵内经所论人体生理,并酌参西医解剖学,互相考证。在撰写方式上,有论中而注西,有论西而注中,总的原则是取长补短,完整论述。

《华医病理学》四卷,陈登铠撰,1911年成书,三山医学传习所发行。根据郑奋扬的序言,1911年之前,陈登铠已经完成了《生理学》《诊断学》《调剂学》三书的撰写,"读之知铁生之寝馈于《内经》及《伤寒》《金匮》者深矣"。可见,民国初年,陈登铠的医学认知体系,已经突破了传统中医由《内经》和《伤寒》构建的格局,转而接受西方医学建构的分科治学的医学体系,将传统经典分割为西方医学话语体系的生理学、病理学、诊断学等学科。本书将《内经》《伤寒》《金匮》中有关运气、表里、虚实、阴阳、标本的论述旁搜博采。陈登铠指出,"先哲有言,素问医理至矣。医之为道,其成法本于灵素,其表态神巧则在于人之善读而善用之"。也就是说,对经典必须做出自己的解读和阐释,"汉张长沙遵内经为准绳而著《伤寒》《金匮》以明其训,作为病理、诊断、证治、处方之学"。关于病理和诊断的关系,陈登铠指出,"凡一病必有数症,有病同证异,证同病异,合之曰病分之曰症,非细揣致病之原,于症奚从下药。是故知病理而后能诊断"。根据陈登铠自己的说法,"此书汇集《内经》所论者十之九,引《伤寒》《金匮》者十之一"。

其实,除《内经》《伤寒》《金匮》外,本书还引用了不少医家的经典著作,如《寿世保元》《妇科准绳》《幼科准绳》《吴医汇讲》《鼠疫约编》《韩氏医通》《千金要方》《胎产秘书》《达生编》等书。本书卷一、卷二论脏腑、阴阳、营卫、精气、虚实、五运六气等中医病理学的基本概念及其与疾病发生的关系,在具体论述上,或直引经典或阐释己意。卷三、卷四综论内外妇儿各科疾病,如哕气、流涎、耳鸣、水肿、胀满、腰痛、眩晕、癃闭、疝气、便秘、赤白浊、阳痿、遗精、盗汗、惊悸、肠鸣、斑麻疹、黄疸、脚气、痎疟、中湿、鼠疫、泄泻、痢疾、霍乱、癫风、咳嗽、痰饮、哮疾、喘促、肺痈、虚劳、瘰疬、痈疽、五官各病、月经、血崩、胎动、小产、五疳、惊风等病症的发病机理,部分病症还结合自己的临床实践剖析古人在认识的偏差或讹误。我们搜集到的这部《华医病理学》,还有着极为特殊的价值。四册书的封面均标注有"揭出篇名呈部藏本"的字样,并且,书中各篇均手写注明出处,如卷二"论勇"篇标"采灵枢论勇篇第五十",卷三"疝气"篇标注"参摘六科准绳证治卷六疝气篇",卷四"痰饮"篇标注"采寿世保元卷三痰饮篇并参实验"。经认真比对陈登铠手稿原件[①],可以确认本书封面及书中手写内容俱为陈氏本人亲笔。

三、自编教科书的特点分析

首先,以西医为标准设立中医课程。仅从书目来看,有《卫生学讲义》《内科学讲义》《妇科讲义》《儿科讲义》《诊断学讲义》《病理学讲义》《麻疹学讲义》《伤寒纲要讲义》《四时感症讲义》《中西药物学讲义》《调剂学》《内经讲义》《伤寒论讲义》《医学常识》《中国医学史》等,几乎涵盖了基础到临床的完整体系。由于民国时期教育系统没有颁布统一的课程通则,中医界自己曾尝试过制订课程纲目,但没有强制性,所以民国中医学校的教材体系是丰富多样、各具特点的。这是考察民国时中医课程分化的基本材料,对中医教育史研究很有价值。在具体论述上,部分教材已经摆脱了"先引经据典,其下引用历代医家相关论说,最后参以己见"的固定模式,体现了近代以来分科治学的趋势。

其次,不少教材有使用者或发行者的多处眉批,内容相当丰富,具有很高的史料价值。部分教材在流传过程中,教材编写者、使用者或保存者先后题写了

---

① 肖诏玮、黄秋云主编:《壶天墨痕——近现代榕医锦翰》,福州:福建科学技术出版社,2012年,第18-20页。

不少眉批,或者是对教材的补充,或者是对部分语句的阐述,或者是针对具体内容的疑问。一定程度上,这些眉批甚至比原文更有价值。如陈登铠编写的《内科学》有一处眉批,记载了当时法医学的毕业考试试题,"切勿任听忤作喝报解""受伤之后不能复割解""谋故斗殴解""不可妄意猜疑锻炼成狱解"。根据目前搜集的材料,还未见到有关该学校法医学教学或考核的任何内容,这里的眉批更显得弥足珍贵。

最后,中西对照,尝试汇通。清末以来的许多医书在翻译西方医学病名时,由于当时没有统一的标准,多根据读音翻译成中文,令人不知所云。如中医伤寒病翻译为肠窒扶斯,鼠疫翻译为百斯笃,霍乱翻译为虎烈拉等等,其实就是人们熟悉的小肠炎、黑死病和急性肠胃炎。陈登铠的《中西病名异同讲义》将中医病名、西医读音翻译名、西医通行名并列,把中西医病名加以对照,大大便利了读者和医家。我们知道,近代以来中西医之间的冲突不断,其中很重要的一个问题便是病名如何统一。中央国医馆成立后,于1933年6月向全国各地分馆下发《中央国医馆学术整理委员会统一病名建议书》《中央国医馆审定病名案凡例》《中央国医馆审定病名录》等文件征求意见,后因各地意见分歧太大,此事最后不了了之。本书于民国初年即已刻印,并应用于日常教学,具有一定的开创意义,也说明近代以来福建的医学发展理念和中医教育走在了全国的前列。

第三节　基于教科书的民国福建中医学校教育探讨

民国时期,福建各地兴起中医学校教育,中医界试图通过办学求得中医学术自强。此时期涌现的一批中医办学机构,以办学成绩彰显学校教育模式的独特优势和后续影响。即使在艰辛困难的办学环境下,民国福建中医学校从未放弃摸索实践,取得值得称赞的成果。

一、民国福建中医界人士争取中医教育合法化

民国初年,北洋政府教育部制定的《壬子癸卯学制》及随后颁布的各科学校令,均未将中医药学列入其中。"漏列"中医消息一经传出,瞬间点燃了近代史上中医界首次抗争图存的导火索,也拉开近代中医界争取教育合法性系列抗争

的序幕。整个民国时期,福建中医界有识之士在全国范围内谋求中医教育合法化的抗争运动中从未缺席,时常发出自己的呐喊声音。

1925年,厦门同安籍医家吴瑞甫上书教育部总长,从"医学为国权所系""中医为全国性命所关""中国人之用中医为信用习惯所关""中医药之灵验为世界所公认"等方面,条分缕析,强烈呼吁政府将中医教育列入国家学制系统之内。他高呼:"中医学之宜归入教科,当无疑义。今者各省中学毕业日众,专门之学,医科亦其一也,宜由大部提倡。"①他指出由于政府的漠视,正规中医学校教育的长期缺失,导致社会上中医师质量参差不齐,更有不学无术之人混入医界,由此带来的恶果是"近今社会所以不信仰中医者,以医非自学堂传授而来。且略一涉猎方书,便公然挂牌行医。品流之杂,信用之轻,厥为此故"②。此弊端的根本解决办法,唯有"请中央国医馆令各处医生,须再入医校训练二年,以求学术之进步。盖将以增进医生之学问,提高医生之地位,保障国医之信用"③。他认为,创设医校培养正规中医师乃是整理、提高中医水平的关键之处,亦是提高中医社会信任度的唯一途径。至于如何促使学医者进入医校,吴瑞甫认为不能寄希望于口头号召,而是政府运用行政力量予以强制执行,将入校学习并获得毕业证书作为医师执业资格获取的前提条件。

1929年4月,南京国民政府教育部第八号公告令原有的中医学校一律改为传习所,且不列在学制系统之内。厦门籍医家梁长荣以为政府"假定中医有可消灭之罪状,当以毅然制裁之,不应以放任而听之。若仅责以改称学社,不列入教育系统,使投机者得假办学之名,而行攫利之实,而热心兴学者,反无遵循之轨"④,弊端可谓不小。梁长荣曾在厦门医学传习所担任教职,对于中医教育为何迟迟未纳入国家教育系统有亲身观察。他分析原因在于:一方面是中医界自身在学术整理和医校内涵建设中存在的不足;另一方面,更大的制约因素是国家卫生或教育行政机关"多依榜模仿东西各国成法而折中之"⑤,有意将中医摒弃于官方教育系统之外。

---

① 吴锡璜:《厦埠医学公会会长兼神州医报编辑主任吴锡璜上教育部总长请中医学加入教科书》,《绍兴医药月报》1925年2卷11期。
② 吴瑞甫:《敬告我厦各医药界》,《国医旬刊》1934年第1卷第2期。
③ 吴瑞甫:《发刊词》,《国医旬刊》1934年第1卷第1期。
④ 梁长荣:《论教育部取缔国医学院》,《杏林医学月报》1930年第17期。
⑤ 梁长荣:《国医教育前途之悲观》,《国医正言》1934年第12期。

民国福建中医界在争取中医教育合法化活动中,愈加体会政治权力对于中医学校生存的影响,所谓"欲求设备完善的中医学校而不可得,揆其原因,由于人力财力的不能集中,而教育机构亦不能健全"①。他们逐渐意识到集会请愿的效果终究短暂,欲求中医学校教育的合法身份,需要国家法律层面的保障,要积极推动在行政管理体系成立负责管理中医或中医教育的专门机构。在中央国医馆(1931)成立和《中医条例》(1936)颁布前后,这股信念得到中医界的大力推崇和广泛响应。1937 年中央卫生署中医委员会刚刚成立,向全国征求中医药事业发展意见,吴瑞甫认为亟须解决问题固然繁多,"惟设立学校,明定标准一端,尤为重要。盖学校一经整理,则关于医药诸大端,以次设施,自不烦言而解"②。

二、民国时期福建中医办学概况

从创办时间而论,1917 年 8 月正式开所的福州三山医学传习所开启中医办学先河,其开办时间紧随中国近代第一所正式中医教育机构——上海中医专门学校之后。而本区域中医学校创办的黄金时期是 20 世纪 30 年代,此时期教育机构开办数量达到 16 所,占民国时期开办总数的七成。但以存续时间观察,除了福州中医学社、福州中医专门学校、厦门国医专门学校等,其他中医学校机构坚持办学时间普遍较短,一般仅招收并培养一届毕业生;从学校分布位置来看,多集中于东南沿海一带,尤其是福州、莆田、厦门三地,内陆地区仅开办有龙岩龙岗国医学校(1928)、建瓯县国医传习所(1935)、浦城国医训练班(1935)。这种状况显然与福建沿海和内陆经济发展水平存在差异相关。

据现有文献资料可见,民国时期的福建区域中医办学教育,涵盖了各种类型的教育形式,主要有中医专门学校(传习所)、业余教育(夜校)、讲习所、训练班等等,全日制与非全日制兼有,修业年限长短不一。由于民国政府长时间不给予中医教育官方身份,此时期出现的中医学校机构大多数为民间自发办学,大都由当地中医药界名人倡议筹建,所依托的办学主体有中医学术研究团体、中医行业公会、地方慈善团体等。

由于近代中医长时间未被纳入国家官方教育系统,除了极少数中医学校,

---

① 俞慎初:《健全中医教育的几点重要问题》,《复兴中医》1941 年第 2 卷第 6 期。
② 吴瑞甫:《对于卫生署下问之我见》,《厦门医药月刊》1937 年第 1 卷第 3 期。

大部分都得不到官方教育经费的资助,所以办学经费基本上来自中医界自筹。福州三山医学传习所的办学经费主要由主持者陈登铠筹划出资,除了向学生收取学费之外,非常依赖于社会各界人士的捐资助学。曾担任福州中医学社训育主任的陈守基在《福州中医学社史略》中回忆,学社"自创社以来,经费依靠自筹自给,当时政府毫无支持及补助。其收入来源,一方面靠社会缴纳常费及董事乐捐或向社外人士捐募,另一方面靠学员学费收入"①。譬如仙游国医专科学校,其前身为国医学社,成立初期"按月由(县教育局)教育款经理处拨给社费五十元,领未及年,局变为科,县教育科长曾天民以本学社非教育直接系统,该社款停给注销"②。失去官方教育经费的支持,学社发展顿时陷于困境。其后,为了实现创办国医院校的计划,主持者温敬修只能"独赀勉捐五百元以资提倡,各慈善家均乐赞成。去年(1932)夏间,亲赴南洋,向同乡华侨劝募得款,归就城内中正阁之前,购地赶筑院校"③。先是修建国医院一幢,继建医学校时,经费仍显不足,后得当地中药商岳尚卿资助完成。根据仙游国医专科学校制定的1935年预算表,其经费来源有:地方款按年津贴300元、董事常年款600元、学费收入约700元、息金岁入200元,开支用于教员俸给、职员俸给、校役工食、图书购置、仪器购置、标本购置、消耗费等,④收入与支出大体相当。又如莆田国医专科学校,其办学经费除了学生收费之外,主要依赖于当地行业公会的支持,"由国药公会向行业及私人筹募开办费银圆六百元,作为校舍修理、课桌椅及医院设备购置等开支,由兴化桂圆公会每月拨银圆一百元作为经常费"⑤。由于这些学校主要仰赖当地民间资金的支持赞助,这就是上文提及该时期学校分布集中于沿海经济较发达城市的根本原因。

福建各地中医学校成立时均建立起校内组织架构,校董事会制、校长负责制是主要形式。例如福州中医学社设立理监会为本社领导核心,理监事人选由社员选举产生。中医学社进行一切事项,须经理监联席会议通过,方得施行。

---

① 陈守基:《福州中医学社史略》,蔡鸿新主编:《闽台中医药文献选编(政协文史资料篇)》,厦门:厦门大学出版社,2014年,第80页。

② 温敬修:《请医药同仁设法解围书》,《文医月半刊》1936年第2卷第11期。

③ 温敬修:《最新实验药物学自序》,《光华医药杂志》1936年第3卷第11期。

④ 编辑部:《福建省仙游县国医专科学校预算表》,《国医公报》1936年第3卷第12期。

⑤ 陈丰山等:《莆田国医专科学校回忆录》,中国人民政治协商会议福建省莆田县委员会:《莆田文史资料》(第3辑),1982年,第88页。

在理监会之下，设有秘书一人及总务、研究、编辑、宣传、交际五股，各股设主任一人，由理监事互推兼任之。厦门国医专门学校筹建之时，广邀厦门各界名流参与其中，成立人数众多的董事会。如此设计安排，校长吴瑞甫考虑"以自己在医学界的地位和声誉，想方设法，邀请一些社团领袖和商界士绅，只要他们热心于振兴中医事业，肯以其经济和声望支持办校，就礼聘为董事或董事长，学校有了这些名流做后盾，为办学创造了较有利的条件"①。莆田国医专门学校设立董事会，董事长由涵江商会会长陈杰人担任，董事四人，由国药、桂圆、豆饼等公会主席分担之，显然也是出于同样的考量。

三、民国时期福建中医办学特征

民国政府对于中医学校学制、课时、课程设置和教材的规定，迟滞不出，直至 1939 年 5 月才公布施行《中医专科学校暂行科目表》，在很长一段时间里，福建中医学校根据自身实际情况自行设定学制、课程、课时，自行编写使用教材。总体而言，进修、夜校及社团教育学制较短且比较灵活，全日制学校的学制设定较为固定规范，课程设置也比较系统全面。

福州三山医学传习所学制设置为 4 年，每个学年又划分 3 个学期，开设课程23 门：国语、医史、化学、生理学、卫生学、解剖学、病理学、诊断学、药物学、调剂学、治疗学、处方学、内科学、外科学、传染病学、眼科学、喉科学、儿科学、痘疹学、妇科学、裁判医学、各种理论、各种实习临床讲义。② 课目既涵盖医学基础课程，又包含临床实习课程，课程较为全面丰富。因应近代中西医汇通的时代学术潮流，民国时期福建医校在课程设置上还注重中西医兼授。如厦门国医专门学校设置课程如下：生理解剖学、卫生学、药物学、方剂学、医学史、病理学、诊断学、医经、伤寒、温病、金匮、传染病学、儿科学、眼科学、喉科学、针灸学、西医诊断学、西医药物学等。西医诊断学、西医药物学等课程的设置，鲜明地体现办学者秉持融汇中西的办学理念。仙游县国医专门学校修业年限制定为 4 年，初期开设的课程有"党义、生理学、解剖学、国文、理化学、病理学、药物学、医史、卫生学、体育、方剂学、诊断学、内科学、外科学、法医学、伤科、喉科、眼齿科、针灸科、

---

① 林庆祥：《吴瑞甫先生对中医教育事业的贡献》，福建省卫生厅中医处、厦门市卫生局吴瑞甫学术研究领导小组：《吴瑞甫学术研究文选》，福建省卫生厅中医处，1984 年，第 27 页。

② 陈登铠：《组织三山医学传习所成立记》，三山医学传习所，1917 年，第 16 页。

推拿科、花柳病学、实习等科"①。而后校长温敬修认为中医教育不应固守原有的中医经典知识传授,在课程设置上"似应增入物理、化学、心理学三科",因为"物理之光学对于四诊中之望及眼科,声学对于四诊中之闻及喉科,热学对于气候及体温,力学对于气压及地心引力,电学对于电疗及针法,均有密切关系也,大凡人体之构造、药物之分析,皆有必要之化学成分也"②,彰显该校在课程设置上紧跟时代风气、勇于创新的姿态。

关于教材建设问题,由于全国统编教材的缺少,民国福建中医办学者对此极为重视,出版一批较有学术影响力的教材。梁长荣认为教材为研究学术之基础,"今欲编辑教材,仍以学科为单位,取材于国医书籍,益以道藏之医书类,或征诸家藏秘本,或时贤作品,然后证诸近世学理,求其适合医学原理与实验事实,勿徒徇科学,反为唯物所囿,而失吾固有之智能,而废坠国医之事实与经验"③,提醒教材编写者应该妥善处理固有与新知的关系。厦门国医专门学校校长吴瑞甫对于教材编撰保持长期的关注,高呼欲保存中医国粹,必先办中医学校,欲办中医学校,必先编医学教材,倡议全国中医界集体行动起来,共同编写一套系统、标准的中医教科书。早在 1925 年,他与浙江医家何廉臣即经常信函往来,商讨此事,提出先集合学界力量进行编纂,后呈报政府进行鉴定审核的教材编订程序。此外,他认为教材编写者应是医界名家翘楚,因为"编纂医学讲义,非读书多、临症熟,万难当此重任。我国医学繁难,非读书十余年、临症十余年,具有学识经验者,难资熟手。……倘就此时集合海内最高之医学人才,研究体例,分门纂辑,书成又互相参考折中,以求其确当"④,为了切实推动此事,他呼吁教育行政主管部门令行各省,由地方官饬令医会切实推举中西淹贯之人才,共同编辑全国通用教材。

吴瑞甫在主持厦门国医专门学校期间,编撰出版众多中医教材讲义,不仅在数量上独占本区域鳌头,影响力更是远播海内外。学校各科讲义"近因国内外来函索赠者甚众,特将全部重付铅印,以广流传。现经出版《伤寒纲要讲义》、

---

① 仙游县国医专科学校:《福建省仙游县国医专科学校章程》,《国医公报》1936 年第 3 卷第 12 期。

② 温敬修:《对于中医设立学校列入教育系统案之商榷》,《中国医学》1937 年第 1 卷第 1 期。

③ 梁长荣:《国医教育前途之悲观(续)》,《国医正言》1936 年第 13 期。

④ 编辑部:《吴瑞甫先生来函》,《绍兴医药月报》1925 年第 2 卷第 3 期。

《四时感症讲义》《诊断学讲义》《卫生学讲义》四种，余在排印中。……其讲义虽在百忙中编就，然提要钩玄，最切实用，嘉惠后学，殊非浅鲜云"①。《绍兴医药月报》曾屡次推荐其编写的《中西脉学讲义》，评价该讲义"择其精切有据，足征实用者，参诸西说，以会其通。举凡常法变法，新久病法及察脉各玄机，大率皆旧诀所未见及之作，鉴别甚精，体例亦善，足为近今中医学校教授之善本也"②。同时期本区域对中医教材编撰用力甚勤的当属仙游国医专科学校校长温敬修，其编撰有《最新实验药物学》《针灸学讲义》《化学讲义》等。其中最具学界影响力的《汇症药用植物学》一书，此书乃温氏在任课期间随编随授之成果，全书"凡九万八千余言，绘图凡六百余品，采集阅四十余年，整理经一寒暑"③，后经上海名医秦伯未审阅更名为《最新实验药物学》，并由上海中医书局于1935年正式出版发行，深受业界赞誉，销售国内及东南亚、日本各地。

此时期福建中医学校机构的招生规模普遍不大，以办学时间持续九年的福州中医学社为例，最终培养毕业学员198人，由此窥见其年均招生规模的大小。莆田国医专科学校原定招收初中毕业以上文化程度的青年入学，后又录取部分同等学力的，年龄不限，有年逾不惑的农村开业医生，有年才十四五岁的青少年，均以考试形式录取，最终首届只招收44名，第二届招收48名，学员素质参差不齐。对应于不同的学制，学校对入学资格会有不同的要求。例如厦门国医专门学校在招生广告中言明："凡初中毕业或具有相当程度者，得应预科考试；凡高中毕业或具有相当程度者，得应本科考试；凡经行医三年以上者，得投考训练班"④，所以"研究班学员以开业医师居多，本科学员都是高中文化程度或具有同等学力的青年，经考试及格后录取"⑤。而属于内陆地区的建瓯国医传习所开办之初，计划招收正班（四年制）和补习班（二年制），后因报名和符合正取条件的学员数量较少，只能"暂缓开班，先办补习科一班"⑥，学生仅40人。该时期医校

---

① 编辑部：《厦门国医专门学校出版讲义四种》，《光华医药杂志》1936年第4卷第2期。

② 编辑部：《介绍吴氏〈中西脉学讲义〉》，《绍兴医药月报》1925年第2卷第5期。

③ 温敬修：《汇症药用植物学自序》，《医铎》1936年第8期。

④ 编辑部：《厦门国医专门学校第二期招生广告》，《国医旬刊》1934年第1卷第3期。

⑤ 林庆祥：《吴瑞甫先生对中医教育事业的贡献》，福建省卫生厅中医处、厦门市卫生局吴瑞甫学术研究领导小组：《吴瑞甫学术研究文选》，福建省卫生厅中医处，1984年，第27页。

⑥ 编辑部：《令福建省国医分馆据报建瓯县国医支馆呈送国医传习所职员学生名表应予备案文》，《国医公报》1925年第3卷第6期。

主持者虽然立志扩大办学规模,但对于生源数量并不一味贪多。厦门医学传习所(厦门国医专门学校的前身)因办学质量优异,曾获得厦门市警察局免试的优待,通知"凡经传习所培训结业成绩优良者,即发给开业执照。这样一来,要求入学进修者为数更多,大有应接不暇之势",所长吴瑞甫"为了保证教学质量,对生源严加筛审,非有一定医学水平者,即使亲朋善友,一概不予接受"①。

各个中医学校在办学过程中,逐步制定了学习成绩考察评定、日常考勤和奖惩等管理制度。如仙游县国医专科学校对于学员学业进行全程考核,除入学试验另有规定外,尚分按月试验、学期试验、学年试验、毕业试验四种。学员的每学年试验成绩及操行成绩,列表报告学生家长,假使"学生如有应履行之义务尚未履行者,得停止其试验及毕业证书之授与"②。1936年,"仙游医专在校肄业正科四学年期满,……自八月六日至十三日,逐日上下午按科举行毕业试验完竣,总核各科成绩尚能及格,汇卷呈送中央国医馆馆长进考核,案奉第四八五三号批准毕业证书二十八张加盖关防发交"③。民国时期,福建各医校都主动邀请中央及地方医政部门派员监考毕业试验,及时将学期、学年和毕业试验成绩结果呈报中央国医馆进行备案鉴核。严格的成绩考核与日常考勤,推动校园良好学风的形成。私立福州中医专门学校自从"开校以来,教授之精神讲解分明,唯恐听者之不明了,且一年之中执教鞭者曾无一时之缺席,此最难能可贵者也。学生之注意凝神静听,唯恐医理之不精深,非不得已之事情不敢旷课,学期试验,成绩斐然"④。

民国福建中医学校创办过程中,主持者对于学生临床实践较为重视,提倡学以致用,主动借鉴西医创办附属医院作为临床实习基地的培养模式。福州三山医学传习所在第4学年安排有实验治疗学、实习(临床讲义)课程,"学生实验,每日上午分派中西医院实习,并派各教员;门诊实习,每处约派五人及一学期轮

---

① 林庆祥:《吴瑞甫先生对中医教育事业的贡献》,福建省卫生厅中医处、厦门市卫生局吴瑞甫学术研究领导小组:《吴瑞甫学术研究文选》,福建省卫生厅中医处,1984年,第27页。

② 仙游县国医专科学校:《福建省仙游县国医专科学校章程》,《国医公报》1936年第3卷第12期。

③ 编辑部:《福建省仙游县国医专门学校第一届毕业》,《光华医药杂志》1936年第4卷第1期。

④ 萧诏玮、黄秋云、孙坦村等主编:《榕峤医谭——福州历代中医特色》,福州:福建科学技术出版社,2009年,第40页。

流调整,以增知识而免固执"①。福州中医学社"数年来努力经营……最近将设立诊病室,由教职员分科担任诊察,以供学生实习"②。在此方面较为突出者,当属仙游国医专科学校,学校原就附设于医院之下,创办者温敬修最初的想法即是国医院"不特矜矜贫病之人,且预为医校学生实习之地"③。其后制定的学校章程明确规定:"本学校第三年级、第四年级学生得在国医院及指定名医处实习"④,乃"由医校教员江谐、林伯渠、胡友梅兼任医院诊疗,同时指导学生临床实习工作"⑤。

不过,以当时福建中医学校的办学力量,欲创办附属实习医院并非易事。私立福州中医专门学校创办伊始,校董事会即有建立附属中医院的计划,以便安排学生临床学习,惜因诸多原因而未能实现。1932 年,校长蔡人奇在纪念医校建校一周年的文中,对此流露出遗憾与憧憬夹杂的心迹:"反观吾校此举,尚付阙如,吾人所以日怀煞憾也。尚望诸君竭绵薄之力量,向外酿资。此举有成,不独吾校之光,抑亦社会之福也,吾愿与诸君共勉之。"⑥附属医院迟未建立,成为学校管理者心中一大遗憾。时局动荡和经济萧条,最终使得建设附属医院的计划无疾而终。对于学员临床见习实习,校方只能通过安排学生到市区各名医诊所实习而加以弥补。

在课程教学之外,民国福建中医学校对于校园学术氛围营造也给予相当的重视。私立福州中医专门学校"每周日师生聚会一次,不囿于书本,无拘无束,畅所欲言……严肃的学术,宝贵的经验,在轻松活泼的气氛中传授,令学生记忆殊深,受用不浅"⑦。此外,此时期一些医校还创办学术刊物,为师生学术讨论交

---

① 陈登铠:《组织三山医学传习所成立记》,三山医学传习所,1917 年,第 16 页。

② 编辑部:《福州中医学社将设立诊病室供学生实地研究》,《光华医药杂志》1934 年第 1 卷第 11 期。

③ 编辑部:《令福建省国医分馆据转呈仙游县国医支馆开办国医院检同章程细则图表请鉴核应准备案文》,《国医公报》1933 年第 1 卷第 9 期。

④ 仙游县国医专科学校:《福建省仙游县国医专科学校章程》,《国医公报》1936 年第 3 卷第 12 期。

⑤ 蔡增范、岳金瑛:《我县国医卫道士温敬修》,黄有霖主编:《福建省政协文史资料选编(医家类)》,厦门:厦门大学出版社,2015 年,第 156 页。

⑥ 萧诏玮、黄秋云、孙坦村等主编:《榕峤医谭——福州历代中医特色》,福州:福建科学技术出版社,2009 年,第 40 页。

⑦ 萧诏玮、黄秋云、孙坦村等主编:《榕峤医谭——福州历代中医特色》,福州:福建科学技术出版社,2009 年,第 36 页。

流搭建平台。私立福州中医专门学校医学研究会在1936年4月创办《医铎》(月刊),创办缘由是"同学们研究当中感到自己的学问不足,很怕一直孤陋寡闻下去,死气沉沉,前途是危险的"①,办刊目的在于弥补学生见闻之不足。虽然最终只发行了12期,但是"中医专校莘莘学子发行《医铎》月刊,本所学之心得,著为言论,不师让,不畏难,萃群才,策群力,补偏救弊,披露精华"②,收到推动师生学术研究和传播学校知名度的双重效果。

论及该时期福建中医校创办校园刊物的佼佼者,非厦门国医专门学校莫属。该校在1934年7月创办《国医旬刊》,出版发行2卷23期,由校长吴瑞甫兼任编辑部主任,他将这份刊物视为中医药学术传播交流的平台,师生学习切磋的园地。因此,该期刊除了转载省内外中医界人士的作品外,以刊载本校师生作品为主。《国医旬刊》对于医校学员的专业学习和学术研究帮助匪浅,这方面集中体现于刊物不定期刊载学员月考试题答卷。医校通过组稿刊登个别学员的月考试题答卷,以期师生之间进行互相讨论切磋。除此之外,《国医旬刊》还为学员评价当时各类中医教材提供发言园地,鼓励学员质疑他人学说成见,从而培养学员的学术独立意识。

四、民国时期福建中医学校教科书的文献学价值

民国时期福建中医学校的兴起和发展,为本地区中医人才培养和中医学术传承变革奠定了坚实基础,具有重要的时代意义和现实意义。

首先,有助于重新认识民国时期福建中医学校自编教科书乃至福建中医教育在全国的地位。就全国的情况来说,福建地区的三山医学传习所在20世纪10年代末期编撰了全国第一批中医学校教材,对全国各地中医学校教材的编写发挥了重要的借鉴作用。三山医学传习所使用的教材有两个来源:一是部分科目使用传统古医籍或已经编定的书籍,如妇科、儿科、痘疹科、喉科等,都采用历代比较著名的医家著作,国语科则采用成书。二是传习所教员自己编辑的教材,这是三山医学传习所教科书的主体,至1920年,该校已经呈送内务部历年编写的各科讲义共计21本。在1930年中央国医馆组织的关于编写全国通用教材

---

① 林增祥:《简述本刊过去的陈迹和现在的计划将来的希望》,《医铎》1936年第1卷第1期。
② 林心斋:《所望于铎刊之前途》,《医铎》1936年第1卷第1期。

的讨论中,福建中医学校教科书成为重要的参照系。

其次,有助于厘清民国时期福建中医教育与近代东南亚中医药教育的关系。民国时期福建华侨在东南亚创办的中医学校,多沿用福建中医学校的教材,或在此基础上进行修正。民国时期福建中医学校编写的教材成为近代东南亚中医教育的通行教材,对东南亚中医药教育发展和普及产生了重大的促进作用。厦门国医专门学校创办人吴瑞甫于1938年移居新加坡后,组织当地中医界华侨成立新加坡中医师公会,并积极筹备新加坡中医专门学校。吴氏去世后,其嫡传弟子陈占伟、曾志远、游杏南等人继承先师遗志,于1953年创立新加坡中医专门学校,其办学理念和思路与厦门国医专门学校如出一辙。

最后,闽台医家合作编写教科书开创了海峡两岸合作办学开展中医教育的先河。民国时期,日本殖民政府限制台湾地区中医发展,一批致力于中医事业的仁人志士远赴大陆研习中国传统医学,但他们返台后不仅个人无法注册获取行医执照,复兴台湾地区中医的愿望更无从实现。因此,他们选择了在祖国大陆继续传播中医。毕业于上海中医学院的台湾同胞杨忠信联络台湾苏锦全、福建贺仲禹等志同道合者,在厦门地方政府的协助下,于鼓浪屿创办"华南中西医学专门学校",以招收闽台地区有志于中医者为主。闽台通力合作,双方共同编纂教材,开展中医教育,为民国时期台湾地区中医药的存续和发展提供了重要的保障。

第四章 民国时期福建中医期刊

近年来,随着《中国近代中医药期刊汇编》[①]和《中国近现代中医药期刊续编》[②]的陆续出版,民国时期中医药期刊的研究引起学术界的高度关注。从现有研究成果看,学界多注重探讨持续时间较长、影响范围较大的期刊。实际上,一些短暂发行、存续时间不长的民国时期中医药期刊同样具有重要的文献价值。民国时期,福建先后创办了 10 余种中医期刊,创刊地主要分布在福州、厦门等沿海经济较为发达的地区。福建所创期刊大致可分为中医团体创办、中医学校创办和个人创办三类。中医团体创办的主要是《中央国医馆福建分馆国医公报》,该刊仅出 3 期便停刊。中医学校创办的主要包括厦门国医专门学校主办的《国医旬刊》和福州中医专门学校主办的《医铎》。个人创办的期刊包括陈寿亚和陈世金创办的《国医药旬刊》、俞慎初创办的《现代医药》、梁长荣创办的《晨光国医杂志》、林志生创办的《神州国医月报》、孙慕真创办的《醒亚医报》、孙崧樵主编《鹭声医药杂志》等,其中以俞慎初创办的《现代医药》持续时间最长。

第一节 《医铎》的主要内容及其特色

一、《医铎》的创办与发展

1931 年 9 月,历经数年奔走,经中央国医馆批准备案,私立福州中医专门学校成立,高润生为董事长,后聘蔡人奇为校长,由蔡氏实际主持该校业务。1932

---

① 段逸山主编的《中国近代中医药期刊汇编》共分五辑,由上海辞书出版社于 2011—2012 年出版,与该丛书配套的《中国近代中医药期刊汇编总目提要》和《中国近代中医药期刊汇编索引》分别由上海辞书出版社于 2012 年和 2015 年出版。

② 王咪咪主编:《中国近现代中医药期刊续编》,北京:北京科学技术出版社,2020 年。

年,学校在福州大庙山正式开学,招收第一期学生。1935 年 6 月的暑假,福州中医专门学校的学生们即酝酿创办学术刊物,他们在学习过程中,"感觉到自己的学问不足,很怕一直孤陋寡闻下去,死气沉沉,前途是危险的,就想集思广益含有大众化的,唯有办一种刊物,可以普遍地收到联络互助的功效"[①]。按照原计划,《医铎》应在 1935 年年底出版创刊号,后因种种因素推迟到 1936 年 4 月 15 日才出版。

《医铎》由福州中医专门学校学生自治组织医学研究会主办,研究会聘请当时的在校生林增祥担任主编,高润生、王耀星、林笔邻、蔡人奇、郑泽丞、林心斋、张作斋、林趋愚、吴友谅、林雪樵等 20 人为理事,他们也是杂志的主要作者群。其后,随着业务的发展,杂志对组织机构加以革新,林趋愚、蔡人奇、吴友谅担任常务理事,下设学术部,陈彦绥担任主任;总务部,王予奇担任主任;出版部,林增祥担任主任。

私立福州中医专门学校校长蔡人奇人生经历相当精彩[②],遍游大江南北,先后在北至辽宁、南至广东的不少机构任职,与时任国民政府主席闽侯人林森熟稔。本刊题名即由林森题写,在笔者查阅到的民国时期中医期刊中,这是唯一一份由国民政府主席亲笔题写刊名的杂志。在第一期创刊号中,有国民政府高官考试院院长戴季陶、南京市市长石瑛、立法委员彭养光、中央国医馆馆长焦易堂等人的题词,很显然,如果没有林森这层关系,蔡人奇很难邀请到如此级别的人物题词。

笔者历经数年搜索,目前获得《医铎》第 1 卷第 1-12 期,第 12 期出版时间为 1937 年 5 月。在第 1 卷第 12 期,编辑部预告了第 2 卷第 1 期的主要篇目,告知读者第 2 卷是一个全新的开始。这至少说明编辑部肯定计划发行第 2 卷第 1 期。根据刘德荣等人的研究,《医铎》杂志至 1937 年 7 月因为经费不足而停刊,那么 1937 年 6 月,《医铎》第 2 卷第 1 期究竟有没有发行,现在还不得而知。统计历年刊登的中医药杂志书籍广告,至少在 20 种,涉及的区域包括浙江、广东、江西、上海、江苏、河南、山东、山西、北京、辽宁、台湾等,海外则扩展到南洋地区。为之题词者除了福建省内的部分医家外,江苏、上海、浙江、广东、北京的著

---

① 林增祥:《简述本刊过去的陈迹和现在的计划将来的希望》,《医铎》1936 年第 1 卷第 1 期。
② 关于蔡人奇的生平事迹,可参见萧诏玮、黄秋云、孙坦村等主编:《榕峤医谭——福州历代中医特色》,福州:福建科学技术出版社,2009 年,第 370 页。

名中医也有题写"医林警铎""中流砥柱""医学精华"等贺词。《医铎》第 1 卷第 7 期刊发了一则《征求启示》，向社会各界征求回收该刊的创刊号，因"创刊号印刷比较少，要求购买者达到数百份"[①]，可见杂志的发行量还是不小的。从杂志刊登的其他省份中医药杂志书籍广告和各地医药界题词看，《医铎》的辐射面相当广。

关于本刊创办的目的，正如林增祥所说，"第一步打倒所谓死抱五运六气的腐化者，在唤醒大众，当认识医药整个的前途，我们要负起改良指导的责任"。"第二步，在我们力量的范围内，计划发行三个专号，就是女医专号、药物专号、经验谈专号。"在西医冲击的时代背景下，"中医需要改革"成为全社会的共识，人们普遍认为，中医之所以沦落，就是因为故步自封，不求革新，为谋求中医的发展，必须刷新门面，联合起来，不畏难，不苟安。同时，设立专号，可以供大家尽情发表自己的见解，一方面发扬固有的国故，一方面研究新知的科学。总之，"本刊希望同志们改除以往的弊病，走上新的途径，不执己见，不说腐话"[②]。

曾任中央国医馆福建分馆馆长的刘通认为，中医历史悠久，文化深邃，但不能为世界各国所信仰，不能有效保护人民健康，其弊端有二：一为陷溺甚深，一为讨论不详。所谓陷溺甚深，主要指中医深受五行学说的影响，陷入因果循环论，凡生理病理治法药物均以五行来解释，无法建立科学的医学观，"此医学所以由空疏而趋于芜没也"。所谓讨论不详，主要指医家各自为私密，浮夸自大，排斥异己，故步自封，既不能观摩而为善，复不能切磋以进取，"此医学所以又由固陋而日形萎缩也"。为解决上述问题，作者认为，"探究之要，莫先讨论，其余可由此进之"[③]。可见，在刘通看来，开展讨论是医学发展的必由之路。在近代中国，医学杂志正是承担这一功能的重要平台。从《医铎》刊发的具体文章看，的确也发挥了这样的作用。

二、《医铎》的主要内容

（一）医事言论

从 1929 年 3 月 17 日的全国大抗争，到 1936 年 1 月 22 日《国医条例》通过，

---

① 编辑部：《征求启示》，《医铎》1936 年第 1 卷第 7 期。
② 林增祥：《简述本刊过去的陈迹和现在的计划将来的希望》，《医铎》1936 年第 1 卷第 1 期。
③ 刘通：《发刊词》，《医铎》1936 年第 1 卷第 1 期。

固然是中医界的胜利,但中医依然危机重重。中医能够为人民所信仰,根本原因是疗效,可以治疗西医束手无策的疾病,但也存在天干地支等不科学的地方。中医遭受鄙视唾弃主要在于没有固定的标准,无论是诊断还是治疗都不如西医标准化,互相倾轧是中医的痼疾之一。医药各自为政,互相隔离,缺乏合作的精神。同时,中医团体涣散,看似团体众多,实际没有统一的管理,各自为政,无法发挥集团的力量。因此,许多人大声疾呼,中医药界要团结协作,《国医条例》的通过,还不是中医界额手称庆的时刻,更应该脚踏实地开展具体工作。正是基于这种认识,署名"记者"的蔡人奇对中央国医馆福建分馆明显表示了不满。中央国医馆成立后,各省陆续设立国医分馆,福建省国医分馆的进展缓慢,举行开幕式六个月后,尚未有实际的运作。省政府拨款 3000 元作为开办经费,"不闻建设一事,破费官钱,徒供其引用私人"[①]。林趋愚也强调说,先前福建国医分馆非常涣散,形同虚设。他以厦门和闽侯的情况为例,厦门中医界争权夺利,无法协调;闽侯中医界沽名钓誉,无人做事。全省各地医药团体一定要团结起来,不能为了个人私利置中医发展于不顾,一定不能互相倾轧,互相拆台。

作为学校主办的医学刊物,《医铎》特别强调开展中医学校教育的重要性。当时在全国轰轰烈烈的中医教育,也有诸多不如人意之处,尤其是传习所、学社,和原来的私塾一样。蔡仁奇也清醒地认识到,中医获得法律上的认可,并非万事大吉,"自兹以往,若不力求振作,而犹故步自封,纵不受他人之摧残,亦归于天然之淘汰"[②]。也就是说,中医的危机从根本上来说,不在于西医的冲击,而是中医本身的内在缺陷。蔡氏以自己在上海、浙江、江苏等地考察中医学校的经历特别强调说,一定要抛弃传统的私塾式的师徒相授的传习所,应该趁此中医条例公布之机,设立规范的中医学校,"吾愿闽省中医教育机关,自勉自奋,按照中央国医馆所颁布之规则办理之,且须联合同等之医校,勠力同心,力谋改善"[③]。王耀星指出,中国医术并非无效,千百年来成为中国人安身立命的根本保证。"其弊在国家以医为末技,不肯培育人才,禁中医不得立学校也,不得入教育系统也。"[④]不少人认为,在新的历史条件下,中医学校不能固守成规,应当

---

① 记者:《敬告国医分馆诸理事》,《医铎》1936 年第 1 卷第 1 期。
② 蔡人奇:《从三一七说到一二二》,《医铎》1936 年第 1 卷第 1 期。
③ 蔡人奇:《从三一七说到一二二》,《医铎》1936 年第 1 卷第 1 期。
④ 王耀星:《医学感言》,《医铎》1936 年第 1 卷第 1 期。

积极进取,努力革新,效仿西医学校增加卫生、检验、救助、防护各科,其他一切外科、针灸科、消防科、灭菌科、绷带科等等,均可陆续增加,以科学之方式演绎先哲的蕴意,只有这样才能促进中医的发展。

在近代西方医学强势进入中国的社会背景下,中西医汇通也是讨论的重点。王耀星以细胞核分裂和排泄物为例,说明中西医在本质上是相通的,合而观之,真理无古今之分,医学无中西之别。在临床上,中医治疗无效被西医治愈者不乏其人,西医治疗无效被中医数剂即愈者也大有人在,可知人各有能有不能者,和中西医优劣无关。"至于素服西药之人,一旦用中药治之,效如桴鼓;服中药之人,一旦用西药治之,如影随形,可知中西药相济而行,即中西医亦可通时合作也。"他认为,在当时的情况下,为发展中医,"首宜大开门户,广纳西医学说,与中国固有之医学,互相考证,互相比较","彼有所长,取而有之,吾有所短,弃而遗之,披沙拣金,聚腋成裘,熔中西于一炉"①。温敬修旗帜鲜明地反对中医不科学的说法,他引用刘岳仑"国医非科学化不能图存说"等言论,说明中医学本就具有科学性,要消除中医的弊端,应根据中医的科学性确定中医统一标准的诊断学,以洗"言人人殊"之弊。② 在温敬修看来,中医的危机不在于是否科学性,因为这是一个无须证明的问题,而是在于痼疾未除,劣性未消,必须严考试以齐程度,修医德以化私心。

(二)基础理论知识

与许多中医杂志不同,《医铎》基本不刊发有关阐释《内经》《伤寒论》等中医经典的长篇大论,也不登载深奥难懂的历代医家学说,其基础理论知识主要包括两类:一是常见病特别是地方常见病的病因病机及治疗的介绍,二是医学生活常识的介绍。

在没有疫苗之前,麻疹是儿童常见病之一,且致死率非常高。"比来会垣疹疫滋炽,襁负裸抱踵门乞诊者,几大率罹是,无如新说纷歧,人心浮动,或误于畏葸投凉,激成热势鸱张,祸不旋踵,或死于囫囵从事,浸至陷伏闷透,毒返内攻,夭折之风陡盛,毁誉之说交腾,几有谈疹色变之慨。本刊编者屡以麻疹材料相促,不侫固辞弗获,爰本随侍业师高润生先生十余年来之心得,草成斯篇,按期

---

① 王耀星:《论中西医平等待遇中西医须交换学识》,《医铎》1936年第1卷第2期。
② 温敬修:《依据中医学所含之科学原则以为诊断确定之标准说》,《医铎》1936年第1卷第2期。

刊露,以冀就正于有道。"①可见,本文是应编者请求,学校教师整理日常临床心得而成。因为考虑到学生学习的便利性,本文综合中西医学和临床实践,尤其注重和当地实际情况相结合,深入浅出地论述了麻疹的病原、证候和治疗。如关于麻疹的称谓,作者考察了全国乃至全世界各地的叫法,还谈到,"我们福建上游福宁属一带多叫作出麻,福州市如果是疹的话叫作出疹,是麻的话叫作出麻。"这种叙述方式让学生有身临其境的感觉,对于教学有很大的帮助。蔡学存发现此时日本血吸虫已经传入中国,具体传播路径不明,在福清和莆田一带引起虫胀病,死亡率很高,中西医均无特效药。他根据自己的观察和临床实践,提出人们在饮食、起居、沐浴各方面的注意事项。此外,张德波的《瘴疟病之研究》、陈彦绥的《便秘漫谈》、王予奇的《霍乱病综据中西医学之浅剖》、徐剑水的《肺痨病与鱼肝油》、李健颐的《妇女经病之新解及治疗》、俞慎初的《糖尿病证治概论》等文章或深入浅出,或旁征博引,或中西汇通,或综合众说,对常见病也有比较切实可用的论述。

除了疾病的治疗以外,中医还强调治未病,即通过对日常生活的调节和管理预防疾病的发生。《医铎》刊发的文章非常注重生活中医学常识的普及,如蔡鹤友的《体温之大略》以通俗的语言介绍了人体温度的生理学、病理学意义,人体体温异常时,如何进行生理调节和人工物理调节。② 蔡人奇的《卫生刍言》则重在介绍生活卫生知识,如关于饮食方面,简述米、水、动物性食品、植物性食品的营养价值,关于居住方面,简述空气、日光的卫生学常识。对于一般民众来说,要注意吐痰、厕所、沟道、积水的卫生和防疫。③ 近代以来求新求异,逐渐讲究营养搭配,人们言必称"维他命"。报刊上经常看到维他命三个字,某药厂发明某药含有维他命等等,只要某药含有维他命,必定大吹大擂,声称本药含有维他命某某,可以补充营养,可以延年益寿。那么什么是维他命,维他命的性质和功用是什么,是不是说某物质含有某成分就可以称之为维他命,其实一般民众并不清楚,只是人云亦云,如同古人迷信人参一样痴迷维他命。张君珍从各种杂志上摘抄了相关的知识,并结合自己的研究,逐一介绍维他命的分类及其不

① 吴友谅:《麻疹病的面面观》,《医铎》1936年第1卷第3期。
② 蔡鹤友:《体温之大略》,《医铎》1936年第1卷第1期。
③ 蔡人奇:《卫生刍言》,《医铎》1936年第1卷第5期。

同的功用,不同维他命在不同物质中的含量等问题。① 其他如陈彦绶关于呵欠对人体生理的意义、郭禧枬关于婴儿适当啼哭对内外呼吸的功能等问题的介绍,都对日常生活中司空见惯的生理现象,做出通俗的医学解释,很容易为读者接受,也能够使人们掌握一些基本的医学常识。

(三)药物学知识

第 1 卷第 6 期,《医铎》刊发了一期"药物"专号,在卷首语中,主编林增祥引用一位归国华侨评述中药的话,旨在说明中药有其疗效,这是谁也无法否认的事实,不管时代如何变更,中药都能保持其永久性的存在。"本期的药物专号,就是发扬以往,研究现在,探讨将来。"② 在药物专号上,发表了一组文章,具体包括王绍堂的《桂枝功用谈》、吴辑庵的《关于僵蚕因风而死——何以能治风问题之解释》、张德波的《论小儿发热误服——柴胡葛根之流弊》、郑碧霞的《急救单方之浅释》、陈彦绶的《药物考按》、林趋愚的《便秘得下剂的作用》。这一组文章的共同特点是针对有关药物的传统观点,结合最新的科学实验和西方药物学知识,对中药从不同面向进行了新的解读,廓清了中药的虚幻成分,力图从科学的角度论证中药的有效性。

药物学专号发表的蔡鹤友《药辨》及其引发的争议,非常值得重点介绍。③该文主要是揭露药店以非道地冒充道地、以他物伪造药物的种种伎俩,并且直言不讳地指出,福州也有生产假药的地方。文章对医家常用药如抱木神、川贝母、川厚朴、川朴花、紫苏、桔梗、茅术、八百光、胆南星、血余炭、羚羊尖、犀角、滑石、绛纬、马蹄等的道地生产情况、伪造方法、鉴别方法,都做了比较详细的说明。如厚朴以四川生产者为道地,油质多,气味厚,由于价格较高,不少药铺采用福建浦城产厚朴冒充川厚朴,为了在外观上更加形似,"药铺往往以蒲城朴,装于饭甑炊之,取出切之,以茶油蘸于刀口,切下则两边皆油,其粉饰外观,可谓工夫,而其中则干燥也"。功效自然大大不如川厚朴。羚羊尖的情况更离谱,由于价格高昂,"乃有药界失业之人,利令智昏,出而伪造。……闻伪造者,在福州凤冈里"④。至于血余炭以猪毛易人发、胆南星以猪胆易牛胆、马蹄以驴蹄易马

---

① 张君珍:《维他命的分析》,《医铎》1936年第 1 卷第 4 期。
② 林增祥:《写在刊前》,《医铎》1936年第 1 卷第 6 期。
③ 蔡鹤友:《药辨》,《医铎》1936年第 1 卷第 6 期。
④ 蔡鹤友:《药辨》,《医铎》1936年第 1 卷第 6 期。

蹄等等,更是屡见不鲜。

此文一出,立即在福州药界引发强烈的反弹,尤其是指出福州有生产假药的场所、福建药店将蒲城厚朴作川厚朴等等,更是引起中药从业者的不满,他们扬言要集会抵制声讨。为此,《医铎》在第七期特地刊发了一组文章,既是对第六期《药辨》的声援,也是对社会的回应。这组文章包括林心斋的《对于辨正伪药之感言》、蔡人奇的《敬告药界诸君》、王耀星的《敬告医药界同人》、王予奇的《今日之国药》。这组文章,林心斋为蔡鹤友的文章解释说,所谓伪药,"非药界之伪造,是在出产地之不正确也。药肆由药行而购,药行则由各埠采办而来,采办之人,若因陋就简,不求真实,附会从事,则以一盲引众盲"①。言下之意,错不在药行和药商,蔡鹤友丝毫没有影射福州中药界同仁的意思。蔡人奇一方面说此事纯属误会,"本刊第六期药辨一栏为诸君所误会,而有开会之举"。另一方面也再次强调说,上述言论是站在客观公正的立场就事论事,"是广义的,非狭义的。只问药品中,有无伪的非地道的,只问揭出伪的非地道的,"因此,中药界和各药行"万不至因为药辨一篇,受若何的影响"②。中医和中药界应该联合起来,共同消除不良药品,本着有则改之无则加勉的原则,促进中医药的进步。

蔡鹤友在本期再次发表了一篇文章《药辨(续)》,辨别甘草粉、黄连和阳春砂的真伪。或许是对中药界抗议的回应,或许是委婉地表示歉意,蔡鹤友书写方式发生了极大的变化,他特别强调伪劣的甘草粉,"近闻药界中人说,伪者近来没有输入福州市"。而黄连和阳春砂,则"请诸君鉴别,愿诸君注意及之"③。提醒药界要认真识别,其中暗含的意思显然是福州药界并没有销售此类的伪药。针对第六期药物专号发表的药物辨别引发的争议,主编林增祥特地在本期的结束语再次解释了这个问题,他说刊物所发的文章"引起药界的误会,又激起医界的不平",这其实完全没有必要,也不必过于敏感。刊物所指伪药,指的是个别不良药商,"假使你自己是完全真当货色,自然不怕医者的乱说胡道,我相信药界同人绝不会这样的直觉简单,容易作无意识的举动"④。为此,主编还上升到中西医药竞争的高度,呼吁中医界和中药界一定要团结一致,厉行革新,力

① 林心斋:《对于辨正伪药之感言》,《医铎》1936年第1卷第7期。

② 蔡人奇:《敬告药界诸君》,《医铎》1936年第1卷第7期。

③ 蔡鹤友:《药辨(续)》,《医铎》1936年第1卷第7期。

④ 逸哲:《编后写起》,《医铎》1936年第1卷第7期。

求进步。更有意思的是,第 8 期的封面以编辑部的名义发表了一份声明,说本刊宗旨在于改良医药,为公众保生命,故刊发第六期药物专号,不料引发了社会很大的争议,"今既有林君转来药业公会更正之函,据此云云,则本市药界已无伪药,斯即本刊所结之好果。"①药业公会发函称本市已经没有伪药,编辑部随即认定此言属实,并称这是"本刊所结之好果",这显然是一个息事宁人的自我胜利之法。

(四)验方单方

《医铎》特别注重验方单方的搜集和整理,刊登了很多这方面的内容,一方面刊登后便于社会大众使用,"使民众咸有医学常识,临症自疗,或可借此减轻病家负担"。另一方面,也便于学校学生的学习,让学生掌握这些民间单方验方,毕业之后也可以随时利用。但是,单方也存在很大的问题,往往多出于殊方异域,隐者奇人,流传沿袭妇孺皆知,人们往往知其然而不知其所以然。"先民以是为教,后人循是以行,不加以研究,不资以整理,致令数千年国粹无所统系,无限之宝藏,每随其年代递谢而湮没无闻矣。"加之为增加医疗的神秘性,很多人私藏单方而不传,也使得民间众多灵验之方未能留存后世。

特效药在中医来说都是验方单方,为保守秘密获得独家疗效,很多医家多秘而不宣,导致大量散失。在传统中医的视域中,特效药很难从成分和科学研究上证明,一般从经验获得。根据林趋愚的介绍,他两次使用北京出产的保赤散治疗即将濒危的亲生子女,效果独特,可称特效,强调"以上两次是我亲手经验的,不敢捏造事实,贻误后来"②。中医向来讲究医食同源,蔡学存介绍了一些可以作为药物的食品,便于家庭采用,民众随时自我救助,这些食品都是福州当地常见的东西,如甜橄榄、咸橄榄、糟橄榄治疗食积之痢疾,月鲤治疗外风伤和手足关节,鸢翼治疗外风伤和手足关节,小鲫鱼治疗项虎,鲤鱼胆治疗肝风痛及癫痫风,蛎房治疗脑充血,鸭涎治疗误吞螺壳螺厣,田螺治疗田螺节,禾虫治疗湿热型脚气病,荔枝肉治疗疔发黄,"以上所列,皆从经验得来,是可深信其有特

---

① 编辑部:《小言》,《医铎》1936 年第 1 卷第 8 期。

② 林趋愚:《由经验得来一件起死回生的特效药谈到肺炎》,《医铎》1936 年第 1 卷第 3 期;《由经验得来一件起死回生的特效药谈到肺炎(续)》,《医铎》1936 年第 1 卷第 4 期;《由经验得来一件起死回生的特效药谈到肺炎(三续)》,《医铎》1936 年第 1 卷第 5 期。

效也"[1]。当然，以今日标准化和科学化的观点来看，也有很多不科学甚至匪夷所思之处，如鸢翼和鸭涎的治疗原理等等，对此应辩证地分析与看待。

学校毕业生徐鼎庄非常注重搜集民间单方验方，并应《医铎》之请，将平日搜集的这些验方单方公之于众，"初无心于问世也，迨今秋母校同学有医刊之创，惠函征稿，感其为明道之诚，不敢自秘一得，勉为删整成篇"[2]。列鹿角菜、仙桃草、解嗽果、紫竹根、万年青、青苔、剑蒲叶、野檀菇、香箬叶、苎麻根、龙须草、建兰草、白艾叶、野蓼实、蓝靛草、黄萱草、钱荬花、水柳华、万毒仙、麦蕊、玉芙蓉根、玉蜀黍、香栾皮、石榴花、大小茴、水菱角、木节、蜀葵花、柞木柴、野葡萄、合欢皮、海松实、珊瑚柳、野芝麻、香稻草等共计35种，俱为福建当地常见青草药，分形态、气味、功用、主治、服法、辨正、征验，形态部分附产地和采摘办法，征验部分有使用治疗的实际案例，辨正多引经据典，去伪存真。如香箬叶治疗女性乳房肿块，民国20年（1931）夏天，长乐县金峰街农家一妇女，最初左乳生一小粒，后渐大如块、如枣、如棋子、如鸡蛋，痛痒难堪，红紫坚硬，服用各种中西药物都没有效果，"最终来舍求治，辞以外科，非吾内科所娴熟，既强求再四，乃聊以此方授之，不三服踵门作谢。故知此药神效，有出人意外者，特记之以资参考"[3]。

针对徐鼎庄在第一卷第二期《中国民间一味药物学》关于仙桃草的研究，指出徐氏所言仙桃草气味甘苦微温无毒，用于治疗跌打损伤。中央国医馆采集的民间单方则称仙桃草有两种，其气味同为辛凉，为伤科要药。《本草纲目拾遗》云该草气味甘温。陈景丹根据临床经验，除了验证仙桃草在伤科上的功效外，还发现"用治痢疾，亦有神效"[4]。不仅如此，他还从中西医学的角度论述痢疾的发病机理，推究仙桃草的气味及其药理学和病理学原理。这条材料还要注意的是，作者系浙江平阳人，说明该杂志肯定辐射到这里，并且有一定的影响，引起人们的关注，遂投稿发表此文。

---

① 蔡学存：《食物药品》，《医铎》1936年第1卷第6期。

② 徐鼎庄：《中国民间一味药物学》，《医铎》1936年第1卷第2期。从第2期至第9/10期合刊，徐鼎庄的《中国民间一味药物学》连续刊登，共介绍单方药物35种。

③ 徐鼎庄：《中国民间一味药物学（三）》，《医铎》1936年第1卷第4期。

④ 陈景丹：《从仙桃草之研究说到痢疾之原因及治疗》，《医铎》1937年第1卷第9/10期。

（五）医案及其他

《医铎》刊登了学校师生郑泽丞、蔡人奇、王耀星、徐鼎庄、林趋愚等人的医案，涉及内外妇儿各科的治疗病案。这些医案的共同点是叙述特别详细，从发病初诊直至痊愈，有的甚至十余诊，历数每次的诊断和处方，并对病情的变化有详细的说明。部分医案讲述了一些很有趣的医患互动细节。"本年二月间医校诸生在坐，有一漆工来寓就诊，年已五十有余，脉未诊，先言病，据云被前医用附子炮姜，服一剂心烦口渴，夜不能眠，痛诋前医，思欲报仇。余闻之心中惴惴，窃计医此病者其有危机乎？"对于开出的处方，患者认为偏热，比较疑惑，回家之后询问众人，"先生之方，屡经斟酌，或曰可服，或曰不可服，不可服之人实居多数"[①]。阅读这则医案，可以想象当时患者痛斥庸医的场景以及面对众说纷纭无所适从的窘态。

福建籍南洋华侨徐杰卿携带在国内搜集的治疗热脚气验方，在南洋治疗效果非常好。徐杰卿称，"往者在省，过旧书坊，见有手抄医书七页，以百文购之，中有治热脚气一条，后至南洋，照书上之治法，活人无算"。某西人为当地西医之领袖，患脚气病，西医各种方法都没有效果，后请徐医以此方治疗，数剂后其病豁然。有趣的是，"该西人即以此方，用科学化炼为药粉，服之不灵；化为药水，吸之又不灵"[②]。郑泽丞治疗中亭街黄姓患者，该患者历经中医七八人，皆辨证冬温夹湿，用辛凉透邪、苦淡泄湿之药，靡特无效，反而愈加严重。"间即有人大谤中医种种不是，介绍西医诊治。而新医遂即大骂旧医治疗之陈腐，又加之不良之名词，由是大显神通，搬出听筒及注射针，施以洗舌，嘱以按时投药，病家诸人，喜出望外，以为今经新法治疗，自可立地见功，讵料一星期依然如故，且增出许多痛苦。"[③]患者奄奄一息，请郑医前往，郑医详细了解情况，查看患者病情，了解原委，认为众医思路无误，但用药过于寒凉，只顾及去湿热，同时使得阳气衰微，遂开出温补之药，病家咂舌不可理解，后在当地开明之士劝说下，遵嘱服用而愈。这两则医案虽然发生的地点一在福州，一在南洋，但不约而同地采用了同一书写模式，即患者求助西医无果后转而由中医治愈。结合《医铎》刊登的其他医案，基本上都是如此书写，很显然是要传递出中医自有其功效的信息。

---

① 王耀星：《拙庐医话》，《医铎》1936 年第 1 卷第 5 期。

② 蔡人奇：《热脚气之研究》，《医铎》1937 年第 1 卷第 9/10 期。

③ 郑泽丞：《耘心庐医话》，《医铎》1936 年第 1 卷第 3 期。

《医铎》还开设了"编读往来"的栏目,分别是林趋愚主编的《通讯》,主要是答复读者各种医疗方面的问题,如男性进入青春期声音变化、女性进入生理期的月经紊乱、各种疑难杂症等,值得注意的有两点:一是大部分读者来信都是福州市及周边区域,但也有署名"河南邱大威"者,目前我们还无法给出确切的答案,这里的邱大威是从河南写信给编辑部,还是河南籍邱大威在福州写信给编辑部,不过从其他读者来信的署名方式看,大概率是属于前者,可见杂志的辐射面是相当大的,也说明其在社会产生了很大的影响力。王予奇的《喉症小问答》以自问自答的方式,针对秋季高发的各类喉症如白蛾、火蛾、乳蛾等,介绍其症状、发病机理和民间简易治疗方法,并对西药血清法治疗白喉进行了客观的评价。应《福建民报》之约,林趋愚医师在该报"社会服务栏"担任中医药顾问,负责回答读者来信的各种中医药求助,《医铎》也定期转载这些信息以供读者参考。郑碧霞在第 1 卷第 4 期以《妇女脏燥病的探讨》为题,引用金匮原文和历代医家注释,结合《光华医药杂志》发表当代人的研究,解释妇女脏燥病的原因、症状和治疗方法。徐懿庄阅读后,随即通过《医铎》将自己独家发明的秘方双蜜梨枣糕公之于众。[1] 张德波认为,小儿发热动辄服用柴胡、葛根是非常危险的。[2]对此,林意慈提出不同的意见,指此论"未免有固执、板滞之处"[3]。柴胡、葛根系治疗儿科发热的重要药物,运用恰当自然无虞。以上都说明,编者、作者和读者之间的互动相当频繁。

三、《医铎》的主要特色

《医铎》的作者群体以学校师生为主,绝大部分为自撰稿件,转载和外地来稿比较少。根据统计,《医铎》除了以编辑部名义刊发的 35 篇文章外,60％以上的文章都是由学校师生自行撰写,其中学校教师蔡人奇 14 篇、林趋愚 6 篇、王耀星 5 篇、吴友谅 3 篇,其他老师 27 篇,学生陈蓉先 12 篇、徐鼎庄 9 篇、王予奇 6 篇、蔡鹤友 7 篇、林增祥 5 篇、陈彦绥 3 篇、邹素庵 2 篇,其他学生 28 篇。外地来稿最多者为温敬修,合计 14 篇,不过其中包括温氏连载的 5 篇《消极防空要领》和 5 篇著作的序言,也就是说,温敬修实际的投稿数量并不多。这一现象的出

---

① 徐懿庄:《贡献妇女脏燥病之一个特效方》,《医铎》1936 年第 1 卷第 5 期。
② 张德波:《论小儿发热误服——柴胡葛根之流弊》,《医铎》1936 年第 1 卷第 6 期。
③ 林意慈:《小儿发热误服柴胡葛根之流弊辨》,《医铎》1936 年第 1 卷第 8 期。

现，当然和《医铎》发行的旨趣有关。该杂志本身就是私立福州中医专门学校学生自治组织医学研究会主办，其组稿、出版、发行均系学生具体负责。正如学校教师林心斋对《医铎》寄予的厚望，"本所学之心得，著为言论，不师让，不畏难，萃群才，策群力，补偏救弊，披露精华，作医药之箴规，期中西之融洽"①。就是希望同学们能够学以致用，创新性弘扬中医，群策群力让中医蓬勃发展。校友蔡鹤友毕业后去罗源行医，他于1937年4月22日给《医铎》写信②，鼓励杂志继续办下去，设立"我们的园地"栏目，以便于让校友发表各种言论。也就是说，《医铎》创办的初衷，就是为学校师生开辟一个发表个人见解和互相学习的平台，教学相长，共同促进中医教育的发展。

《医铎》注重与外界的联络，一定程度上成为福建中医界的代言人。如上所述，由于蔡人奇和林森的关系比较密切，但凡以学校名义与外界的联络都会在《医铎》上刊发，由此也使得《医铎》成为向福建医药界展示福州中医专门学校对外交往的平台。1936年，国民代表大会选举法公布后，蔡人奇即代表学校致电国民政府、国民党中央党部、行政院、立法院、司法院、考试院、监察院、内政部等部门，就国民代表大会代表人员选举事宜请求进一步明晰。根据选举法，自由职业团体中属于医药职业者为医师药剂师8人，并未明白解释所谓"医师药剂师"是中医还是西医，"二者向为学西医西药者所沿用，倘代表之选出尽属于西医西药，则不能代表我国之医药团体也"，为此，希望立法院解释这一条款。③ 言下之意，希望明确界定包括中医在内，或分配给中医一定的名额。立法院秘书处答复，公布的选举法只规定名额，具体分配标准和选举办法将来会出台细则，如有意见也可以反映。中央国医馆主导制定了《县自治卫生设施方案》，向全国各地征求意见。有趣的是，中央国医馆并没有将该文件转发其所属机构中央国医馆福建分馆，而是直接转发给福州中医专门学校，可见该校和中央国医馆有比较密切的联系。中央国医馆称，"兹将前项方案令发该学校，仰即签注意见呈复备核，如无意见，既由该学校抄稿转送当地自治团体酌量采用"。福州中医专门学校接到文件后，随即在医铎上全文刊发，"敬请国医界同人暨卫生专家详为

① 林心斋:《所望于铎刊之前途》,《医铎》1936年第1卷第1期。
② 蔡鹤友:《我们的园地》,《医铎》1937年第1卷第12期。
③ 编辑部:《快邮代电》,《医铎》1936年第1卷第3期。

研究,签注意见,交由本刊代为呈转"①。这显示出该校俨然以福建中医药界代言人自居,甚至一定程度上取代了中央国医馆福建分馆的职能,这是同时期福建其他学校所无法比拟的。卫生署中医委员会成立后,蔡人奇又以福州国医专门学校的名义发出贺电并得到回复。当然,这主要和国民政府主席林森有很大的关系。不论怎么说,这也可以证明学校具有一定的影响力。

《医铎》刊发的诸多信息,为开展相关研究提供了宝贵的线索。以民国时期福建中医学校自编教材为例,近年来,笔者通过各种途径,搜集到大量的教材,初步建立起具有地域特色的专题性馆藏文献。温敬修创办的仙游国医专门学校所见教材比较少,目前所知仅有《最新实验药物学》一种,该校抑或是温氏还编写了哪些教材,此前都是未知数。《医铎》刊发的温敬修《针灸学讲义自序》《医用物理学自序》《化学讲义自序》《汇症药用植物学自序》表明,仅温氏本人即编撰了多部仙游国医学校教材,为后续的搜集和整理指明了方向。1936 年,近代福州著名医家郑泽丞去世,《医铎》刊发了一组郑氏生前友好、宗亲、学校师生的祭文和悼词,尤其林笔邻代表福州国医专门学校撰写的"为福州中医专门学校董事会暨教职员祭郑泽丞先生诔文",更是总结了郑泽丞在治病救人、社会事业、国医教育等方面的贡献,为研究郑泽丞提供了不可多得的第一手资料。

第二节　《国医旬刊》的主要内容与文献价值

一、《国医旬刊》发行概况

《国医旬刊》1934 年 7 月 5 日出版第 1 卷第 1 期创刊号,由厦门国医专门学校发行。本刊为旬刊,每月 3 期,逢 5 日、15 日、25 日各出版 1 期,至 1935 年 3 月 25 日出版第 2 卷第 9 期。时隔 40 天之后的 5 月 5 日,第 2 卷第 10 期才正式出版,迟至 8 月 5 日第 2 卷第 11 期出版,随后该刊停止发行,共计出版 2 卷 23 期。

《国医旬刊》杂志最初的编辑队伍为:编辑主任吴瑞甫,编辑梁长荣、陈筱

---

① 　编辑部:《中央国医馆提议县自治卫生设施方案训令》,《医铎》1936 年第 1 卷第 5 期。

腾、林孝德,从第1卷第8期开始,梁长荣退出编辑队伍,吴瑞甫继续担任主任,林孝德、廖海屏、陈伊村、陈影鹤担任编辑。关于梁长荣退出编辑队伍的原因,双方始终三缄其口。《国医旬刊》第7期于1934年9月25日出版,第8期于10月5日出版。梁长荣退出《国医旬刊》后,随即于10月发行《晨光医药杂志》创刊号。在短短的一个月之内,梁长荣邀请北京、上海、广东、江苏、浙江、福州等地的医家、医学机构和厦门当地的社团和闻人题词祝贺。此时,作为曾经的合作伙伴,又担任中央国医馆福建分馆思明县支馆馆长、厦门国医专门学校校长的吴瑞甫,无论是于公于私、于情于理都应当表示祝贺,但该杂志创刊号没有吴瑞甫的蛛丝马迹。在梁长荣撰写的发刊词中,也丝毫未提及吴瑞甫的任何信息,笔者推测吴瑞甫和梁长荣二人可能在办刊过程中产生分歧或矛盾,以至于分道扬镳,梁长荣遂另起炉灶,自办杂志。

从创刊到第2卷第9期,俱为吴瑞甫担任编辑主任。从第2卷第10期开始,吴瑞甫退出编辑队伍,由谢铭山、陈清渠、林孝德、陈影鹤、郭有家联合担任编辑人,出版两期后,杂志停刊。第10期新的编辑主任谢铭山刊发了一则启事,谈到,"本刊原为吴校长总编辑……鄙人学浅才疏,何敢当此大任。嗣吴校长剖心见告,谓近来公私猬集,不暇兼顾,委暂代理"[1]。这里说得非常委婉。厦门国医专门学校成立后,在招生方面和当时另一中医组织思明国医研究所形成竞争局面,由于国医专门学校获得中央国医馆授权,在竞争中明显处于优势。对方阵营遂在报章上不断攻击吴瑞甫。先是,吴氏曾短期主持厦门医学传习所,并按照章程招收学员,"乃近有含沙射影之徒,借称派别,故造四个月毕业蜚语,《江声报》《鹭声报》均有登载,似此毫无价值之言而亦登诸报端,殊不可解"[2]。很显然,这里的言下之意便是吴氏办学草率行事,其创办的厦门国医专门学校也不值得信赖。与学校相比,杂志自然会放在次要位置,吴瑞甫由此退出编辑队伍,交由谢铭山负责。

至于杂志的停刊,则和发行主任陈筱腾有关。陈筱腾是吴瑞甫团队中的重要成员,先协助编辑杂志,后担任发行主任。在编辑完第2卷第10期杂志后,陈筱腾突然离职,第11期的发行人遂由廖碧溪代理。如果是正常的人员更替,对

---

① 谢铭山:《谢铭山启事》,《国医旬刊》1935年第2卷第10期。
② 吴瑞甫:《前医学传习所所长吴瑞甫启事》,《国医旬刊》1935年第2卷第11期。

杂志本身不会产生什么影响,问题是陈筱腾离职的同时,还"将社印登记证取去"①,具体原因不明,导致无法继续出版。廖碧溪代表《国医旬刊》向福建省政府提出申请,并由省政府转呈内政部,要求变更发行人,"查新闻纸或杂志变更发行人,应检同原登记证,呈由原登记核转机关转咨本部办理,方符程序"②,由于廖碧溪无法提供原登记证,内政部不予办理变更手续,《国医旬刊》遂撤销登记,停止发行。

二、《国医旬刊》的主要内容

(一)医事言论

吴瑞甫是近代中西医汇通的代表性人物之一,他在《论中西医宜互相参究不宜作无益之争议》中明确指出,从临床的角度而言,"治病以有学问、有本领、有阅历、有实验为主,科学可也,不科学亦可也。科学有实验处,亦有不实验处;不科学有不实验处,亦有大实验处"③。对于中西医,不应作无谓的争论,更不应以西医来否定中医,正确的态度应当是取长补短,共同促进医学的进步和发展。近代以来,西医对中医最大的诟病便是中医不科学,《国医旬刊》刊发了系列文章对"中医科学性"的问题进行了论述。科学固然有其合理之处,但有大量的问题科学不但不能解决,甚至也无法解释。中医界普遍认为,就医学而言,中西医学都可称之为科学,都有不完善的地方,只要有临床效果,能够治病救人,都有其存在的必要性和合理性。

中西医汇通过程中,面对强势的西医,在中医界内部始终存在一种声音,即强行将中医药科学化,或者说将中医药纳入西医的理论体系加以阐释,并试图以此证明中医药也符合科学化的规律。《国医旬刊》旗帜鲜明地反对这种观点。吴瑞甫认为,中西医学各有所长,应当汇通而不能互相攻击,但社会上所谓整顿医学、汇通中西的主张,多为不驴不马之论调,"'沟通中西'四字,几为全国口头禅,为问可能乎,不可能乎?此说一兴,甚至地方无学之辈,拾人唾余,妄编讲

---

① 厦门通讯:《国医旬刊改为厦门医药半月刊》,《光华医药杂志》1936年第3卷第5期。
② 《为声请变更登记核与法定手续不合仰即知照——批厦门国医旬刊社廖碧溪》,《内政公报》1935年第8卷第19期,第124页。
③ 吴瑞甫:《论中西医宜互相参究不宜作无益之争议》,《国医旬刊》1934年第1卷第3期。

义,自诩新知,东涂西扯,眉目不清,以此而曰振兴医学,是所谓南其辕而北其辙"①。中西医必须汇通,但汇通的前提是精通中西医学,否则所谓汇通便是非驴非马,牵强附会。因此,要做到汇通,首先应该整理中医国粹,学习西医知识。凡是中医已经验证有效果者如伤寒、温热、临床各科等应尽力发扬传承,凡是西医较为先进者如病理、诊断、传染病等应虚心学习和引进。

西方医学进入中国后,逐步建立起完备的教育和考核制度。凡欲从医者,必须在医学校接受医学教育并获得主管部门颁发的执业资格证书,方能开业行医。中医则完全不同,乡野村夫甚至粗通一二味中药即可挂牌行医,熟读几句歌诀、粗识几味草药,便号称名医。在中国传统文化中,有"不为良相,即为良医"之说,宋代以后儒医群体兴起,从整体上提高了从医者的知识水平。但从实际情况看,所谓儒医,基本为"弃儒从医",即业儒不就而被迫从医。到民国时期,更有不少人热衷于登报刊、装门面,或自诩祖传,或言称秘制,导致医药界非常混乱。吴瑞甫痛心地说,"回视吾厦各医界,能根据内难以辨症者几人乎,能熟读伤寒金匮以为临床疗疾之谈判者几人乎!滥竽充数者实居多数"②。这自然给了西医批判中医的口实。吴瑞甫连续撰写了数篇文章,呼吁在中央国医馆的指导下,全国各地都要开展正规的中医教育。

无论中医和西医,都要严加考核。对于中医而言,更应该举行考试,组织学问渊博、品行端正、经验丰富的医家组成考核委员会,通过考试者方能挂牌行医。"今也不论何人,欲医师则自称医师,欲医官则自称医官,欲国医则自称国医,名目孔多,唯人自择。"为正其名号,吴瑞甫认为,应乘中央国医馆成立和国医条例即将出台之际,严格医者名号,"入校实习,年满毕业,方准用国医名义,违者不得自署国医"③。不唯如此,吴瑞甫认识到,无论是开展医学教育还是医生的从业资格考核,都只是暂时性的救急,只能一定程度上保证从医者的质量,无法从根本上振兴中医,只有全社会认识到中医面临的危机,共同行动起来,才能在中央国医馆的推动下完成振兴中医保存国粹的责任。这正是他创办厦门国医专门学校和《国医旬刊》的目的,"厦门《国医旬刊》,适于斯时出版以实行提倡,实我医药两界前途之暗室明灯,中流一柱,与黄帝争光荣,与国医迈进化,同

---

① 吴瑞甫:《论振兴医学之困难》,《国医旬刊》1935年第2卷第5期。
② 吴瑞甫:《敬告我厦各医药界》,《国医旬刊》1934年第1卷第2期。
③ 吴瑞甫:《考正历代医家之名称》,《国医旬刊》1934年第1卷第1期。

道幸甚,社会幸甚"①。

中医药向为世人所诟病者有二:一是各自为私,二是内斗严重。各自为私意味着中医知识无法传播并进而获得突破性进展的机会,内斗严重则使得中医界无法形成统一的合力对抗外部的冲击。《国医旬刊》发表的卢景勋、水刃木、许泮香等人的文章,一再告诫医界药界同行需互相提携、互相切磋,众志成城,方能应对目前的危局,切勿争一时意气,同室操戈。这些言论可谓一语中的,中医界最大的弊端之一便是各自为政,顾念一己之私利。至其临症,遇事必指摘前医,相互诽谤以求脱身,"缘近医之临症,必指摘前医之方,百般痛诋,一味驳辨,有善务掩,有过务扬"。医家之间互相倾轧,往往导致患者无所适从,胡乱求医,甚至将不同医家开具的处方全盘照收,不但浪费钱财,还可能加重患者的病情。与讲究标准化的西医西药相比,中医药的吸引力自然会大大下降。在中医危难千钧一发的时刻,中医如果再互相拆台,暗地排挤,可能更无立锥之地,"必须各宜猛省,及早回头,相磨相琢互切互磋,化私存诚,挽救颓风"②。在国医存亡之际,要振兴国医,必须讲究学术、交换知识、融汇新知、通力合作,所有这些都需要医学知识的流通和传播,创办刊物则是最好的形式之一。

(二)医学知识

《国医旬刊》主要刊载了三部专著,分别是福州人郑凤山的《麻风辨证》、萧晓亭的《疯门全书》和陈影鹤的《福建药物史略》。该杂志之所以选择上述著作,显然是有所考量的。明清以来,福建成为麻风病的重灾区之一。麻风病在中国也称"麻疯病",又名"癞病",俗称"大麻风"。福建传统社会又因其病状和生活方式常称之为"爬斑""孤老"。它是一种非常可怕的传染性疾病,在旧中国广为传播,病人肢体变得残缺不全,患者形同行尸走肉。因为治愈率极低和传染性较强,病人常常被社会驱逐,被亲朋凌辱,甚至被家属遗弃。以福建而论,不少地方都设立了专门收容麻风病人的官方机构,如乾隆八年(1743),改建连城县麻风院,"在东郊外枫树凹背,原设在城南外林坊塘坑十里……收养癞民而存恤之"③。鸦片战争以后,来福建的西方传教士设立了大量的麻风院专门收养麻风

---

① 赵吉人:《读厦门国医旬刊之感想》,《国医旬刊》1934年第2卷第4期。

② 许泮香:《对于医界之管见》,《国医旬刊》1934年第1卷第5期。

③ 王集吾修,邓光瀛等纂:《民国连城县志》,《中国地方志集成·福建府县志辑》(第35册),上海:上海书店出版社,2000年,第173页。

病人,其中以1905年蒲星氏设立的莆田涵江麻风院最具有代表性。吴瑞甫在临床过程中,也曾经遇到不少的麻风病患者,他深知这种病对患者生理和心理造成的负担,也深知治疗的难度,遂在《国医旬刊》上连载萧晓亭的《疯门全书》《麻风辨证》,以普及麻风病治疗知识,"编者以吾闽《麻风辨证》《疯门全书》二书采用屡效,用特附印于本刊,以期患此症者得以按法施治,庶传染日以减少。而医学家遇此恶症,亦不至束手无策。拟逐期印行以广其传"①。在杂志刊发的一些单篇医学知识论文中,也有数篇谈到麻风病的鉴别和治疗问题,说明《国医旬刊》在选择文稿方面,具有很强的针对性。

福建地区崇山峻岭,河流纵横,雨量丰富,非常适合山地中草药的生长繁殖。海岸线曲折漫长,有众多独特的海洋药物资源。在闽南一带,向来有使用当地青草药治疗各种疾病的习惯。陈影鹤撰写的《福建药物述略》分数期在《国医旬刊》连载。他主要摘录历代地方志的资料,并结合临床实践,对福建各地的常见中药材进行了系统梳理,这些药物或是见于本草的常用药,或者不见于本草的地方用药。他对药物产地、生长环境、药用部位、采收季节、性味功能、归经及禁忌等都有论述,尤其特别注重搜集这些药物的闽南俗称,以便于各地就地取材,为民间使用。《国医旬刊》还刊登了仙游国医专门学校温敬修撰写的《药用植物学》,介绍了石南科的羊踯躅、马钱科的醉鱼草、豆科的紫荆、葫芦科的合子草、槐叶苹科的槐叶苹、菊科的向日葵等药用植物,俱福建地方性药用植物,有些是从民间搜集来的采用了地方性方言称呼的药物,如订(疗)筋癣树叶,系陈进寄报,红木香俗名鸡母爹,系陈瑞龙报。② 很显然,从实用性的角度而言,刊发此类的药物学著作要比《本草纲目》更为合适,也有利于福建医家的临床用药。

《国医旬刊》刊登了很多常见病,如隔食症、霍乱、四时温病、痘疹、肺痨病、麻疹、疟疾、咳嗽、斑疹、聋哑、痛疽、谵语、阴吹、泄泻、痢疾、闭经、黄疸、鼠疫等内外妇儿各科疾病的诊断与治疗。在谈到这些疾病的诊断时,很多人会结合西医知识加以说明,如林孝德的《隔食症及其治疗法》,③在论述隔食症时,指出所谓"隔食症",即西医所说的"食管狭窄",在治疗时,也不能拘泥于古方。陈影鹤

---

① 萧晓亭:《麻疯辨证》,《国医旬刊》1934年第1卷第1期。
② 仙游县国医学校:《药用植物学》,《国医旬刊》1934年第1卷第9期。
③ 林孝德:《隔食症及其治疗法》,《国医旬刊》1934年第1卷第1期。

的《霍乱寒热辨》,①辨析寒霍乱、热霍乱、干霍乱的区别和症状表现的差异,指出西医认为霍乱是由细菌导致,从中医的观点而言,虽然与西医讲的霍乱菌不同,但在治疗上有独特之处,完全可以达到"不杀菌而霍乱愈"的效果。总的来说,无论霍乱为寒为热为干,均以去邪为要,寒者温之,热者清之,干者通之。该期刊还选登了不少地方病的资料,如"丁奚疳",闽南"俗谓之猴仔疢,又名猴损,又名童子痨",此病用草药倒地铃治疗最有效,"按吾闽倒地令一药,以治此种症卓著伟效"②。《国医旬刊》第 1 卷第 3 期刊发了陈影鹤提供的麻风验方"苍耳草膏",他特别标注所谓"苍耳草"即闽南方言的"头毛子草"。同安读者陈延香收到杂志后,随即给编辑部写信,他抄录了"苍耳草膏"的原始文献,指出陈影鹤所言"苍耳草膏"使用苍耳草叶子的说法是错误的,"盖查苍耳草之能治愈麻风,全在其子之功效,子既弃去,恐难见效也"③。像此类结合地方性知识论述疾病治疗的文章无论是对患者还是医家都有很大的帮助。

　　在常见病的诊断和治疗中,《国医旬刊》刊登最多的还是传染病尤其是鼠疫的文章。关于传染病的成因,部分作者结合中西医学说,指出西医的病菌说其实并没有超越中医三因说的范畴。面对传染病的肆虐和西医在治疗上的优势,周镇列举数例传染病导致死亡的病例,呼吁中医界要加快开展急性传染病研究。关于鼠疫,如陈筱腾根据临床经验,详细了描述了鼠疫的症状,尤其要注意与外感相区分。郭斐成则强调鼠疫重在预防,杜绝传染源。如果结合同时期厦门出版的其他中医期刊,更能看出鼠疫是当时闽南地区最为严重的问题之一。1935 年 8 月,《鹭声医药杂志》出版了一期"鼠疫特辑",刊载了福建平潭李健颐、北平范更生、上海谢诵穆、无锡王惠苍、江苏潘柏辰和厦门医家郑世隐、林德星、骆朝聘等人的相关论著,其中骆朝聘提供了参考李健颐的加减解毒活血汤治愈鼠疫患者的案例。《国医旬刊》刊登传染病和鼠疫的文章很明显是有所考量,尤其公布的几个治疗鼠疫的方案对普通民众防治鼠疫有一定的借鉴作用。

　　《国医旬刊》刊登的一些文章对中医的基本概念或《内经》中个别语句,如秋燥、肺主气、三阴三阳、三阳合病、浊气在上则生䐜胀等进行了辨析。同时,部分

---

① 　陈影鹤:《霍乱寒热辨》,《国医旬刊》1934 年第 1 卷第 2 期。

② 　林孝德:《丁奚疳之病状及其疗法》,《国医旬刊》1934 年第 1 卷第 3 期。

③ 　编辑部:《同安陈延香先生来函》,《国医旬刊》1934 年第 1 卷第 5 期。

医家对西医的微生物、细菌等概念也加以阐释。分析这些关于中西医基础知识的论述,可以看出双方都试图实现理论上的汇通。如李在宽援引西医理论阐述中医"肺主气"的概念。江隽侯在谈到微生物时,认为西医在微生物学的促动下,获得很大的进步。中医虽然不讲微生物,"即推之西医所号为难治之猩红热、肺结核等症,经中医治愈者,亦比比皆是。若是者何哉?夫亦曰气化而已矣"①。中医可以治愈细菌性疾病的关键在于讲究气化,西医细菌说和中医气化说存在相通之处。他还进一步引申说,先有气化,后有微生物,言微生物不言气化,系舍本逐末。

不少医家强调,中国各地风土不同,临床治疗要有所变通。以甘草为例,厦门医家在临床应用中即存在很大的争议。一派认为,厦门滨海,鱼类最多,居民一日三餐未能舍鱼,甘草性虽甘平,与鱼有抵触性,他们临症处方往往弃甘草而不用。另一派则认为,鱼类含有毒素,甘草性平能解毒,二者相反但不相害,处方多用甘草。"如谓前说理解甚超,后说即不能成立,后说理由充分,前说即归于消灭。"②因此,临床治疗不能过于拘泥固定的常识,执一方而治万病,泥古法以应无穷,显然是行不通的。另外,医家也谈到个人卫生问题,如陈筱腾的《个人卫生述要》、郭斐成《谈谈消毒法》、卢景勋的《身体健康法》等,指出个人卫生要注意合理安排衣食住行,节制个人嗜好,不能有心理负担,以平常心对待一切。这些文章都不约而同地强调了个人卫生和疾病预防的重要性,一定程度上也传播普及了预防医学与公共卫生医学的知识。

(三)学校讲义与学生试卷

《国医旬刊》本身即由厦门国医专门学校创办,为学校服务也是刊物的职责。要开展医学教育,最重要的是教师和教材。厦门国医专门学校的教师除吴瑞甫外,他还延揽了厦门本地部分行医多年的著名医家,教材则多为任课教师自行编写。《国医旬刊》刊登了吴瑞甫编写的《内科学讲义》《四时感症讲义》《麻疹学讲义》《诊断学讲义》、陈笃桢编写的《党义科讲义》、陈筱腾编写的《卫生学讲义》等教材的绪言,从中可以了解学校创办之初在编写教材方面筚路蓝缕的艰辛历程,并由此探析吴瑞甫及厦门国医专门学校的医学教育理念和教育方针。

---

① 江隽侯:《论微生物》,《国医旬刊》1934年第1卷第3期。
② 谢铭山:《论厦门水土》,《国医旬刊》1935年第2卷第10期。

此外，一些教师无法编写的讲义，还邀请部分社会人士参与撰写，如医史科讲义，吴瑞甫即邀请《国医旬刊》常年法律顾问陈清渠律师编撰，陈氏遂编著一长篇七言诗文述古代医史之概貌，并函吴瑞甫云，"谨此奉呈斧削，果可付与各学员为记诵，即务全刷印分给"①。这也说明厦门国医专门学校招生简章上列举的课程基本上都有开设，且教材为自行编写。上述讲义，除1936年以厦门国医专门学校名义公开刊行的《伤寒纲要讲义》《四时感症讲义》《卫生学讲义》《诊断学讲义》外，其他多数不为人知。笔者参与整理的《吴瑞甫全集》将福建中医药大学图书馆历年搜集的厦门国医专门学校自编讲义全部校注出版，②大致还原了这些教材的全貌。

20世纪30年代，厦门中医教育有两个规模比较大的组织，一个是吴瑞甫任校长的厦门国医专门学校，另外一个是孙崧樵担任主任的厦门国医研究所。双方各自招生，各自教学，基本没有什么交集，最初也未见有公开的芥蒂和冲突。谢铭山的一篇《驳林德星中风讲义》引发了厦门国医专门学校教师对国医研究所自编讲义的批判性评论。《国医旬刊》第1卷第10期集中刊发了谢铭山的《驳林德星中风讲义》、陈以专的《对于孙崧樵先生病理学讲义之商榷》、史悠经的《警告叶近仁》、陈影鹤的《考证温热伏气新感各有不同以正郑世隐所编温病讲义之谬误》等四篇批评国医研究所自编讲义的文章。

在给编辑部主任吴瑞甫的信函中，谢铭山特地说明，"叠奉两函，未见赐复。近又有人再持研究会讲义来，再三展玩，纰缪之处令人喷饭。弟本欲函达该会，令其纠正，因思学说以公开为主，且既名为讲义，乃为教授生徒而作，个人错入迷途，为害尤少，若大多数错入迷途，则影响于社会者甚大矣。弟为良心所使，不得已而出此。为救医计，为救人计，先生主持医政，职责所在，岂犹置若罔闻耶！祈即付刊为要"③。可见，谢铭山对国医研究所的讲义相当不满，先后数次给吴瑞甫写信，要求将其商榷性文章公开发表。吴氏最初可能出于谨慎，不想和另一派闹得太僵，故搁置一段时间后才刊发。当然，也可能吴瑞甫接到谢铭山的稿件后，随即安排其阵营的陈影鹤等人分头研读国医研究所的自编讲义，然后推出一组商榷性文稿。这组文章用语十分激烈，如谢铭山评价林德星的

---

① 陈清渠：《咏历代医学史》，《国医旬刊》1934年第1卷第12期。
② 蔡鸿新、王尊旺、张孙彪主编：《吴瑞甫全集》，厦门：厦门大学出版社，2022年。
③ 谢铭山：《驳林德星中风讲义》，《国医旬刊》1934年第1卷第10期。

《中风讲义》，"不驴不马，是何学说"，"任意牵扯，信口乱道，毫无法度"，甚至于口出恶言，批判其"挂羊头卖狗皮""借国医之名拾西洋糟粕""野狐乱战"等等。史悠经批评叶近仁的《儿科学讲义》"不但舛错不堪，即文义亦不通顺。……比诸学员误入迷途，将来流毒社会，何堪设想"①。如此言论立即引发了另一阵营的强烈反弹，双方唇枪舌剑，口诛笔伐。关于这次风波的成因及其对厦门中医界的影响，笔者拟另文探讨。

厦门国医专门学校每月举行一次考试，题目一般为选取《内经》或《伤寒论》中的某一论点让学员作阐释性回答。《国医旬刊》共刊登了"桂枝汤乃和营卫之方何以能治疟痢试言其理""冬不藏精春必病温何以潜伏期如此永久，与八正神明论所言有形无形莫知其情有无互相发明之处，试申其义蕴及治法""小儿三岁内易起惊风者何故，三岁以后凡染风温暑疟种种感冒初起多状类惊痢试言其原因及治法""时疟与正疟之分别及治法""月经异常我国以为二阳之病发心脾西医以为子宫病，治疗均能见效，试阐发其理""伤寒传遍已入太阳之腑有蓄水蓄血二症试言其病状及治法""阳明里症应急下者何故""三阳合病但欲眠睡少阴病但欲寐期分别处何在""伤寒误下而成结胸温病误汗而成结胸汗下不同何以皆成结胸试言其理"等9份试卷。这9份试卷共选录60人次的答卷，其中选录超过3次的学员有李礼臣、李在宽、陈影鹤、刘羲尊、孙博学、郭斐成、廖碧溪、黄尔昌、吴庆福等人，上述人员中，以李礼臣入选最多，共7次，李在宽共6次，其他陈影鹤等各3次。

这里以"桂枝汤乃和营卫之方何以能治疟痢试言其理"为例②，说明厦门国医专门学校学生答卷的基本情况：一是广征博引，以经证经，从传统经典阐释桂枝汤的治病机理。二是中西汇通，融汇新旧学说，尤其以西医西药的理论来阐述传统疾病的病因病机和中药的作用机理。三是并非盲从于论题本身，而是对试题提出的观点进一步剖析，甚至提出不同的见解。通过这些试题和学生答卷，可见学校的教学模式还是相当灵活的。一方面，月考试卷多为开放式测验，学生可以根据自己对试题的理解，并结合日常学习所得或临床实践回答。另一方面，从阅卷老师的评语分析，这些试题都没有圈定标准答案，老师根据学生答

① 史悠经：《警告叶近仁》，《国医旬刊》1934年第1卷第10期。
② 陈影鹤、李在宽、李礼臣等：《桂枝汤乃和营卫之方何以能治疟痢试言其理》，《国医旬刊》1934年第1卷第9期。

卷的具体内容予以点评。

三、《国医旬刊》的文献价值

《国医旬刊》保存了大量厦门国医专门学校的资料,为开展民国时期厦门中医教育乃至福建中医教育奠定了重要的文献基础。《国医旬刊》刊登了厦门国医专门学校的招生简章、历届学员名录、学校教材、学生月考试卷、福州国医学社就变更校名与厦门国医专门学校的往来函件等,这些资料是开展民国福建中医教育史研究不可多得的第一手材料。吴瑞甫对中医教育非常重视,早在1925年,时任厦埠医学公会会长兼神州医报编辑主任的吴瑞甫即上书教育部,要求将中医学知识纳入医学教科书,并积极联络何廉臣、张锡纯、张山雷等人讨论编写中医学教科书。[①] 中央国医馆及福建省分馆相继成立后,吴氏即在厦门成立思明县国医支馆并自任馆长,于1932年创办厦门国医专门学校。如果从1929年吴瑞甫主持的厦门医学传习所算起,他在厦门开展中医教育长达十年的时间。吴瑞甫开办的厦门国医专门学校,将课堂理论教学、创办学术刊物、设立图书馆和临床实践融合为一体,是探讨近代中医教育史个案的典型案例。

《国医旬刊》提供了民国时期闽南地区的许多民间验方秘方,对探讨区域性中医药临床经验和道地药材具有重要的意义。《国医旬刊》几乎每期都刊登一些验方秘方,所治疗的都是一些易复发的顽疾或疑难杂症,如麻风、热疬、脚气、鸦片烟瘾、红丝疗等等。综合考察这些验方,具有如下两个特征:首先,很多验方系医家的临床经验所得,或历代家藏不传之秘。如陈筱腾治疗王昔僧的吐血症,王氏此前经中西医诊治均不能除根,旋愈旋发,陈氏"检家藏抄本"中的秘方才为之治愈。林孝德经过多年临床实践,总结出一套红丝疗内外兼治的有效方法,"窃尝治疡二十余年,惟红丝疗百治百验,尚未见此坏症"[②]。其次,处方比较简单,大多只用一两味药,所用药物容易获取,或为日常食用之物,或为地方常见动植物,治疗效果明显。如郭斐成的脚气方,用糙米、绿豆各半,合煮当饭食,一周即可见效,而且这是"实际经验所得……简且效验"[③]。他的热疬验方用于

---

① 吴瑞甫:《厦埠医学公会会长兼神州医报编辑主任吴锡璜上教育部总长请中医学加入教科书》,《绍兴医药月报》1925年第2卷第11期。

② 林孝德:《红丝疗之病状及其疗法》,《国医旬刊》1934年第1卷第7期。

③ 郭斐成:《脚气简效方》,《国医旬刊》1934年第1卷第4期。

治疗小儿夏季头生疮疖,也只是"用豆腐煮熟和入黄柏末少许涂之"[1],一二日即肿退毒消。验方或秘方多为医生的看家本领,也是其提升自身身价和声誉的秘密武器,一般不外泄。这些医家能够在杂志上公之于众,本身就说明《国医旬刊》是一份开放性的刊物,体现了其志在"宣传中医和传播医学信息"的办刊宗旨。

《国医旬刊》刊发了诸多与外界交流的信息,为研究民国时期医学与社会的互动关系提供了大量素材。在和国内中医刊物方面,《国医旬刊》与上海、北京、浙江、江苏、山西、广西、广东、福建、台湾、山东、河南等地的医学期刊都有相互交换的机制,并互相代为刊登宣传广告。在销售方面,《国医旬刊》除在福建各地设立销售点外,还在上海、四川、香港和东南亚的菲律宾、荷属万隆等地设立代销处。《国医旬刊》成立后,中央委员陈立夫、江苏省政府主席陈果夫、海军厦门要港司令林国赓、厦门图书馆馆长余超、中华海员特别党部厦门区党部、厦门高等法院检察署检察长杨廷枢、厦门无线电工程学校、思明县码头业职业工会、龙岩县第六区中医研究公会等个人或团体题词祝贺。为庆祝吴瑞甫六十四大寿,《国医旬刊》向全国征文,也得到社会各界的积极响应,国民政府政要居正、蒋鼎文、陈绍宽、陈立夫、于右任、居正、孔祥熙、王用宾,中医界闻人焦易堂、刘通、陈天尺,福建省及厦门市政要程时煃、李世甲、林国赓,以及厦门各界人士都纷纷题写诗文祝贺。民国时期中医期刊成立多邀请中医界人士题词,尤其以邀请中央国医馆馆长题写刊名为荣。《国医旬刊》则明显不同,吴瑞甫先后邀请曾经代理福建省政府主席的陈培锟和国民政府监察院长于右任题写刊名,题词祝贺者也多为社会各界人士。上述信息表明,《国医旬刊》的影响力超越了中医界内部,成为一份具有相当社会影响力的中医期刊。

从创办主体而言,民国时期的中医药期刊大致可以分为三类:民间中医社团主办的期刊、具有官方性质的中医机构主办的期刊、中医学校主办的期刊。这三类期刊由于创办主体不同,侧重点也有很大的差异,从而形成各自不同的特点。中医学校主办的期刊一般不刊登长篇大论的中医基础理论知识,多以通俗易通的中医科普、地域性验方单方、学校教材和学校新闻为主,其作者群体也大部分是学校的师生员工,这对于开展中医教育史和中医学校史的细部研究非

---

① 郭斐成:《热疖验方》,《国医旬刊》1934 年第 1 卷第 4 期。

常重要。从《国医旬刊》的社会影响看，中医学校的期刊在宣传中医教育、普及中医知识、扩大学校社会影响力等方面发挥了积极作用。

第三节　《现代医药》的主要内容与特色①

一、《现代医药》基本概况

1933 年 5 月俞慎初创办了《现代医药》，社址位于福建省福清城内官塘墘。俞慎初同时担任该刊主编，其父俞介庵任董事长，是福建创办时间较早、办刊时间较长的综合性中医期刊。《现代医药》由现代医药学社发行，创办之初刊名为《现代医药月刊》，并邀请中央国医馆馆长焦易堂为该刊刊名题字，以示政府部门对该刊的肯定。自第 2 卷第 1 期开始，该刊更名为《现代医药》，封面设计也有所变化，并配有英文刊名。期刊在版权页声明"本刊内容不许转载"，同时，为了维护自身权益，在创刊之初便聘请林士尚律师担任现代医药学社的法律顾问。《现代医药》先后聘请焦易堂、陈立夫、谢立恒等 14 人担任社董，还先后聘请了张赞臣、周小农、许公岩等 36 位国医界名人志士担任特约撰述员，这些专业人士的加入无疑对《现代医药》的发展起到了很大的推动作用。由于《现代医药》的创办没有依托学校、政府等机构，故该期刊的办刊经费主要由创刊人投入、销售收入、广告收入以及社会人士捐赠四部分构成。

《现代医药》共发行 4 年，每年 1 卷。现存期刊资料共 4 卷，总计 44 期。该刊自 1933 年 5 月起开始发行，至 1937 年 3 月 16 日停刊，其中第 1 卷发行 12 期，第 2 卷发行 12 期，第 3 卷发行 9 期，第 4 卷发行 11 期。第 1 卷第 1 期～第 3 卷第 2 期为月刊，第 1 卷的第 6～7 期、第 8～9 期、第 10～11 期为合刊。第 2 卷第 1 期（1934 年 10 月）与第 1 卷第 12 期（1934 年 7 月）的发行间隔长达 3 个月。对此该刊在第 2 卷第 1 期的《编后余话》中阐明原因，"本卷和前卷因经济和内容问题，间断三个月，在三个月当中，经编者之努力筹划，使克继续进展，唯对于经

---

① 本节部分内容系与段博峰合作撰写，特此说明。

费常感困难,还希读者们尽量介绍订户"①。好景不长,第 3 卷第 2 期发行之后便停刊长达 7 个月之久。自第 3 卷第 3 期开始,《现代医药》变为周刊,每周 1 期,每期 1 页,刊附于《福清民报》的第 4 版,并在第 3 卷第 3 期篇末表明"兹因经费困难,改附本报"。

此外,根据《现代医药》的发行规律来看,第 3 卷应当发行 12 期,然而现在仅有 9 期资料,笔者推断存在已发行而未被搜集到的情况,理由有二:第一,在第 3 卷中分期连载的《论外感六淫病》,在第 3 卷第 8 期连载完结时,会在篇末标注"完"字。而同为连载的《国医宜参用之诊法》,在第 3 卷第 9 期的篇末并未标注"完"字,且文章中并无总结性内容;第二,在第 4 卷第 1 期中刊载的文章《眼病与喉病》,其标题后标有"续"字,说明该文章在此之前应当被刊载过,然而现存第 3 卷的 9 期资料中均未刊载该文章。由以上两点,笔者认为《现代医药》第 3 卷存在期刊资料搜集不全的情况,有待日后进一步搜集补全。

关于《现代医药》的办刊宗旨,俞慎初开宗明义指出,"发行月刊,抱提倡与研究之宗旨,阐扬国粹,输进新知,先从事于整理固有之医药,此后益当朝乾夕惕,努力进行,以达其济世活人之目的"②。仔细分析这里的论述,主要表达了两层含义:一是发扬中医国故,二是融汇医学新知。纵观《现代医药》刊发的众多文章,其主旨基本为以上两点所涵盖。正如俞慎初在《福清国医学研究会宣言》中所说,"以科学之方法,整理旧书,容纳新说,冶中西于一炉"③,以求中医学术之进步。

一方面,《现代医药》提倡维护和发扬国医,凝聚中医力量,以阐扬国粹为主,致力于国医国药的整理研究以及医家临床经验的交流。俞介庵回顾了中医发展历程,剖析中医面临的现状,直言:"讵知欧化东渐,屡被西医摧残,政府限制,中医无所发展地步,殊甚痛恨,此后唯冀全国贤达,抱爱国之热忱,挽医药之危机,再接再厉。"④从侧面反映出《现代医药》宣传与发展中医药的本质,也表露出寄希望于国医界人士团结一致、振兴中医的心愿。《现代医药》多次刊登《本刊征求医书启事》,广泛征求海内外同道者所存孤本、秘本、新著、刊物及抄录,

---

① 编者:《编后余话》,《现代医药》1934 年第 2 卷第 1 期。
② 俞慎初:《现代医药学社发刊宣言》,《现代医药月刊》1933 年第 1 卷第 1 期。
③ 俞慎初:《福清国医学研究会宣言》,《现代医药月刊》1933 年第 1 卷第 1 期。
④ 愈戒安:《卷头语》,《现代医药月刊》1933 年第 1 卷第 1 期。

并广为介绍。这对于中医整理和传承的事业起到了一定的帮助作用，也反映出了《现代医药》"阐扬国粹"的办刊目的。

另一方面，《现代医药》并不排斥有关西方医学的文章，而是本着兼容并蓄的态度，积极研究和吸收西方医学的精华。李健颐在《现代医药月刊一周年纪念序》中赞扬该刊"辟自封故步之条，开实验新猷之路，汇通新旧医学"[①]。张赞臣在该刊一周年纪念刊上题字"以创造精神发挥医药真理"。可见，俞慎初赴沪求学的经历使其开阔了眼界，增长了见识，使他成为当时少部分具有远见卓识的中医医家之一。他在维护和发展中医药事业的同时，积极致力于吸收新知，促进了中西医汇通和中医的科学化。

二、《现代医药》的主要内容

（一）医事言论

民国时期中医界面临的最大危机便是废除中医案及其引发的社会效应。杂志邀请国内各地的中医领军人物，大声疾呼，着眼于大局潮流，力图唤醒中医界人士共同维护中医事业的发展。《现代医药》紧跟时局，刊载关于政府所出台中医政策的介绍以及国医人士和团体对其的评述。关于《中医条例》，周镇在《推论中医条例之症结》中详述已经披露的《中医条例》中所存在的弊端。作者认为中央国医馆虽成立，但中医却仍归属于卫生部门管理，内部条例实则为西医内部医政司全权操纵指示，条例内容也显示国医将仍旧受到诸多限制。[②] 周明生在《赘述中医条例之利害》中指出"中医不废于西医卫生部，而废于立法院国医条例第七条"[③]，作者认为中医发展当先脱去取缔羁绊，获得营业自由，才可安心研究。陈应期在《国医药界原系自由之营业》中指出，中医千年以来帮助病家转危为安，现如今受欧化影响，国民政府为西医所蒙蔽，意欲废除中医，使得业无所执，"立法院通告在案，颁布条例，如登记，如领照，如苛罚等等，动辄得咎"[④]，使得中医处处受限。国医界人士更是对国民政府意欲废除中医严加驳斥。《现代医药》刊载湖南医药事业建设委员会发布的《教卫两部焚坑国医国药

---

① 李健颐：《现代医药月刊一周纪念序》，《现代医药》1934年第2卷第1期。
② 周镇：《推论中医条例之症结》，《现代医药月刊》1934年第1卷第11/12期。
③ 周明生：《赘述中医条例之利害》，《现代医药》1934年第2卷第1期。
④ 陈应期：《国医药界原系自由之营业》，《现代医药》1934年第2卷第3期。

之痛史录》一文,记录了 1925 年至 1934 年间,教育部与卫生部提出的禁止中医加入教育系统、废止中医案、中医学校更名等事件以及国医界反抗的历史。陈应期在《袒庇西医之罪之当诛》和《国药之前途不堪设想》中控诉一部分国民以及以余、汪为代表的政府力挺西医而意欲废除中医,表露出对国医命运的担忧。

与此同时,中医界对未来中医的发展之路也进行了深入的思考。蒋颂南在《统一病名意见书》中分析了整理学术标准大纲的内容,并从关于统一病名建议书所持理由、关于统一病名建议书之批评和关于统一病名之意见等三个方面阐述病名统一的相关问题,强调"其不可依傍西医之病名,而统一国医之病名"[①]。至于国医病名的不统一问题,可以通过内部整合的办法解决。李荣在《国医学术整理之我见》一文中以"中风"一病为例,指出刘河间与吴昆论治不同以及吴又可与吴鞠通论治中风之不同,并提出医学整理当以旧医学为基础,酌古参今,对于诸贤杂作,则取其精华,去其糟粕。[②] 其实,李荣的这篇文章可以视为统一病名的具体实践性操作。其他如《我国医药宜如何改进方臻至善论》《湖南医药公会致全国医药界一致争回管理国医全权通电》《为管理国医全权赋予中央国医馆文》《湖南医药建设委员会致全国医药团体请急起联合以图挽救文》《西南政委会电四中全会提议维护国医国药》《挽救国医之危机要先谋团结》《救济国医的我见》《国医药界应有政治眼光》《为谋自救之计告同仁书》《国医界生死关头的中西医平等待遇全中国医界同人应一致力争》。这些文章或希望将国医学校的设立权、监督权以及国医管理权赋予中央国医馆,或希望国医加强团结并创立南京全国国医药联合会,或指出国医人士需拥有政治眼光,或争取中西医的平等待遇,都旨在维护和发展中医药事业。

《现代医药》共刊载有关中医教育事业问题的文章近 20 篇,诸如《中央国医专校将实现》《厦门国医专门学校概况》《中医条例公布后为同仁再进一言》《现代医药二周年纪念特号献词》等等。《中央国医专校将实现》一文中表明焦易堂、陈立夫等人正在筹备中央国医专校,以焦易堂任筹备主任,校址暂假长生祠,定于第二年春季招生。在《厦门国医专门学校概况》一文中介绍了厦门国医专门学校的创办人、校长、学员人数、所学科目、讲义编委和任课教授等内容。

---

① 蒋颂南:《对于学术整理委员会统一病名建议书之批评及意见》,《现代医药月刊》1933 年第 1 卷第 5 期。

② 李荣:《国医学术整理之我见》,《现代医药》1935 年第 2 卷第 5 期。

张治河在《中医条例公布后为同仁再进一言》一文中阐明《中医条例》的颁布体现了政府对中医在法律地位上的肯定,他认为"学校为人才产生之来源,医院为治疗集中之机关"[①],所以当从多立学校和多设医院两方面来振兴中医药事业,最后他还提出中医西医皆为社会服务,倘若两者能够携手并进,则中国医药将开启一个新纪元。此外,中医界对中医发展过程中自身所存在问题进行反省,并对当前不利局势下中医如何继续传承的问题进行了思考。梁长荣在《关于国医教育问题》一文中指出,国医历代师徒相授的教育模式在西方文化的冲击已然不适应时代的发展,同时北平教育总长汪伯唐受留日学生蛊惑,不许中医列入中医教育系统。国医界人士虽纷纷奋起反抗,自谋出路,成立医药团体,创办医学刊物和学校,但却因派别不同、经费困难等原因而中辍。梁长荣提出全国当统一教育方案,"以年度学分为毕业标准,以学科为研究单位"[②],在精通一科的基础上再博览医著。

(二)医学理论知识

《现代医药》非常注重中医内外各科疾病的诊断和治疗,所刊发的文章多针对某一疾病,从病因病机、证型分类、主证、治法方药等方面介绍该疾病的中医治疗。陈咏鹤在《结胸病症治概论》中阐述了小陷胸与大陷胸等不同,他认为小陷胸者不按不痛,按之则痛,若心下闷,无大热,乃寒实结胸,宜枳实理中丸;大陷胸者,不按亦痛,若服之不瘥,乃中虚,气不理,毒上逆,气毒相搏当先用枳实理中丸;误下之初,当服理中汤,便可不发为结胸。若饮水不散,头汗出心下满,为水结胸,小半夏茯苓汤主之,至实证后乃可下。[③] 简言之,结胸病是因为外感表症当以汗解却被误下伤正,外邪乘虚结于胸下。俞慎初在《黄疸病浅说》中分别介绍了谷疸、阳黄疸、阴黄疸、女痨疸、酒疸等5种类型黄疸的病因病机、主症、各家学说、治疗方剂等,并与西医运用甘汞等治疗方法进行对比。[④] 他认为黄疸之病皆归于脾胃失常以及肾的问题,虽然中西医在黄疸病的认知上有很大的差异,但其治疗方法在本质上有相似之处。

此外,《现代医药》还发表了各地医家的《三消论治》《阳明病之研究》《泄泻

---

① 张治河:《中医条例公布后为同仁再进一言》,《现代医药》1936年第3卷第1期。
② 梁长荣:《关于国医教育问题》,《现代医药月刊》1934年第2卷第1期。
③ 陈咏鹤:《结胸病症治概论》,《现代医药月刊》1934年第1卷第12期。
④ 俞慎初:《黄疸病浅说》,《现代医药月刊》1934年第1卷第8/9期。

与痢疾》《金匮狐惑病之研究》《中风病证治》《内伤挟外感论治》《论外感六淫病》《不得眠之概论》《论痿病与痹不同之点及其治法》《白痦论治》《妇女白淫之治法》《崩漏之新解及治疗》《阴吹论治》《带下病证治概论》等文章,涉及中医内科、妇科、儿科、皮肤科等。此类文章内容翔实,辨证严谨,病机分析条理清晰,方药使用多为医家临床经验,具有较高的学术价值。

在近代中西医汇通的历史背景下,俞慎初强调对西方医学知识的借鉴和吸收,强调中西医学之间的汇通之处,进而完善中医理论和中医治疗的实效。俞慎初认为西医的脑脊髓膜炎即是中医的惊风,属于痉症,因其传染之性,可谓其为痉瘟[①]。他在《脑脊髓膜炎之研究》中分述了化脓性脑膜炎、结核性脑膜炎、浆液性脑膜炎的病因、症状以及诊断,在治疗方面针对不同类型的脑膜炎予以不同方药。关于癫痫之病,西医认为其与脑的功能密切相关,而中医则多责之于心。俞慎初详述中医的心与西医的脑之间的关系,对癫狂在中医和西医方面各自的病因病机进行论述,认为从西医学的角度来看,心为循环系统的枢纽,而脑为神经系统的总机关,故癫痫与心、脑皆有密切关系[②]。李健颐的《小儿胀泻之中西医治法》一文中阐明小儿胀泻的病因,主张治疗上宜温补脾胃,并中西医结合为用,实证者中医用猪苓汤加减,西医用蓖麻油、单宁酸、沙罗;虚症者中医用理中汤,桂枝人参汤之类。[③] 此外他更自制八宝万应丹,可治疗八种大症,供中医学者参考。这些研究论著多运用中医理论阐释西医病理、生理,或是运用西医理论阐释中医病机、治法,还包括了在中医治疗基础上对西医疗法的借鉴与吸收。从时代背景而言,顺应了当时中西医汇通的时代潮流,所述内容有理有据,值得中医医家学习与借鉴,也可看出中医界人士为中西医融合所做出的努力。

在药物学方面,《现代医药》中亦刊载了诸多医家关于中药用药理论的深入思考,主要涉及药物功效、用药禁忌以及药物替代等方面的内容。在疫疹、暑温等温热病的治疗用药方面,诸医家皆提出不可过用性味寒凉之药,恐为误治,诸如李健颐在《疫疹用药之禁忌》中论述疫诊初期误治多因用升麻、桔梗、延绥子、桑白皮、犀角石膏之味,他认为犀角、石膏需在热入血分之后才可用,初期使用

① 俞慎初:《脑脊髓膜炎之研究》,《现代医药月刊》1933年第1卷第1期。
② 俞慎初:《癫狂病之研究》,《现代医药月刊》1933年第1卷第2期。
③ 李健颐:《小儿胀泻之中西医治法》,《现代医药月刊》1934年第1卷第8/9期。

则恐引热入里[①]。张汝伟在《论暑温症不可过用凉剂》中阐述了暑温症因暑多夹湿,则不可过用凉剂及作者常用银翘、清营方中必兼平胃散、佩兰、泽泻、藿香佛手之类。[②] 陈芝高在《论麻黄利尿之我见》一文中否认了日本现代科学家所述麻黄利尿的观点,他认为其本质在于肺气的作用,论述麻黄之功效以及在不同方剂中之运用。[③] 此外,在用药方面,不少人还告诫医者当仔细审查,辨证论治,合理用药,不可偏颇,批评医家独爱使用热药而忌讳寒凉之味,因独钟于热药而贻误病情。对于一些贵重药物,如犀角、羚羊角、麝香等,不少医家认为,不必苛求,完全可以找到替代品。

关于单味中药,也有不少人专门撰文论述,如《延胡索之研究》《治痛特效药独灵草研究之经过》《天生石磺》《食饵于医疗上之功用》《使君子之研究》《论石膏》《茶叶能杀灭虎烈拉菌》《海螵蛸之研究》等等。朱寿朋在《治痛特效药独灵草研究之经过》一文中详细介绍了独灵草的原名、发现经过、形状、成分实验、产地、制剂、效用、用法、验方。[④] 翟冷仙在《延胡索之研究》一文中详细梳理了延胡索的名别、名因、形态、产地、鉴别、药用部位、采制、成分、作用、主治、禁忌、用量、处方、著名方剂与验方、前人记载等内容,总结得出延胡索并不只限于妇科活血行气之用,对热厥心痛、偏身疼痛、热厥心痛、小儿盘肠疝气等皆有效果。[⑤] 俞慎初在《寄生虫病之特效药》一文中介绍了使君子、榧子和鹧鸪菜的科属、产地、性质、功效、用法、禁忌、用量等内容。[⑥] 值得一提的是,由于《现代医药》持续时间较长,还以连载的形式全文刊登了温敬修撰述的《药用植物学》和《药用矿物学》、张恭文撰述的《中国制药学》,具有较高的学术价值。

(三)医案医话

据统计,《现代医药》合计在各类文章中共刊载 100 余则医案,其中李健颐诊治医案 42 则,周岐隐记载妇科医案 12 则,俞慎初在《诊余琐谈》中刊载其父俞介庵病案 11 则,以李健颐的医案为最多,此外不乏陈应期、叶橘泉等全国各地名医

---

① 李健颐:《疫疹用药之禁忌》,《现代医药月刊》1934 年第 1 卷第 2 期。
② 张汝伟:《论暑温症不可过用凉剂》,《现代医药月刊》1933 年第 1 卷第 2 期。
③ 陈芝高:《论麻黄利尿之我见》,《现代医药》1936 年第 3 卷第 9 期。
④ 朱寿朋:《治痛特效药独灵草研究之经过》,《现代医药月刊》1933 年第 1 卷第 4 期。
⑤ 翟冷仙:《延胡索之研究》,《现代医药月刊》1933 年第 1 卷第 3 期。
⑥ 俞慎初:《寄生虫病之特效药》,《现代医药》1937 年第 4 卷第 3 期。

的医案。这些医家涉及范围较广,包括内科、外科、妇科、儿科、痘疹、骨伤等各科疾病。这里选择两部较具代表性的医案略加介绍。

俞慎初以《诊余琐谈》为名分 8 期连载其父俞介庵的临床治疗医案,谈及整理这些医案的缘起,俞慎初说,"家严生平研究医学,唯患术不精不患道不行,所以青年出而问世,每诊一证,虽获治愈,必求获愈之根据。……每思发扬历验方案,日无暇晷,不获所愿,殊多抱憾。……余承庭训,每忆及此,唯恐违训,兹将家严历年所谈症治,余有所闻,纪而志之"[①]。仔细分析俞介庵的这些病案,都特别注重对病情和治疗方法的分析。某翁姓患者,因食异地之桂花水而患疟疾,诸法使用无效,俞父诊其未发之时神清、脉缓、苔白滑等,发时昏迷若死,盖曾食梨蔗使邪气被助,诊为湿邪内蕴、客于膜原,因此先前医生采用紫雪丹、小柴胡汤、清脾饮、达原饮等均不对症。俞介庵仿雷氏宣窍导痰法及温胆汤,同时嘱其病发时切勿服药,病退后或发病前一两个小时服药。四五日服药十余剂,诸症痊愈。

李健颐敢于打破传统诊疗思想的束缚,记录失治误治的病案,汇编为《医医误书》,提供了医案书写的另一种模式。李健颐认为,绝大部分医家的误诊都是无心之误或能力不足所致。对任何医家而言,无论其水平多高,用心多细,误诊都在所难免,"病者被医之误,亦复不少,况医之误,出于不意,是医者之误,亦须医之,惟于习医之暇,留心采辑,成医医误书一卷,为临证之警戒,医界之前辙也"[②]。全书分六期刊载,分痘疹门、暑温门、冬温门等类别,共辑录病案 21 则。李健颐汇编这些中医误诊的医案,重点在于警示医家在治疗过程中必须时刻警觉,切不可孟浪从事,贻误病情,害人害己。在"暑温门"中李氏记载了一则误诊案例:其友俞某感受暑温之邪,诊视时已拖延两周,该人脉沉实,舌焦黑,口渴引饮,大汗便秘,李健颐按《温病条辨》的理论,先用三石汤合增液汤,服后热退,然大便不通,舌苔不退。后又虑吴鞠通所言温病忌汗下,故未敢使用承气汤,但热复神乱十余日,改用调胃承气汤,服后大便通。热退后再遵《温病条辨》,改用增液白虎汤,余某竟不治而亡。李健颐经过认真反思,"余方悟是病,乃于不敢用承气,而特用增液之误故也。盖阳明实症,里热已盛,肠胃燥结,燥气上熏,烧烁

---

① 慎初录:《诊余琐谈》,《现代医药月刊》1933 年第 1 卷第 1 期。
② 李健颐:《医医误书序》,《现代医药月刊》1933 年第 1 卷第 3 期。

津液，正宜用承气白虎汤下其大便，则燥热可解，津液挽复，诸病可愈。然余只《条辨》一书奉之为圭臬，何敢稍越其用药之意，遂致临症不决，便成误治，余过大矣"[①]。李健颐这种用于自我批评、自我否定的精神，是非常难能可贵的。

（四）医药卫生常识

一些民间验方单方，不但为医家所掌握，也是普通民众日常生活中常常使用，甚至许多家庭都可以配置简单的自制方药。杂志如果能给民众提供此类的指导，一定会大受欢迎。周柳亭也认为，在现代社会，一定要通过各种途径普及医药卫生常识，人人应该掌握一定的医药常识。[②]《现代医药》几乎每期都有类似的篇目，如《家庭实用良方录》《合理的民间单方》《茵陈白芷汤治酒痢之特效》《论黑膏方》《瘰疬瘿瘤破消奇方》《针实消毒丸》《升麻葛根汤治利之特效》《治女子血崩方》《治目中起星方》《刀伤无忧散》《乳岩初起方》《预防小产方》《疥疮方》《治血痢经验良方》《乳汁缺乏之原因及通乳良方》《喉痧之验方》《小儿耳内流脓汁》《腹疾外治法》等等。这些单方验方或来自经典医籍，或来自医疗实践，或来自祖传秘方。

《家庭实用良方录》来源不明，从第1卷第1期连载至第1卷第11期，第1卷第3期后标题下俱注明"本栏欢迎阅者诸君，凡有家藏秘方，或自己验方，请尽量寄投"。分析各期登载的验方，无论是数量还是种类，都没有固定的规律，或三则或五则，或内科或外科，显得有些杂乱，这意味着本栏目可能是搜集各地的验方而来。《家庭实用良方录》共刊登治血淋验方、治经闭验方、打伤瘀血攻心方、洗目痛方、秃疮药方、干吼验方、治出斑方、老人气痛方、产后无乳方、月经久闭方、产后血块未尽腹极疼痛验方、治竹木刺伤方、血淋验方、婴儿吹乳结痛验方、产后败血冲心致喘方、恶疮出血不止方、治齿缝出血方、治口舌生疮方、熨瘀血在腹作痛方、治蛇咬方、治脚臭方、治难产神效方、治产后圣药方、治衄血不止方、治疥疮方、肝胃痛特效方、烂脚方、霍乱特效方、妇人乳部痛肿方、预防酒醉方等30种常见病的验方，详细介绍了每个验方的药物、剂量及使用方法。其共同点则是效果明显，方便实用，如治经闭验方，"马鞭草冰糖等分，煎酒服即

---

①　李健颐：《医医误书（续三）》，《现代医药月刊》1934年第1卷第8/9期。

②　周柳亭：《人人应具有医药常识论》，《现代医药》1934年第2卷第1期。

行"①。老人气痛方,"乌梅四枚,大枣七粒,胡椒少许,和酒煎服"②。肝胃痛特效方,"用新鲜鸡蛋壳,放瓦上焙焦,研成细末,每服一钱,再用鲜佛手瓜片一钱,泡汤送下鸡蛋壳末,立可止痛"③。这些验方在一定程度上让中医中药融入民众的生活中,同时也扩大了《现代医药》的受众群体。

其他如叶橘泉在《饶有研究价值的古方古人对于肝脏脏器疗法的认识》一文中介绍了介绍补肝散、调肝散、黄牛肝散等方剂组成功效,详细介绍了羊肝的功效以及《千金方》《外台秘要》《易简方》等方书对其的记载,并从西方医学的角度验证了羊肝的养肝明目的功效。李健颐在《治血痢经验良方》中指出血痢是由热毒内伏肠间,热破血行,又因肺气不固而收缩乏力,所以他主张凉血解毒,兼以固摄肺气。④ 他详细介绍了自己治血痢的经验方剂组成、药物剂量以及加减法等内容,其中以生地、赤芍、白芍、槟榔、藕片、知母、桃仁凉血退热,以大黄、山楂荡涤肠垢,佐以杏仁、桔梗升提肺气,以木香、川楝子行气止痛,历治多人,效如桴鼓。张泽霖在《腹疾外治法》中介绍了酒积、痞瘕、疳疾、火毒等疾病的外治方。

与疾病治疗相比,日常生活中的卫生保健同样重要,《现代医药》注重生活卫生常识的普及,所涉及范围较广,包括居住环境、新生儿、睡眠、牙齿、产后、婚姻及不同季节的卫生注意事项,如《居住卫生之要件》《睡眠的卫生常识》《民众卫生常识问答》《人人应具有医药常识论》《生育限制法》《育儿卫生法》《齿牙卫生法》《家庭固有之药物》《夏令卫生之要点》《脑力之休养》《婚姻卫生之重要》《产妇常识》等等。《居住卫生之要件》《疫疹用药之禁忌》等,对于增强民众的卫生保健意识及增加底层人民的卫生防疫知识都有着积极的影响。在《居住卫生之要件》一文中从建筑卫生、家庭卫生、社会卫生等三大方面进行介绍,其中建筑卫生则包括房屋周边环境、房屋所处地势等的要求,家庭卫生则囊括了生活垃圾和大小便的处理、井水的使用注意、潮湿之地如何处理等内容。⑤ 路登云在

---

① 编辑部:《家庭实用良方录》,《现代医药月刊》1933年第1卷第1期。

② 编辑部:《家庭实用良方录》,《现代医药月刊》1933年第1卷第2期。

③ 编辑部:《家庭实用良方录》,《现代医药月刊》1934年第1卷第8/9期。

④ 李健颐:《治血痢经验良方》,《现代医药月刊》1933年第1卷第1期。

⑤ 慎庐逸叟:《居住卫生之要件》,《现代医药月刊》1933年第1卷第1期;《居住卫生之要件续》,《现代医药月刊》1933年第1卷第2期。

《家庭固有之药物》中分别介绍了水、食盐、醋、酒、砂糖、白矾、炭、石灰水、蒜、姜、油、芥子、绿豆、莱菔子等各自所能治疗的疾病和使用方法，[①]其中每种食材所列的治疗疾患少则两三种，多则六七种，操作方法简便易行，着实起到了卫生知识普及的作用。

在当时医疗卫生条件不够发达的情势下，此类文章较为详细地向广大群众普及了卫生常识，内容简单实用，对于人们认识疫病、防治疫病、疾病养护以及提高卫生意识等都起到了积极作用，也体现出《现代医药》的实用价值。

（五）其他

除以上四个类别外，《现代医药》还设立了不少栏目，也提供了大量宝贵的资料和信息。该类栏目内容多样，形式灵活，涉及卫生部门的人员任命、国医政策的颁布、各地医学会议纪要、医患疾病问答等。

"医药信息"栏目内容多样，形式灵活，起初单列"杂载"栏目，随着业务的拓展及市场需求的变化，该刊于第二卷开始撤销"杂载"栏目，分设"医药消息""附录""疾病问答"等栏目，对较为重要的来件专设特载栏目。该栏目所刊载文章共计80余篇。内容涉及面非常之广，涵盖了卫生部门的人员任命、国医相关政策条例的颁布、各地医学相关会议纪要、国医图书著作的出版宣传、国医界反抗打压政策的文章以及病患通过期刊求医问药和医家回复等。

"医药评价"栏目所刊载内容主要包括两大类，第一类主要刊载不同医家为医学著作所作的序文，诸如《鼠疫治疗全书序》《药物学续编序》《针灸经穴图考序》等。第二类则是刊载国医界各地不同学术团体的宣言、简章以及纳新等消息。该刊完整地刊载了河南国医改进社的宣言，表明该社以研究国药之成分并医书所以运用该药之真理，冀将来挽回利权的宗旨，同时详列了河南国医改进社的简章十二条。同类文章还有《国药单方实验研究社宣言》《国药单方实验研究社发起人、草案》《医界春秋社扩大组织征求新社员》等，通过介绍不同学术团体的宣言、简章以及纳新条件，增加该社团的影响力，同时帮助其吸纳新社员，有助于团结地方中医力量。

"广告"栏目大致分为三大类。第一类是药品类广告，这类广告主要介绍福建或者福建有售的质量较好的中成药或医疗器械等。大部分中成药及药号与

[①]　路登云：《家庭固有之药物》，《现代医药》1935年第2卷第4期。

《现代医药》都有长期合作,并在《现代医药》中占有相对固定的版面及位置,他们有自己独特的商标、图案、广告标语以及药品功效的介绍等。第二类是中医期刊、书籍类的广告,这类广告可以加强与各地国医界人士的交流,互相宣传,增强信息沟通,也可以向广大民众,特别是福建医家,推荐优质的中医期刊和中医书籍,有利于中医文化的学习与传承。第三类涉及少部分中医学校招生以及生活商品,诸如广东梅县新中医养成所招生、现代医药学社征求社员、长沙卫生报社扩大组织征求基本社员、金斧香烟、白金龙香烟等。

三、《现代医药》的办刊特色

《现代医药》在俞慎初的苦心经营下,不仅以浓厚的学术氛围和丰富的文章内容服务于广大的中医人士以及普通民众,还加强了福建的中医人士与省外名人名医的交流,为中医药事业的传承与发展贡献出一份力量。

首先,注重对外交流,搭建学术平台。俞慎初远赴上海的求学经历帮助他结识了一批名医志士,当他学成返乡后决定创办《现代医药》之时便受到了省外诸多名家的关注和支持。创刊之初,焦易堂为该刊封面的刊名题字,秦伯未、陆渊雷、顾渭川、谢利恒、沈仲圭等人亦纷纷题字表示对创刊的支持,直至创刊一周年之际,在周年纪念刊中收到来自全国各地中医人士及中医组织的题词题字多达 30 余篇。现代医药学社先后聘请焦易堂、陈立夫、谢立恒、陆渊雷、秦伯未、钱同高等 14 人担任社董,还先后聘请了张赞臣、周小农、许公岩、钱今阳、时逸人、叶橘泉、刘琴仙等 36 位国医界人士担任《现代医药》的特约撰述员。根据统计,《现代医药》共刊载福建省外医家来稿近 300 篇,囊括了中医治疗疾病的理论探讨、中西医理论的汇通探索、中药运用的临床心得以及方剂选择的经验等内容。《现代医药》尤其重视医家医案的刊载,以周岐隐的妇科医案数目最多,此外,还不乏陈应期、叶橘泉、钱今阳等名医的医案,这些医案对于疾病的剖析较为深刻,辨证遣方有理有据,对于医家间学习和交流临床经验有很大帮助。《现代医药》已然不仅是一个交流学术经验的期刊,亦是医家们为中医发展不断建言探索的平台。由此可见,《现代医药》作为福建创办时间较早、办刊时间较久的综合性中医期刊之一,其影响力的不断扩大,离不开国医界人士的认可与支持。《现代医药》亦不负众望,为中医人士搭建起一个学术交流和建言献策的平台。

其次，注重中医基础理论的阐释，具有较高的学术价值。《现代医药》重视中医理论的整理与研究，刊载了大量医家关于中医诊疗疾病的讨论以及中医基础理论内容的阐述。该类文章大多来源于医家的临床实践，文章内容质量较高，对病因病机的分析较为详尽，辨证分型严谨，处方用药有理有据。关于中医基础理论知识的阐述亦是较为深入，不仅涉及中医四诊审查的具体内容和运用，还介绍了中医各脏腑的生理功能及脏腑间的关联，对于中医学者夯实基础以及中医的传承起到了积极作用。同时，专著连载是《现代医药》的一大特色，该刊连载了多部质量较高的中药学著作和中医经典方歌的著作。中西医汇通亦是《现代医药》的特色之一，中西医结合类研究的文章是《现代医药》的重要组成部分，该类文章或从中医的角度出发，运用西医生理病理知识来阐述中医病机变化；或以疾病为切入点，介绍医家关于该病的中西医认识以及临床治疗经验；或引进西医诊疗知识，为中医医家所用。该类文章反映出当时主张中西医汇通的医家运用西医知识力求佐证中医理论的现象，也是中医医家为中医药事业发展谋求生路所作出的探索，为中西医汇通的发展提供了经验。

最后，注重福建本地中医药信息的搜集和整理，为研究民国时期福建中医药发展提供了宝贵的素材。《现代医药》刊登了福建本地医家俞慎初、李健颐、温敬修、梁长荣、陈逊斋等人的论著，为福建本地元昌参药号、福余参药号、余庆堂制药局、同成明药号、华大国药号、咸康国药号、融衷药房等中西药房广而告之，通过自采、摘录、投稿等形式刊发了中央国医馆福建分馆、福建各地医药团体、中医学校等的大量消息，如《厦门国医界本季出版之四大刊物》《厦门国医专门学校概况》《平潭县国医公会第二届会员考试》等。上述资料，很大部分在其他文献中无从寻觅，民国时期福建中医药发展的诸多信息正是通过《现代医药》得以保存。

第五章 福建省各级政协文史资料中医药文献

福建省各级政协文史资料是研究近代以来中国社会的重要文献,这些史料大多数没有正式出版,多以内部刊物的形式印刷,在社会层面流传不广。但是,各级政协文史资料中刊登的文章多数为作者亲身经历、亲眼见到、亲耳闻到的第一手资料,具有很高的史料价值,其中也蕴藏着众多福建中医药文化的文献记载。通过对政协文史资料中有关中医药史料的收集和梳理,我们得以窥察福建中医药文化的历史发展面貌,丰富与深化对中国传统医学文化的认识,起到"详史之略、续史之遗"的作用。

第一节 政协文史资料卫生概况类文献

文史资料中卫生概况材料大致可以分为地方卫生基本情况、医疗机构、慈善机构、教育机构等几个部分。

一、地方卫生基本情况类文献

在卫生基本情况类材料中,有 15 篇文章直观地描述了各地医疗卫生基本情况。如《抗战前后永安医疗卫生设施》指出,抗日战争前永安地广人稀,百业凋零,社会上缺医少药是其中一个重要原因。新中国成立后经过几十年的发展,各种烈性传染病基本消灭,医疗卫生水平大大提升。[①] 吴王谋则引用了一则民谣来说明石码新中国成立前的卫生情况,"死猫吊树头,死狗落水流。垃圾积成

---

① 牟维康:《抗战前后永安医疗卫生设施》,中国人民政治协商会议福建省永安县委员会文史工作组:《永安文史资料》(第 2 辑),中国人民政治协商会议福建省永安县委员会文史工作组,1983 年。

堆,臭水满阴沟。老鼠四继(季)窜,蚊蝇嗡嗡吼。卫生无人问,遍地是跳蚤。以前石码,极不卫生,四害媒介,疫疾发生。年年月月,不断流行。正月二月,天花麻疹,三月四月,鼠疫蛮横,五月六月,霍乱来临,七八有伤寒,乙型脑炎并,九十疟疾病,十一二月,脑炎白喉症"。新中国成立后党和人民政府,十分关心人民的健康,卫生部门的保健卫生工作积极开展,贯彻执行以防为主的方针,与治疗相结合,开展群众性爱国卫生运动,"'斑的斑溜溜,骑马上福州……''嫁着臭头尪,被底吃米香'一类病果歌谣不流行了。"①其他如《解放前政和县卫生概况回顾》《顺昌医药卫生简史》《上杭县下都医疗史略》等文章都介绍了各自区域的卫生情况。此类文章有两个鲜明的特点:一是大部分文章都是作者根据各种档案资料和采访着老口述文献汇编而成,如《顺昌医药卫生简史》即根据洋口中心卫生院存档资料整理。由于这些档案很多已经散失,许多珍贵文献因这些文章而得以保存,所以这些文章史料价值比较高。二是无一例外均将新中国成立前后的卫生状况加以对比,说明新旧社会之间的巨大变化,具有很强的现实教育意义。

　　文史资料中,反映各地中医发展情况的文章10余篇。吕达初的《解放前莆田中医概述》从成立国医馆莆田支馆、创办莆田国医专科学校、组织国医公会、坐堂中医、举行中医考试等五个方面介绍了新中国成立前莆田中医药发展的概况,并附录魏显荣、李国英、林玉麟三人的传略。本文还提供了中医考试的具体细节,如谈到当时开业的中医多数不敢参加考试,是因为他们在业务上已有声望,参加考试,如成绩及格或较优,当然更添声色;倘考试成绩不及格,反会大大减损他们的声誉,这对他们确实是有所犹豫的。反而是中医学校毕业的学校,积极性很高,考试成绩也比较好。考试题目有填充、是非、选择、问答等。题目的选定是先由主考人员按所承担的科目拟定了较多的题目,然后由县长会同卫生院院长按门各圈定若干题,进行油印密封,待临考时,当场拆封,上一级还有派员监考。② 此类的资料在其他文献中并不多见。此外《诏安县解放前的中医

　　① 吴王谋:《回忆石码解放前的卫生》,中国人民政治协商会议福建省龙海县委员会文史资料组:《龙海文史资料》(第3辑),中国人民政治协商会议福建省龙海县委员会文史资料组,1985年,第38～40页。

　　② 吕达初:《解放前莆田中医概述》,中国人民政治协商会议福建省莆田县委员会:《莆田文史资料》(第10辑),1986年。

药》《清末至 1936 年在晋江县开业的中医》《建国前福鼎中医药漫谈》等文章也介绍了部分地区中医发展的整体情况。纵观这些文章,大多引用各种资料,并结合社会调查,叙述福建人民群众依靠中医药治病疗伤、防病保健的过程,梳理中医人才家传、师授和自学成才的成长经历,介绍他们或个人开设诊所,或居家兼业看病,或自设药店医药兼营,或受聘坐堂应诊,或游走四方流动行医等不同的开业方式。

文史资料中 10 余篇文章谈到西医在福建的起源。西医属于外来医学,早期西医的传入与发展,与西方传教士在中国的传教有着紧密的联系。西方传教士为达到其传教的目的,往往以行医配合传教。传教初期,教会每派遣医生义务施诊,进而创办医馆,借此吸引当地群众信教。传教士足迹所到,西方医术也就接踵而至。《解放前莆田西医西药开业侧记》《龙岩西医溯源》《西医在泉州的传播与发展》《早期的漳浦西医药》等文章都谈到基督教在西医传入福建各地过程中的作用。蔡序恩、陈朝卿在《西医在泉州的传播与发展》提及泉州西医的社会贡献,"清末泉州的西医,较有机会接触西方资产阶级的民主思想,景仰同业的革命家孙中山先生,所以辛亥革命时,泉州不少西医参加旧民主革命,对光复泉州做出贡献"。谈及撰写此文的缘由,"序恩在解放前后,曾在惠世医院长期从事总务工作,朝卿曾任过惠世医院院董,与一些中外籍医生多所接触,对西医在泉州的传播与发展,略有闻见。因忆述所知,借供地方医务史料之一脔"①。换言之,部分作者当年都是这些事件的亲历者或者亲历者的后代,耳闻目睹,记录的事情绝大部分都是可信的。当然,这也不是绝对的。林双法即指出,西方医学传入晋江县有教会办医、学校办医、私人行医带徒、台湾传入西医等四种途径。② 西医传入上杭中都则是 1908 年由当地人丘永义开始的。③

---

① 蔡序恩、陈朝卿:《西医在泉州的传播与发展》,中国人民政治协商会议福建省泉州市委员会文史资料研究委员会:《泉州文史资料》(第 13 辑),中国人民政治协商会议福建省泉州市委员会文史资料研究委员会,1982 年,第 133 页。

② 林双法:《西方医学传入晋江及其发展》,中国人民政治协商会议福建省晋江县委员会文史资料研究委员会编:《晋江文史资料选辑》(第 11 辑),中国人民政治协商会议福建省晋江县委员会文史资料研究委员会编,1989 年。

③ 丘友常:《西医传入中都溯源》,中国人民政治协商会议福建省上杭县委员会文史资料编辑室:《上杭文史资料》(第 6 辑),中国人民政治协商会议福建省上杭县委员会文史资料编辑室,1984 年。

二、医疗机构类文献

医疗机构类文章最多的中央苏区时期的红军医院,共计 20 多篇,基本上涵盖了目前所知的 20 世纪 30 年代前后福建所有红军医院。何应华整理的《第二次国内革命战争中驻上杭的红军医药卫生机构》是一篇重要的红军医院文献。[①]首先,本文征引了大量的第一手资料,如张昭娣 1985 年 11 月 4 日给上杭县卫生局的信,才溪乡下才村林板隆 1986 年 3 月 3 日口述记录,南阳乡茶溪村陈廷辉、陈松辉等 1986 年 4 月 9 日口述记录,白砂乡中洋村袁耕录 1986 年 5 月 13 日口述记录,才溪乡下才村林金辉、王广行等 1986 年 8 月 3 日口述记录,南阳乡联义村陈开榕 1986 年 4 月 10 日口述记录,将乐县白莲乡下王村黄则辉 1986 年 5 月 1 日口述记录等等。如今这些历史的见证人绝大部分都已经作古,他们的口述记录更弥足珍贵。其次,本文对上杭县的红军医疗机构做了比较详细的考察,涉及蛟洋红军医院(即闽西红军医院)、闽西医院(福建省军区后方医院第二分院)、杭武赤卫团卫生队(福建省军区直属卫生队)、茶溪残废军人疗养院、才溪后方临时中医院、新杭县疗养所、福建省军区制药厂等,并总结了苏区群众对红军医疗八个方面的业绩。再次,本文特别强调了中医药在红军医院的重要作用及对中国革命事业的历史贡献。蛟洋红军医院成立时,只有三个医官,三个护士,为增加该院的医疗力量,闽西特委抽调 5 名医生支援,其中 4 人为中医。药品以中药材为主,主要靠当地永生堂、全春堂两家国药铺供应。药材大都是派人到龙岩、江西等地采购,同时医院还派员去附近的山间采些中草药补充。才溪后方临时中医院聘任当地民间骨伤科医生王坤发及其儿子王赠接主持医务。而福建省军区制药厂名为制药厂,实际上几乎全部是采摘中草药进行简单加工。

其他如《罗源红军医院》《红军在长汀的医疗卫生工作》《闽西第一所红军医院》《闽西红军医院》《一个为红军服务的医院:汀州福音医院》《霞浦县龙潭红军后方医院》等文章也介绍了这一时期不同地区的红军医疗机构。其中汀州福音医院尤其值得关注。汀州"福音医院"从一个基督教会为传教而开办的医院,在革命战争的年代里,逐步成为为中国革命、为红军、为人民服务的"中央红色医

---

① 何应华:《第二次国内革命战争中驻上杭的红军医药卫生机构》,中国人民政治协商会议福建省上杭县委员会文史资料编辑室:《上杭文史资料》(第 12 辑),中国人民政治协商会议福建省上杭县委员会文史资料编辑室,1988 年。

院"，在中国卫生史上写下了光辉的一页。

基督教将西方医学传入福建的同时，也设立很多西医医院，文史资料涉及基督教医院的文章有 30 余篇。与同时期地方政府开办的医院相比，基督教医院还非常注重护士的培养，很多医院都内设护士培训机构，培养了不少的护理人才。如霞浦的基督教医院从 1914 年开始就创办了护士班，后相继改称"中华圣公会霞浦圣教医院护士学校"和"私立霞浦仁爱高级护士学校"，大量培训护理人员。该医院培养的护士成绩优异，参加全国护士技能大赛，曾被中华全国护士学会审定列为第二名。① 民国时期福建还设立了不少私立医院，文史资料中也有不少文章谈到这个问题，其中以私立鼓浪屿医院最具代表性。张晓良的《私立鼓浪屿医院的曲折历程》从医院的沿革、医院性质及经费来源、院内机构设置、业务发展情况、社会事务参与等方面对私立鼓浪屿医院做了比较详细的介绍。② 文章提供的具体信息，充分显示了医疗与社会之间的互动关系。医院董事会由鼓浪屿闻人黄奕住、黄钦书等组成，海外菲律宾、马来西亚、新加坡等地侨胞踊跃捐助，共襄盛举。20 世纪 30 年代中期曾任厦门大学校长的林文庆还短暂担任过院长一职，其间他推出了贫困患者免费医疗的措施。从各地文史资料发表的有关文章看，客观地说，在当时缺医少药的情况下，这些基督教医院、私立医院对于保障人们的生命健康还是发挥了很大的作用。

三、慈善机构类文献

由于战乱频发，地方政府对于本地医疗卫生无暇顾及，各种慈善施药机构为保障闽台人民的卫生健康作出了极大的贡献。伍泽旭的《泉州花桥赠药处沿革》和骆庆文的《四十年来花桥赠药处概况》对泉州花桥赠药处这一基本上不为人知却一直延续到现在的社会福利机构的情况做了论述。泉州花桥赠药处主要由海外华侨和港澳台同胞提供资金，委托花桥赠药董事会办理赠药业务。《泉州花桥赠药处沿革》从赠药处的创办沿革、海外华侨的热心资助、历届董事会组成人选、业务概况、吴夲与花桥宫等几个方面介绍了花桥赠药处的基

---

① 余世英：《"福宁圣教医院"创建经过》，中国人民政治协商会议福建省霞浦县委员会文史组编：《霞浦文史资料》（第 3 辑），中国人民政治协商会议福建省霞浦县委员会文史组，1985 年。

② 张晓良：《私立鼓浪屿医院的曲折历程》，中国人民政治协商会议厦门市鼓浪屿区委员会编：《鼓浪屿文史资料》（第 5 辑），中国人民政治协商会议厦门市鼓浪屿区委员会，2000 年。

本情况。^① 从文章本身提供的材料看,新中国成立前赠药处是综合性的慈善组织,除赠药外,还发放食品、施舍棺材。新中国成立后,仅办理赠药事宜。更为难得的是,这一机构从清末能够持续至今,即便是全国范围内也是非常少见的,《四十年来花桥赠药处概况》称其为"一个罕见的民间慈善事业机构"^②。这两篇文章都谈到赠药处与华侨华人的关系及其在海外的影响、赠药处开展义诊活动、赠药处董事会的运作情形,充分说明慈善事业和民间热心人士在维护社会安定方面的作用。

关于育婴堂的文章是慈善类文献中较多的一类,在 30 篇以上,《仁寿儿童保育所》《追忆泉州开元慈儿院》《抗战期间泉州开元慈儿院》《育婴局纪略》《屏南县育婴局》《育婴堂的兴废》《我县清末创办的一所育婴局》《"仁慈堂"虐杀婴儿案记实》《基督教育婴堂史料》《万安育婴堂》《莆田黄石善育堂沿革》《育婴堂轶闻》《清末的泉州育婴堂》《安海育婴堂今昔变化》等文章介绍了新中国成立前社会各界对孤儿、弃婴等弱势儿童的照看和医疗救助情况。

从育婴堂的类型看,有本地乡绅、开明人士自发组织创办的育婴堂,如《我县清末创办的一所育婴局》一文介绍了龙岩连城吴丰庞先生号召社会名流,合力兴办育婴局,救济女弃婴暨鳏寡孤独者的义事善举。^③ 有佛教寺院创办的育婴机构,如泉州开元慈儿院,号称新中国成立前泉州四大慈善机构之一,主要收养婴幼儿、孤儿,还建立起别具特色的教养制度,不但供应被收养人的生活,还为这些孩子开办教育,提升文化水平。作者称,本文系"笔者仅就亲身经历见闻,如实撰写简介,旨在利文史资料之积累,非敢妄加评论,更非有意贬谪"^④。

---

① 伍泽旭:《泉州花桥赠药处沿革》,中国人民政治协商会议福建省泉州市委员会文史资料研究委员会编:《泉州文史资料》(第 12 辑),中国人民政治协商会议福建省泉州市委员会文史资料研究委员会,1982 年。

② 骆庆文:《四十年来花桥赠药处概况》,中国人民政治协商会议福建省泉州市鲤城区委员会文史资料研究委员会:《泉州鲤城文史资料》(第 4 辑),中国人民政治协商会议福建省泉州市鲤城区委员会文史资料研究委员会,1989 年,第 63 页。

③ 吴大滋:《我县清末创办的一所育婴局》,中国人民政治协商会议福建省连城县委员会文史资料委员会:《连城文史资料》(第 15 辑),中国人民政治协商会议福建省连城县委员会文史资料委员会,1991 年。

④ 蔡尔辇:《追忆泉州开元慈儿院》,中国人民政治协商会议福建省泉州市委员会文史资料研究委员会:《泉州文史资料》(第 16 辑),中国人民政治协商会议福建省泉州市委员会文史资料研究委员会,1984 年,第 67 页。

从全文的行文风格看,还是比较实事求是的。有政府举办的官方育婴堂,如屏南县育婴局由县长亲自命名为育婴总局,并拨付专门的经费,其运行的 20 多年间,总计收养弃婴三千余名。有基督教会设立的育婴机构,如黄素琴、陈金銮谈到古田基督教育婴堂时说,"我俩都是长大于古田县新义山基督教育婴堂的姐妹,……我俩在写这篇资料之前,曾访问过从前在育婴堂一起长大的姐妹"①。受到特殊历史时期的影响,这篇文章总体上从批判的角度回忆古田县育婴堂,但依然提供了不少细节性的资料。

四、中医教育机构类文献

目前所见文史资料中,关于中医教育机构类文章有两篇文章,虽然数量偏少,但提供的信息量非常丰富。莆田国医专科学校第一届毕业生陈丰山等人的文章《莆田国医专科学校回忆录》,以当事人的身份回忆了学校设立的基本情况、课程设置、招生情况、学校经费、学生生活、毕业考试和就业等问题。② 从文献学的角度而言,本文的价值在于:

首先,提供了完整的课程设置,并将课程与授课教师一一对应。如医经、伤寒论、妇科学、咽喉耳鼻科由副校长魏显荣任教,解剖学、中医方剂学、小儿科由涵江五通药店坐堂中医师林玉麟任教,生理学、诊断学由涵江万安药店坐堂中医师李国英任教,病理学由训育主任刘伯丞任教,卫生学由涵江同安药店坐堂中医师张禹廷任教,法医学由清末秀才莆田地方法院法医苏陈生任教,国术先由涵江中学体育教员曾广全兼课、后由涵江健安药店外科专科医生李步垣任教,其他各科具有不同老师任教。综合上述情况,莆田国医专科学校教师由三部分组成:一是学校教职工,二是药店中医师,三是当地政府和教育机构人员。

其次,提供了部分的第一届、第二届毕业生名单,第一届有学生 33 人(录取44 人),第二届有学生 27 人(录取 48 人)。结合这份名单,检索其他文献,可以开展莆田医家、莆田中医学术发展等问题的深入研究。如第一届毕业生吕达

---

① 黄素琴、陈金銮:《基督教育婴堂史料》,中国人民政治协商会议福建省福州市委员会文史资料工作委员会:《福州文史资料选辑》(第 2 辑),中国人民政治协商会议福建省福州市委员会文史资料工作委员会,1983 年,第 182 页。

② 陈丰山等:《莆田国医专科学校回忆录》,中国人民政治协商会议福建省莆田县委员会:《莆田文史资料》(第 3 辑),中国人民政治协商会议福建省莆田县委员会,1982 年。

初,1939 年毕业,参加"特种科目考试",取得合格证书,并获中医师资格,受聘西天尾"轩山堂"为坐堂医师。1942 年任莆田县政府财政科科员。新中国成立后留任县政府财政科任会计师。1960 年调入莆田县中医研究所任中医师,负责中医研究与临床工作,其后被推为莆田县医学会理事。1993 年回家乡灵川镇何寨村,在"海安药店"当坐堂医生,免费为患者诊治,被当地群众誉为"故里活华佗"。

　　陈守基的《福州中医学社史略》也是以亲历者的身份撰写的回忆性文章,再现了民国时期福建中医界开展中医教育的艰辛历程。关于这一点不再赘述。

第二节　政协文史资料医家类文献

　　福建历史悠久,唐宋之前,地荒人少,经济落后,文化不发达,医家数量很少。从唐代以后日益发达,唐宋时期是福建经济和文化最为繁荣的时期,故有"海滨邹鲁"之称,经济文化的发展促使宋代形成了福建古代中医药繁荣的第一个高峰时期。明清时期,福建医家人才辈出,数量蔚为壮观。到清末民初,随着西医的传入,一些医家开始广泛传播西医学。福建有浓厚的"信巫不信医"的思想,这种观念导致福建出现众多的医神,其中保生大帝对后世的影响力最大,从古至今,从国内到海外,拥有众多的信徒。

一、宋慈、苏颂与吴夲

　　宋慈是宋代著名的法医学家,为福建中医药的发展增光添彩。他的《洗冤集录》是世界法医学领域中最早的一部专著,完成于淳祐七年丁未(1247 年),比西方的同类著作早了三百五十余年。历经元、明、清三代王朝将近七百年,该书都作为刑法官吏的必读之书。晚清时期,随着中外交往日渐增加,《洗冤集录》被译成十余种文字逐渐传到国外,成为世界上伟大的和最早的法医学权威著作。文史资料的文章主要集中在两个方面,一是宋慈的生平事迹,二是《洗冤集录》本身。

　　宋慈及其《洗冤集录》具有很高的知名度,但有关宋慈本人的史料并不多。

何培基的《〈永乐大典〉有关宋慈生平的记述》对宋慈的生平进行了详细的考证。[1] 福建莆田人刘克庄所撰《宋经略墓志铭》是目前所知有关宋慈最为详尽的资料。何培基指出,这里出现了两个明显的错误,一是把墓志主人的人名搞错。《后村先生大全集》是两宋时期的坊刻本,墓志开始只称"宋公惠父",文章结束时称"公讳普,惠父字也"。当时想当然地认为"普"与"慈"二字在行书草书上极易相混,"普"字显系"慈"字之讹。二是把墓志主人的卒年搞错。墓志记载宋慈的卒年是"淳祐六年",传世的《洗冤集录》宋慈原序记载书成于"淳祐丁未"(即淳祐七年,1247 年),就是一个最可靠的证据。清代陆心源编的《宋史翼》以此为据,认为宋慈于"淳祐六年"(1246 年)逝世,更是以讹传讹。何培基引用《永乐大典》的资料,并与《后村先生大全集》其他资料相互对比,指出其一:墓志主人的名字是"宋慈"而非"宋普"。其二:墓志主人宋慈的卒年是"淳祐七年"而非"淳祐六年"。其实,何培基这里的论述也是错误的,他将宋慈为《洗冤集录》作序的时间认定为其去世的时间。

高铭暄的《世界第一部法医学专著》、俞慎初的《宋慈》、王宏甲的《宋慈和他的〈洗冤集录〉》、贾静涛的《宋慈及其伟大贡献》、罗时润的《宋慈及〈洗冤集录〉》、林衍仁的《宋慈与〈洗冤集录〉》、宋大仁的《伟大法医学家宋慈传略》等文章,对宋慈及其《洗冤集录》也作了比较详细的研究,特别将后世对《洗冤集录》的增补进行了梳理。宋元明清时期,后世对《洗冤集录》的研究、增补、考证乃至山寨模仿都非常多,先后出现赵逸斋的《平冤录》、王与的《无冤录》、王肯堂的《洗冤录笺释》、曾慎斋的《洗冤录汇编》、陈氏的《洗冤集说》、王明德的《洗冤录补》、清代官刻《校正洗冤录》、王又槐的《洗冤录集证》等等,最后于清代汇编为五卷本《补注洗冤录集证》,即目前流行的版本。此外,以《洗冤录》为蓝本,称"详义""义证""辨正""续辑""集正""校正""附著""全纂""补注"等各色名目者,不胜枚举。

由于上述文章作者的学科背景不同,所论述的侧重点也有不同,更为从多重面向研究宋慈提供了不可多得的文献。高铭暄、贾静涛等法律背景的学者注重《洗冤集录》的法学贡献及其对世界法医学的影响,俞慎初等中医学背景的学

---

[1] 何培基:《〈永乐大典〉有关宋慈生平的记述》,中国人民政治协商会议福建省建阳县委员会文史资料研究会:《建阳文史资料》(第 6 辑),中国人民政治协商会议福建省建阳县委员会文史资料研究会,1987 年。

者注重《洗冤集录》的医学贡献及其临床实践。福建当地学者则注重宋慈史料的发掘和田野考察,如宋大仁的《伟大法医学家宋慈传略》,并非单纯的一篇综合各种文字材料写成的宋慈传记,而是实地调查,发现不少新的东西,"关于宋慈墓葬,我们经过二次调查,已在福建省建阳县崇雒乡昌茂村山中找出来。我们又根据文献记载,宋慈的形貌、职位、品德,行为,为慈造像,(宋大仁造像,子鹤海、煦台绘)描绘其'丰裁峻厉,望之可威'的风度。所戴的帽子为进贤冠"①。该塑像于 1955 年在江苏省卫生厅主办的南京中医药展览会展出四个月,在广东省卫生厅主办的广东中医药展览会展出两个月,于 1957 年 10 月在福建省卫生厅主办的福建中医药展览会展出一个月,总计三十余万观众瞻仰。

苏颂是宋代著名的政治家、药物学家、天文学家,福建省各级政协文史资料中的文章主要是对苏颂籍贯、天文学和中药学成就进行考证。傅金星的《苏颂》指出,关于苏颂的籍贯,文献记载比较杂乱,有福建南安说、同安说、晋江说、泉州说、江苏丹阳说。苏颂祖苏益随王潮入闽,后居同安,遂为同安人。益子光海,奸盗有功,宋太宗召赴阙,进左卫将军。光海子仲昌、仲华、仲周。仲昌即苏颂祖父,历官荆湖南北路提点刑狱,知宣、邵、复三州,于荆湖任上生苏绅,苏绅于丹阳任上生苏颂。"因为苏氏祖孙世代显贵,故都以居处为荣,而都把他们列入贯籍,遂致众说纷纭。总之,苏颂祖父生于同安,父亲生于荆湖,本人生于丹阳,祖母南安人,母亲晋江人,子孙分支于南安、丹阳等地。同安是其祖籍,南安是其衍派。"②应该说,这里的考证还是非常准确的,廓清了苏颂籍贯的诸多争议。中伯的《苏颂与丹阳》详细论证苏颂自称"丹阳苏子容"的缘由,再现了苏颂和丹阳的历史渊源。③

陈金城的《苏颂传略》称,青年时代的苏颂学问渊博,从经史九流百家之说

①　宋大仁:《伟大法医学家宋慈传略》,中国人民政治协商会议福建省建阳县委员会文史资料研究会:《建阳文史资料》(第 6 辑),中国人民政治协商会议福建省建阳县委员会文史资料研究会,1987 年,第 31 页。

②　傅金星:《苏颂》,中国人民政治协商会议福建省南安县委员会文史资料研究委员会:《南安文史资料》(第 11 辑),中国人民政治协商会议福建省南安县委员会文史资料研究委员会,1990年,第 139 页。

③　中伯:《苏颂与丹阳》,丹阳市政协文史资料研究委员会、丹阳市文学艺术界联合会:《丹阳文史资料》(第 12 辑),丹阳市政协文史资料研究委员会、丹阳市文学艺术界联合会,1997 年。

到天文地理,医术数学,无所不通,还是一位颇有名气的书法家。[①] 但是,自清代以来均未见苏颂的书法作品传世,以至于人们一直认为苏颂的真迹可能已经全部佚失。2001 年 9 月《中国书法》刊登暨南大学曹宝麟教授考据文章《香港新见北宋名臣八帖考》,认为这批尺牍是传世真品,其中即包括苏颂的《守郡帖》。《同安文史资料》转载了其中的内容,兹摘录如下:

> 苏颂《守郡帖》作于元丰三年(1080 年),纸本,行书,9 行,共 83 字,31×32 厘米。释文如下:颂惶恐再启:颂守郡亡状,日惧谴诃。依赖陶钧,得以免过。非因岁序,不敢自通左右,上烦听览。万万之恩,何以寄言?即日蒙恩,穷病如昨,瞻向门馆,恨乏羽翰。惟以孤危,仰诿明哲。伏惟钧慈,矜念下情,愧恐之至。颂再启。[②]

通过对"依赖陶钧,得以免过"事情的梳理,作者赞同曹宝麟教授的观点,认为这件尺牍就是苏颂的真迹。

关于苏颂的《图经本草》,林玉歆等的《〈图经本草〉的承先启后贡献》梳理了《图经本草》的文献来源,强调其保存了不少已经亡佚的早期本草资料。它是隋唐至元、明之间药物学的桥梁,也是宋嘉祐以后各家本草的研究能取得辉煌成就的开导者。它从全国各地采取了药物标本重新编绘,补充了已失传有图形的本草,对宋以后药物学名实的考订做出重大的贡献。诸如素受赞誉的《证类本草》和名满天下的《本草纲目》,是类《图经本草》模式,引录《图经本草》的成果。[③] 此外,张大金等的《命名取自〈图经本草〉同安地产药材》、吴舟的《〈图经本草〉海州地名考》对《图经本草》涉及的部分药名和地名进行了考证。

保生大帝原名吴夲,医技超群,医德高尚,深受人们敬仰,去世后被朝廷追

---

① 陈金城:《苏颂传略》,中国人民政治协商会议福建省同安县委员会文史资料工作组:《同安文史资料》(第 2 辑),中国人民政治协商会议福建省同安县委员会文史资料工作组,1982 年。

② 本刊资料室:《香港新见苏颂〈守郡帖〉》,中国人民政治协商会议厦门市同安区委员会文史资料委员会:《同安文史资料》(第 21 辑),中国人民政治协商会议厦门市同安区委员会文史资料委员会,2002 年,第 63 页。

③ 林玉歆等:《〈图经本草〉的承先启后贡献》,中国人民政治协商会议厦门市同安区委员会文史资料委员会:《同安文史资料》(第 18 辑),中国人民政治协商会议厦门市同安区委员会文史资料委员会,1988 年。

封为保生大帝,乡民尊之为医神,建庙奉祀。他对闽台中医药文化产生深刻的影响,现在大陆和台湾地区有数百处供奉吴夲的保生大帝庙宇,保生大帝已成为中国闽南、潮汕地区及台湾地区、东南亚华人所信奉的道教神祇。据初步统计,福建省各级政协文史资料发表关于吴夲的文章40余篇,主要涉及三个方面的问题:一是吴夲的出生、经历等相关的文献性考证,二是吴夲由人成为神的演化过程,三是吴夲信仰的当代价值。综合各篇文章的观点,大家一致认为,吴夲不是历史上虚构的人物,而是真有其人,后世汇编的各种材料添加了许多虚构的东西,反而导致吴夲的形象逐渐失真。关于吴夲由人成医神的过程,有深刻的社会因素和文化因素,由医神上升为地方守护神,则是信仰习俗与地缘社会不断整合的结果。保生大帝是闽南和台湾民众共同的信仰之一,具有非常大的社会凝聚力,对于当前的闽台文化交流具有重要的现实意义。文史资料发表的这些文章,还有一个比较突出的特点,即有很多实地调查的材料,一定程度上弥补了文字材料的不足,也可以校订文献史料的部分讹误。

2007年,厦门市海沧区举办第二届保生慈济文化节,特组织汇编《保生慈济文化专辑》一册,列为《厦门海沧文史资料》第四辑。[①] 为做好这一工作,海沧区政协文史委特邀厦门市的专家学者,走访了海沧区内所有奉祀保生大帝的宫庙,抄录有关碑文、药签、分灵宫庙名录、祭典仪式等,编辑成册,作为"慈济文化节"的历史文献。本书按内容分为慈济综述、慈济碑记、慈济颂典、慈济药签和慈济分灵五个部分。慈济综述部分,龚洁从信仰文化、建筑文化、雕绘艺术、旅游文化概述了保生慈济文化的内涵,刘青泉对保生大帝的若干史实进行了考证。慈济碑记部分,主要根据现存的碑刻和文献资料进行核对,并参考何丙仲教授所著的《厦门碑志汇编》。同时还附录了白礁慈济宫(俗称西宫)颇具研究价值的碑文和图片,如庄夏撰的《慈济宫碑》和西宫照片等,便于读者研读参考。慈济颂典部分,详尽介绍目前具有创新的颂典,颂典礼仪设计的具体过程及其考量因素,附录了保生大帝颂典祝文、圣诞祝文、金门巡安祝文和在厦门金门的颂典仪式。慈济药签部分,抄录了180首药签,均保持原貌,并就慈济药签的用药特点进行了梳理。慈济分灵部分,根据有限的资料进行整理,罗列了慈济宫

---

① 中国人民政治协商会议厦门市海沧区政协文史委员会:《厦门海沧文史资料·保生慈济文化专辑》(第4辑),中国人民政治协商会议厦门市海沧区政协文史委员会,2008年。

在海沧、厦门、闽南地区、台湾地区以及世界各地的分灵宫庙名录,尤其台湾地区的保生大帝联谊会宫庙名录非常详细,涵盖了台湾各个区域。与各地政协文史资料零星发表的有关保生大帝的文章不同,本专辑汇录了目前所见的碑刻资料和古今结合的颂典仪式,提供了闽南地区、台湾地区乃至世界各地的慈济宫分灵庙宇名单,为开展保生大帝的深入研究奠定了坚实的文献学基础。

二、福建各地医家

统计历年来的各地政协文史资料,共有各地医家的文章 200 余篇,涉及医家 800 余人,其中 150 余名医家有详细的生平事迹介绍。从文史资料记载的医家看,闽台虽然偏僻一隅,但是医生的医术并不逊色于其他省份的医生,每个地区均出现了闻名遐迩的医学大家。俞慎初的《闽台医林人物志》中收录从三国到清代的闽台医家共 722 人,其中三国至唐代仅 6 人,宋代 30 人,元代仅 9 人,明清时期 677 人。《闽台医林人物志》中的医家资料来源于各地方志中的方技部分,而且内容简略。福建省政协文史资料中讲述的多位明清、民国时期的闽台医家,其中多数未见于《闽台医林人物志》中,可以对之作相应的补充,而且可以以此为方向,搜寻更多闽台医家的相关资料,完善对闽台医家的研究。

以福州地区而论,郭富小供稿、连承虞整理的《近代著名医学家——力钧》[①],从力钧的早期求学、周游各国汇通中西医、进入京师担任御医等三个方面介绍了力钧的生平。福州长乐的郑敦章、郑由恩父子医德高尚,在当地闻名遐迩,但未见于文献记载。陈华栋的《良医郑由恩先生轶事》通过几个具体的医案生动再现了其高明的医术。文章介绍还特地谈到,敦章老先生与笔者先祖诸瑾公有交谊,先父章安公曾学医于敦章老先生之门,与由恩先生交尤挚,时相过从,笔者髫年得睹敦章老先生丰采,后又亲聆由恩先生谈说奇方。[②] 这些都是陈华栋亲眼见到、亲耳听到的事情,可信度非常高。受各种因素的影响,大部分医家基本在家乡附近悬壶济世,部分外出行医者,一般都具有比较大的影响力,唯

---

① 郭富小供稿、连承虞整理:《近代著名医学家——力钧》,中国人民政治协商会议福建省永泰县委员会文史组:《永泰文史资料》(第 3 辑),中国人民政治协商会议福建省永泰县委员会文史组,1986 年。
② 陈华栋:《良医郑由恩先生轶事》,政协长乐市文史资料委员会:《长乐文史资料》(第 6 辑),政协长乐市文史资料委员会,2005 年。

有这样才可能站稳脚跟。闽侯著名医家谢宝三便是如此。[①]谢宝三家世业医，26岁时从福州到厦门闯荡，拜当地名医为师，患者多闻名求治，门庭若市，他由此成为厦门名医之一，人们赞誉为"福州仙"。厦门海军司令部将领蒋拯为其题赠"良医"匾额，思明县知事来玉林授予"触手成春"匾额，称颂谢医师医术高明如镜。

近代厦门最著名的医家自然非吴瑞甫莫属。他的学生朱清禄撰写的长篇回忆性文章对吴瑞甫的生平事迹、办学过程、星洲生涯、历史贡献进行了比较深入的回顾，详细列举了吴氏的论著目录。朱清禄20世纪30年代跟随吴瑞甫在厦门国医专门学校学习中医，"以上所记，仅就作者于20世纪30年代在厦门国医专门学校随师学习及尔后见闻所及而已，自知疏漏甚多，诚不足以表彰先生之功业于万一"。其实，这篇文章提供了很多吴瑞甫临床、教学和研究的细节，如联合厦门当地医学先进，"共负树人之责"，奖掖后进，栽培青年，"对同时代之名中医，如恽铁樵、丁甘仁、张锡纯、张山雷先生之论著，倍加赞赏，深有共鸣；但如学术见解不同时，则又不肯苟同附和，而是据理力争，务求其真，以厚生寿世，堪称神交之净友"[②]。联系其他资料分析，本文对吴瑞甫的评价是相当准确的。《鼓浪屿开业医生调查资料(1884—1949年)》系陈全忠根据资料记载并采访了部分知情者后，整理出来的一篇调研报告。根据统计，从1884到1903年的晚清时期，鼓浪屿共计开业中医10人；从1903到1941年的公共租界时期，共计开业中医32人；从1941至1945年的日本占领时期，共计开业中医18人；从1945到1949年的抗战胜利后时期，共计开业中医13人。[③]本文不仅提供了一份非常详细的近代鼓浪屿中医从业者名单，其不同时期数量的变化更为开展进一步研究

①　陈全忠：《著名老中医谢宝三》，政协厦门市委员会文史资料委员会：《厦门文史资料选辑》(第21辑)，政协厦门市委员会文史资料委员会，1994年。

②　朱清禄：《桔井芳传鹭岛医林范仰南天：记中医大师吴瑞甫先生》，中国人民政治协商会议福建省同安县委员会文史资料委员会：《同安文史资料》(第1辑)，中国人民政治协商会议福建省同安县委员会文史资料委员会，1982年，第28页。

③　陈全忠：《鼓浪屿开业医生调查资料(1884—1949年)》，中国人民政治协商会议厦门市鼓浪屿区委员会：《鼓浪屿文史资料》(第4辑)，中国人民政治协商会议厦门市鼓浪屿区委员会，1999年。

奠定了基础。而柯乔木的《民国时代泉州的台湾医生》①和林双法的《晋江台湾籍医生遣送崇安概况》②也是通过社会调查，对民国时期泉州籍台湾同胞在福建行医的情况做了比较详细的介绍。此外，福建省各级政协文史资料还刊登了涉及宁德、南平、三明、龙岩、莆田、漳州等地医家的不少文章，通过这些文章，一些正史和地方志没有记载的医家资料得以保存。

自宋代以来，尤其是明清时期，闽台地区出现多个医学世家。如龙岩庐丰乡包氏三代名医，即包育华、子包识生、孙包天白，祖孙三代皆医术精湛，闻名遐迩。楚芳的《庐丰包氏三代名医》③发表后，随即引起连生的关注，他认为楚文"不仅未反映出包育华医生的长处，致使大为逊色，而且连他原来比较完整的见解，也写成片面之见了"。于是参阅民国《上杭县志》等资料，撰写《〈庐丰包氏三代名医〉校正补充》④，从六个方面补充订正了楚文的不足或讹误之处。龙岩的中医世家郑家，祖传小儿科，以"郑八"最为有名，自19世纪初期到现在，延续约180年，六代专业儿科，在当地享有盛誉。莆田柳园卓氏，从清末卓氏高祖卓彦开始，代代相传医骨之术，迄今方兴未艾。莆田涵江的李健颐，他家三代为医，他曾在平潭县行医多年，抗日战争开始后，迁入涵江，开设庆余堂制药局，继续行医，善治流行性疾病，尤其精于鼠疫的诊治。有些医学世家已形成自己的理论体系，而且有师承授受，如同江浙的学术流派一样，可以对之进行归纳，有助于学术的进一步传承和发展。

三、福建医家的医学著作

研究医家的同时，文史资料中部分文章也对医家们的学术著作进行专门

---

① 柯乔木：《民国时代泉州的台湾医生》，中国人民政治协商会议福建省泉州市鲤城区委员会文史资料委员会：《泉州鲤城文史资料》（第8辑），中国人民政治协商会议福建省泉州市鲤城区委员会文史资料委员会，1991年。

② 林双法：《晋江台湾籍医生遣送崇安概况》，中国人民政治协商会议福建省晋江市委员会文史资料研究委员会：《晋江文史资料选辑》（第14辑），中国人民政治协商会议福建省晋江市委员会文史资料研究委员会，1993年。

③ 楚芳：《庐丰包氏三代名医》，中国人民政治协商会议福建省上杭县委员会文史资料编辑室：《上杭文史资料》（第4辑），中国人民政治协商会议福建省上杭县委员会文史资料编辑室，1984年。

④ 连生：《〈庐丰包氏三代名医〉校正补充》，中国人民政治协商会议福建省上杭县委员会文史资料编辑室：《上杭文史资料》（第6辑），中国人民政治协商会议福建省上杭县委员会文史资料编辑室，1984年。

论述,如黄卓尔的《医阶鼎》、杨景洲的《汇辑儿科学全书》、宋慈的《洗冤集录》、罗拔茹的《医学志疑》《宝命全形集》等,这些著作有的已经出版发行,有些至今散落在民间或者被收藏在某个图书馆,未能行之于世。如黄振吉的《宫廷药酒秘方》,此书一卷,是黄振吉广泛搜集民间酿酒法后,在其父太医院行走(药剂师)黄季科的研究成果下,结合自己的心得,编著而成,包括药酒类100余种及酿造法,至今犹存真迹在永春吉安堂,未曾刊刻于世。[①] 诸如此类的著作,在闽台还有很多,我们可以进行相关中医药文献的搜集和整理工作,以防止此类医学文献的湮灭。医家的学术思想和具体的临证过程会记录在其著作中,通过对这些著作的整理出版,能更好地研究和传承这些医家的学术思想和临证经验。

根据文史资料提供的线索,可以查询这些医学著作的踪迹。以《医鼎阶》为例,1986年,枫林发表《清末名医黄卓尔〈医鼎阶〉简介》,称"该书做小说体裁,寓理、法、方、药于故事之中,使人读了不忍释手,在故事情节中,获得医药知识,这也是创新,难能可贵的"[②]。这部书是否还存世不得而知,现存各种中医药目录学工具书如《中国医籍通考》《中国古医籍书目提要》《中国中医古籍总目》等俱未著录该书的消息。2014年,肖林榕等发表《〈医鼎阶〉的作者与学术特点》[③],介绍该书有刻本收藏于上杭县客家族谱博物馆。获知这一消息后,笔者曾亲赴上杭县客家族谱博物馆查阅该书原件,发现保存完整,品相完好,是一部不可多得的章回小说体医案,以这种体裁撰写的医案在全国范围内也是非常少见的。近年来,笔者以文史资料为线索,在全省范围内通过各种途径搜寻医书,至今已经获得6部此前不为学术界所知的中医古籍。

① 陈诗忠:《黄振吉与"吉安堂健脾散"》,中国人民政治协商会议福建省泉州市委员会文史资料委员会:《泉州文史资料》(新8辑),中国人民政治协商会议福建省泉州市委员会文史资料委员会,1991年。

② 枫林:《清末名医黄卓尔〈医鼎阶〉简介》,中国人民政治协商会议福建省长汀县委员会文史资料编辑室:《长汀文史资料》(第11辑),中国人民政治协商会议福建省长汀县委员会文史资料编辑室,1986年。

③ 陈乡钱、肖林榕、严雅英:《〈医鼎阶〉作者及学术特点》,《中华医史杂志》2014年第3期。

第三节　政协文史资料疾病类和药业类文献

一、疾病概况类资料

疾病类材料记载了福建各种不同的疾病,总计超过 200 篇文章,主要介绍福建各地从 19 世纪 80 年代至今各种疾病流行的情况。其中,概述性介绍传染病和流行病的文章 40 篇左右,多数以县域为单位,介绍该地传染病的基本情况。周耀民等的《解放前平潭烈性传染病流行情况》、王洪涛的《解放前泉州的疫病》、叶树霖的《漫谈解放前莆田的瘟疫》、魏启东的《战时永安的疫情》等文章,介绍了不同地方的鼠疫、霍乱、恙虫病、天花、猩红热、脑膜炎的发病情况。从部分记载看,各种烈性传染病给人民群众的生命安全带来了巨大的危害。新中国成立前,平潭发生了为数众多的地方性流行病——恙虫病,是福建恙虫病最严重的疫区之一。其症状为发热、全身红疹、淋巴结肿痛、皮肤溃疡等四大特点。当时对这种烈性传染病诊断不明确,无法治愈,流行甚广,死亡率甚高。[①] 根据追踪调查,漳州芗城从 1900 年至 1950 年间,五十年间就有 48 年发生天花病例,发病率约占总人口 1‰～2‰,病死率为 15％～20％。霍乱更是可怕,诏安县最厉害的一次是 1943 年秋季,死者难计其数。往往是早上得病,隔日即亡,早上抬人上山,隔日给人抬上山,有的人家死后无人料理丧事。这一年,有的乡村午后就关门闭户,巷路上行人寥寥无几,气氛十分恐怖,到了夜晚,更深夜静,只闻哭啼声此起彼落,更是凄神寒骨,惨不忍闻。[②] 此类文献有一个共同的特征,即将新中国成立前后的情况进行对比,说明新旧社会之间的差异。新中国成立前,各县烈性传染病经常发生,不知夺去多少人的生命。新中国成立后党和人民政府关心人民的健康,经几年的努力,基本上消灭了各种烈性传染病的发生。回

---

① 周耀民等:《解放前平潭烈性传染病流行情况》,中国人民政治协商会议福建省平潭县委员会文史资料委员会:《平潭文史资料》(第 3 辑),中国人民政治协商会议福建省平潭县委员会文史资料委员会,1983 年。

② 沈顺添:《1726—1950 年我县瘟疫流行概况》,中国人民政治协商会议福建省诏安县委员会:《诏安文史资料》(第 5 辑),中国人民政治协商会议福建省诏安县委员会,1984 年。

忆过去,对比现在,新旧社会的优劣,不言自明。

关于传染病和流行病,文史资料还刊登了不少新中国成立后各方防治传染病的文章,如林保耀的《松溪县天花流行史和防治情况》、姜鸿超的《疟疾肆虐及根治》和《漳平麻疹病流行及其控制情况》、纪惠玲的《福州市卫生防疫五十年回眸》、陈一民的《烈性传染病在台江的流行及其防治》、林双法的《晋江防治地方传染病工作综述》等等。这些文章对新中国成立后党和政府防治传染病的措施和成效都做了比较详细的论述,如纪惠玲的《福州市卫生防疫五十年回眸》回忆了福州市卫生防疫站五十年的历程,在"预防为主"总方针的指导下,福州市传染病防治成效显著,50年来,福州市的传染病发病率由4011.41/10万,下降至210.65/10万,传染病在死因中的排位由第一位下降至第七位。到1990年统计,人口的平均期望寿命为75.17岁,其中男性73.76岁,女性77.78岁。[①] 通过这些回忆性文章,可以对福建新中国成立前后的传染病问题开展综合性研究,从疾病类型、发病规律、社会影响、疾病防治等方面探讨20世纪以来的福建省医疗卫生问题。

福建是麻风病、血吸虫病的高发区。文史资料有40余篇文章谈到各地的麻风病和血吸虫病,大致提供了福建省麻风病、血吸虫病的历史沿革、新中国成立前后各地麻风病、血吸虫病的防治、各地设立的麻风病院等三个方面的信息。从区域分布来看,尽管全省各地大部分地区都有麻风病例和血吸虫病,但麻风病主要集中在沿海一带,尤其以福州地区最为严重,血吸虫病则没有明显的地域性特征。从防治情况来看,尽管新中国成立后各地加大了对麻风病的治疗和预防,时至今日麻风病也没有完全绝迹,在某些地方还有个别偶发病例,血吸虫病则基本上绝迹。从文献生成的角度来看,这些文章的作者大部分都是参与麻风病院建设或者治疗血吸虫病的医生,他们的叙述可信度是比较高的。

二、鼠疫类资料

闽台的多发瘟疫,主要有鼠疫、天花、霍乱、恙虫病、猩红热、脑膜炎等等,其中危害最频繁最严重的当数鼠疫。概述性介绍传染病和流行病的40篇文章中,

---

① 　纪惠玲:《福州市卫生防疫五十年回眸》,中国人民政治协商会议福建省福州市委员会,文史资料工作委员会:《福州文史资料选辑》(第21辑),中国人民政治协商会议福建省福州市委员会,文史资料工作委员会,2002年。

仅有 1 篇文章没有记载鼠疫的流行,单独撰写与鼠疫有关的文章也超过 40 篇。与其他疫情相比,鼠疫呈现发病区域广、死亡率高、社会危害性大、恐慌性心理加剧等特点。

从鼠疫发生的区域看,尽管现有文章并没有涵盖福建所有的县域,不过,通过对这些文章的梳理,可以肯定地说,鼠疫在福建所属的县级单位都曾经暴发过。鼠疫暴发的区域性特征不明显,从闽北的山区到厦门的沿海,从偏僻的农村到繁华的都市,鼠疫都无一例外地发生过。从具体的暴发区域而言,鼠疫多以暴发地点为中心向周边扩散,扩散的范围则大小不一。单次性散发病例疫点,系自中心疫区得病,一般较少造成传播。多次性病例疫区除自中心疫区传入外,尚有区域外疫源的传入,但多局限于主村,呈闭锁状,未见各乡交叉感染。根据德化县的调查,该县 26 年间曾发生四次大规模鼠疫传染病例,均以浔中镇为中心,以村、街为单位向周边延伸,方圆 5－15 华里,未见扩散于远乡或外县。几处单次性散发病例,如大平乡大平村、驷蒲、下山、英山等地均有单个病例,均未造成扩散。

从感染率和死亡率看,鼠疫传播非常迅速,死亡率相当高。1958 年福建省鼠疫防治所在漳平县开展了为期 33 天的调研,获得大量的口述资料。中医师唐天祺说:"我祖父是医师。幼时听祖父说:在戊子年(1888 年)城关'粒仔症'大流行,有个抬轿子的一家就死了六人。此后,1906 年以及 1929 年还各发生流行一次。"顶郊村当时 88 岁老人林洞庚说:"在戊子年五月,城关有一家在一天里死于'粒仔症'的就有六人,传说'粒仔症'是由龙溪、浦南传入。"老人陈鉴珊说:"瘟疫流行时,我在街道里半小时内看见抬过八口棺材。芦芝乡后福村村民林雅章,听说他在城里的亲戚得了'粒仔症'死了,去该家取回铺盖,回家后染同病死亡,继又传染近邻死了 28 人。"[1]1944 年顺昌县元坑乡秀水村发生鼠疫,当时的情形也非常可怕。秀水村 6 个江西丰城打篾工人,突然腋下结核,发高烧而死去。所有患者,腿腹之间或腋下均结核,发高烧。其症状不一,有的卧床不语默默而死,有的死后满口血迹,有的头栽水缸喝水而死,惨不忍睹。凡患此病,一般不超过 24 小时便身亡。秀水村吴作浪上午还在村中散步,不幸腋下结核,下

---

① 陈洋洋、姜鸿超:《漳平解放前鼠疫流行情况简介》,中国人民政治协商会议福建省漳平县委员会文史组:《漳平文史资料》(第 5 辑),中国人民政治协商会议福建省漳平县委员会文史组,1984 年,第 47 页。漳平县称鼠疫为粒仔症。

午 5 时发高烧后就殁世。在当年 4 月间,天天有人死去,四处可听到啼哭仰天长叹声。这种鼠疫的流行,实属使人毛骨悚然,亲戚故友不敢进前吊唁、送葬。一到傍晚,家家紧闭门户。[①] 从文史资料看,凡是涉及鼠疫的文章,都无一例外地详细描述了鼠疫的可怕。

　　与高死亡率的危害相比,死亡造成的社会性心理恐慌更是让人惊慌失措,六神无主。1944 年 6 月中旬,漳州曾发生一件最突出的鼠疫惊闻,有一位新接任龙溪县政府的某科室科长,他在办公室拉开桌屉要取印章时,突然从抽屉里跳出一只老鼠,这个科长惊惶回到宿舍,是晚即发高烧昏迷,同事星夜把他送到闽南医院抢救,医生束手无策,死于医院中。这一消息传开,吓得全县人民心惊胆战害怕老鼠,县府人员也惶惶不安,办公几乎陷于停止状态。县长和各科室人员只好晴天穿着雨靴,扎紧裤管来办公。遇见老鼠则速闪避,害怕撞在脚边而引起疫病。[②] 1944 年,顺昌县洋墩乡蔡坑村鼠疫流行,该村 300 多人死于疫者竟达 60 余人,占总人口五分之一左右。2 月首例鼠疫患者发病死亡后,数日之内,水沟、厕所、瓦槽、水缸、桌上、厨下到处可见死鼠,村里的猫几乎死光,连及猪、鸭亦见死去。村民为鼠疫所迫,有人外逃到村外,或上山搭起茅棚宿居。至 7 月中旬达到高峰,凡死于疫者,有的头栽水缸,有的身浸水棉,有的静死于榻,有的龇牙咧嘴,惨不忍睹。[③] 这样的消息一旦传播开来,就不是死人那么简单的事情了。一旦人人自危,可能会引发严重的社会问题,影响到生产、生活、学校等正常运行。

　　鼠疫是历史上造成严重社会危害性的烈性传染病之一。梳理福建各级政协文史资料刊登的文章,在疾病类栏目中,和鼠疫相关的文章数量是最多的,叙事也是最为详尽的。不过,在使用此类文章开展研究中,一定要正确区分文章描述的可信度问题。

---

　　① 吴高钿:《记元坑乡一次鼠疫》,中国人民政治协商会议福建省顺昌县委员会文史资料委员会:《顺昌文史资料》(第 10 辑),中国人民政治协商会议福建省顺昌县委员会文史资料委员会,1992 年。

　　② 陈郑煊:《回忆漳州在民国时期的鼠疫》,中国人民政治协商会议福建省漳州市芗城区委员会文史资料委员会:《漳州芗城文史资料》(第 4 辑),中国人民政治协商会议福建省漳州市芗城区委员会文史资料委员会,1994 年。

　　③ 李章镛:《解放前顺昌鼠疫流行之惨状》,顺昌县政协文史资料研究委员会:《顺昌文史资料》(第 5 辑),顺昌县政协文史资料研究委员会,1987 年。

三、药业类文献

福建省各级政协文史资料，蕴藏丰富的本区域药业发展变迁资料，这些史料涵盖了医药行业概况、药物制作使用、药材商业经营、药学研究文献、药材传说逸事等方方面面，林林总总，蔚为可观。其中占据较大篇幅的当属新中国成立以前闽台各地区医药行业发展概况文献，合计约50篇文章。涉及区域有福州、莆田、南平、三明、台湾等，大体以传统中医药行业为主，兼及西药行业。

关于中药业的发展沿革，从文史资料的文章看，各县的中药业都经历了由分散经营到成立同业公会的过程，其内部也都存在比较激烈的竞争，甚至是恶性攻击。福州市台江区国药业由于业务性质的不同分为号、栈、店。所谓"号"，是指专向国内外采办各类药材供应给批发商，"栈"是指直接向"号"和外地进货经营批发业务的，"店"是专做零售的药铺。早期他们之间彼此各自为政，互不干涉，后来随着形势的发展，这些号、栈、店联合起来，成立了闽侯县中药商业同业公会。[1] 不论如何联合，同业之间的竞争不可避免。建瓯毗邻江西，中药业历史悠久，稍具规模或略有名气的老字号有种德堂、毛福春、天禄堂、松龄堂、福庆堂、祥茂堂、福盛厚、同安堂、天裕堂、天生堂、毛福余、天佑堂、福泰堂、长安堂、大生堂、天元堂等。这些药行早期都是独立经营，1939年，经同业各家酝酿，成立了第一届建瓯县国药商业同业公会，具有行业管理性质，在药品价格管理、质量监督、协调同业关系方面，起了一定作用。[2]

在组织形式上，药店一般有独资、合伙、夫妻店三种，其中合伙店占多数。无论哪种形式的药店，都比较注重和中医师搞好关系。有些药店直接聘请坐堂医，如永安十余家中药店，设师坐堂看病的有吉人药房的廖吉人中医，章人和药店的章国华老中医，复元堂药店的饶维卿小儿科医生，复春堂药店的吴幼民中

---

① 李益清：《解放前南台的国药行业》，中国人民政治协商会议福州市台江区委员会：《台江文史资料》（第9辑），中国人民政治协商会议福州市台江区委员会，1993年。

② 江光耀：《建国前的建瓯国药行业概况》，中国人民政治协商会议福建省建瓯市委员会文史资料委员会：《建瓯文史资料》（第20辑），中国人民政治协商会议福建省建瓯市委员会文史资料委员会，1995年。

医,李永源药店的陈书颖中医等。^① 不过,统计分析药店聘请坐堂医的情况,几乎无一例外都是比较小的药店。药店和医家的联合,更多的是采取医家推荐或指定药店的方式。各门市药店为求扩展营业,增加收入,对有名望的中医往往百般逢迎,甚至年节送礼请客。医生诊病开方时,就会顺势利导地说"某药店好",病家相信医生,自然可增加生意。有的中医师在每张处方中,都开个中药代名词,这个代名词是双方默契的,只有特约药店懂得,别家无法配售。如福州中医师萧乾中与同仁药店有约定,以煎之无味、饮之无害的小小河卵石充当代名词的药物,长期以来,仅这一味,就照顾该店获利不少。^② 此外,这些文章还涉及新中国成立前闽台地区丰富生动的药业历史发展形态,如医药结合一体与分业、药业营销策略与技巧、药业行规与组织文化、中成药制作、药物来源和道地药材选择、中药业贸易网络等问题。研究者可以利用这些资料研究新中国成立前闽台地区药业史,同时它们还是珍贵的闽台民间社会商业变迁历史记载。

资料中另一重要收录史料即福建中药行业著名的老字号。药业店铺是构成药品行业的基层单位组织,这些传承下来的百年老店,多有自己的经营理念和经营特色。文史资料所记载的药局药铺经营历史,是本区域药业发展史的重要组成部分。文史资料的部分篇章,将已消逝在历史长河或依然勃勃生机的老字号重新拉回到今人的关注视野中。

福建省中药业老字号,最负盛名且至今长盛不衰者非福州回春药店莫属。福州回春药店是福建省现存最古老的药店,创业至今已有 200 余年的历史,素有南方"同仁堂"之美称。

杨英在参考《福州工商史料》和《福州中药商业志》部分资料的基础上,辅之以实地采访所得,撰写《福州回春中药店》,这篇文章资料翔实,从早期东家变更、企业发展、经营概况、特色产品、新中国成立后的回春药店、回春药店的新发展等六个方面,既详细梳理了回春药店的历史变迁和早期创业的艰辛历程,又列举各种数据说明新中国成立后回春的新发展。从回春药店的经营方式看,该

---

①　曾纪增:《战时永安私营中西医药》,中国人民政治协商会议福建省永安市委员会文史资料研究委员会:《永安文史资料》(第 8 辑),中国人民政治协商会议福建省永安市委员会文史资料研究委员会,1989 年。

②　李益清:《解放前南台的国药行业》,中国人民政治协商会议福州市台江区委员会:《台江文史资料》(第 9 辑),中国人民政治协商会议福州市台江区委员会,1993 年。

店也有很多值得称道之处。一般中药店以饮片为主,回春则以丸散丹膏为主;一般中药店基本为零售业务,回春则批零结合,并给予批发者较大优惠。回春看到外地顾客多嘱托亲友来榕购买药品,就在店内设立邮售部,专门办理外地顾客的业务,不论整批零购,皆所欢迎,对于汇兑不便的地方,可以用国内一元以下邮票代替现金,不但便利了顾客,实际上也由此多做了外地业务。为扩大宣传,回春店还特地印发了广告仿单——《丸散丹膏全集》,分门别类地介绍各种药品性能、价格及邮购办法等,这样花大本钱做广告,在福州国药行业是一个创举。根据 1938 年回春印发的《丸散丹膏全集》,共录药品 197 种,品种较为齐全,门类有补益心肾、脾胃泄泻、饮食气滞、痰火咳嗽、诸风伤寒、诸火暑湿、妇科、儿科、眼科、外科等共十门。此外,回春还开发了特色产品周公百岁酒,周公百岁酒是回春的名牌产品,为该店首创自行酿制,且风靡南方及东南亚一带。[①]史宏撰写的《回春的回忆》则以回春药店后人的身份根据其日常所闻讲述了回春药店的点滴故事。[②] 史宏的母亲幼年时即住在回春药店的后院,耳闻目睹了很多回春药店的趣事,如每年度的缮鹿制药为一时盛事,观者如堵,热闹非凡。作为后人的史宏,牢记回春精神,在国外传承发扬中医,这也体现了回春本身的文化传承。

　　其他如漳州同善堂药局、福州虎标永安堂、建宁县碧玉昆药铺、同安县坤和药行、霞浦县香山药局、建瓯县福盛厚国药号等,各地政协文史资料均有相关记载。因为这些史料的记载保存,今人终能看到这些老字号在药物采购、营销方法、同业竞争、学徒培养、品牌培养等诸多历史细节,同时其历史兴衰亦能让后代从中汲取历史经验。同时,中药业的繁荣昌盛,是工商业发展的一个缩影,这些文章也为研究历史时期福建的工商业发展提供了宝贵的材料。

　　政协文史资料还涉及福建诸多道地药材和民间传统药方的记载,例如《百年成药"刘朝阳神釉"》系药方开创者刘朝阳的后人对祖辈创制"万应百草神釉"

---

　　① 杨英:《福州回春中药店》,中国人民政治协商会议福建省委员会文史资料委员会:《福建文史资料》(第 36 辑),中国人民政治协商会议福建省委员会文史资料委员会,1997 年。

　　② 史宏:《回春的回忆》,福州市政协文化文史和学习委员会:《叙事:福州中医药文化保护传承的集体记忆》,福州:福建美术出版社,2021 年。

经历的详细追述,细致交代此药方的药材组成、治疗预防功效以及社会影响。① 《李和元养脾散》则简要记载了驰名国内外的中成药漳州永春参桂养脾散的创制来历。② 《天王寺疳积散》史料价值更高,该文展示天王寺疳积散秘方三种,系作者从"破旧箱筐中获取先父生前手抄此秘方一纸"整理而来,后人赖此文得以了解"天王寺小儿疳积散"的前世今生,此药方创制案例亦可透视福建古代宗教与医学的密切关系。③ 当然,有关片仔癀的文章数量最多,涉及片仔癀的发展历史、功能功效、生产经营、海外影响、传奇故事等等。

第四节　政协文史资料中医药文献汇编的创新性发展
——以《叙事:福州中医药文化保护传承的集体记忆》为中心

一、《叙事:福州中医药文化保护传承的集体记忆》的汇编

"叙事"系列是近年来福州市政协文史委重点打造的特色品牌,相继出版了《叙事:福州历史文化名城保护的集体记忆》《叙事:福州城区内河水系综合治理的集体记忆》《叙事:福州闽剧评话伬艺保护传承的集体记忆》等系列图书,生动再现了中华人民共和国成立以来尤其是改革开放以来福州社会经济文化的巨大变迁。《叙事:福州中医药文化保护传承的集体记忆》(以下简称《叙事》)以亲历、亲见、亲闻(即文史资料工作强调的三亲)口述记述为主,兼具历史文献资料,真实记录福州中医药文化发展的历程,特别是中华人民共和国成立以后,改

---

① 刘炳华:《百年成药"刘朝阳神麯"》,中国人民政治协商会议福建省建阳县委员会文史资料委员会:《建阳文史资料》(第 7 辑),中国人民政治协商会议福建省建阳县委员会文史资料委员会,1987 年。

② 李世山:《李和元养脾散》,中国人民政治协商会议福建省永春县委员会文史资料研究委员会:《永春文史资料》(第 8 辑),中国人民政治协商会议福建省永春县委员会文史资料研究委员会,1988 年。

③ 郭寿荣:《天王寺疳积散》,中国人民政治协商会议福建省上杭县委员会文史资料编辑室:《上杭文史资料》(第 9 辑),中国人民政治协商会议福建省上杭县委员会文史资料编辑室,1986 年。

革开放以来福州中医药文化保护传承、创新发展的历史记忆、生动实践和当代思考。[①] 这是福州市政协文化文史和学习委员会(以下简称文史委)开展中医药文化调研和研究的新范式,也是福州市政协文史工作的新突破。

为做好这项工作,2021 年 3 月,福州市政协向社会公开征集稿件。征集对象为凡参与过福州中医药文化保护传承的部门、医院、学校、科研机构、企业单位、民间组织、社会各界以及市民个人。征集内容为重点展示新中国成立以后特别是改革开放以来,福州中医药文化保护传承创新发展的集体记忆和生动实践,同时呈现福州中医药的地域特色、民间资源和普及应用。福州市政协的这一倡议得到社会各界的热烈响应,共征集书稿 360 余篇。

选编者在"后记"中称,"在征编过程中,我们力求做到既能反映福州中医药文化的历史源流,又能展现中医药文化守正创新的时代风貌;既注重中医流派传承脉络的梳理,又能较好地展现当代名医的学术思想和文化思考;既能勾勒出党委、政府和各级医疗卫生部门持续推动中医药文化事业创新发展的工作历程,又能反映闽中大地山野草泽、乡村社区、寻常巷陌中医药文化的鲜活遗存和生动实践;既能通过口述采访极力保留一批当代中医人的鲜活记忆,又能收集、整理和保留一批中医药文化的历史文献和专业资料"。应当说,《叙事》完全实现了编写者的初衷,全面呈现了中华人民共和国成立以来福州地区中医药文化的发展历程,也是对福州中医药文化的系统总结和升华。

二、《叙事:福州中医药文化保护传承的集体记忆》的主要内容

全书以中医药工作的亲历者(亲历亲见亲闻)的口述或撰稿为主,同时也收录了部分回忆文章、文献资料和历史文档,分守正创新、历史源流、流派传承、当代名医、践行实录、医脉传承、本草撷珍、杏林文翰等 8 个方面的内容,并附录部分珍贵资料。

"守正创新"与"践行实录"主要呈现省市党委、政府和卫生健康系统工作大略,撰稿人包括现任及历任省市党政领导、卫生行政管理者、医疗机构管理者、国医大师、中医药高等教育管理者,共收录文章 32 篇。既有对福州市中医药发

---

① 福州市政协文化文史和学习委员会:《叙事:福州中医药文化保护传承的集体记忆》,福州:福建美术出版社,2021 年。本节材料俱出自本书,不再注明。

展的宏观性回忆和展望,又有国医大师、院士等回忆从事中医药的人生经历;既有福州市所属各医疗机构筚路蓝缕的艰辛创业历程,又有基层中医从业者的默默奉献。福建省中医药管理局局长钱新春以富有诗意化的标题,叙述了他自幼与中医药的情缘以及在推动中医药传承过程中的不懈努力。截至 2020 年,中医医院从 1978 年的 9 所发展到 98 所,培养出国医大师、全国名中医、福建省名中医以及大量基层中医药人才。陈可冀院士的《我和中西医结合事业》分孕育、储备、和谐、拓荒、延伸五个阶段讲述了他从事中西医结合事业的心路历程,再现了老一辈学者对事业的执着和孜孜不倦的进取精神,尤其是他对清宫医案的开创性整理和研究,历时数载先后完成《慈禧光绪医方选议》《清宫医案研究》《清宫药引精华》《清宫外治医方精华》《清宫代饮茶精华》等书,相继发掘出清宫寿桃丸、清宫八仙糕等食品性药物,经临床试验具有良好的疗效。

论及福州市级的中医医疗机构,自然非福州市中医院(福州市人民医院)莫属。《叙事》收录了福州市中医院原院长黄秋云的《"炒热"一座城的中医药氛围》、原院长张峻芳的《芝山有缘——记我任福州市中医院院长这七年》、党委书记廖锦芳的《我与福州市中医院同成长》、院长杨晓煜的《中医情怀筑梦想 坚守初心耀芳华》等四篇文章。这四篇文章的选择真可谓独具匠心,黄秋云、张峻芳、杨晓煜分别于 2003—2012 年、2012—2019 年、2019 年至今担任福州市中医院院长。将三位院长的文章合并考察,可见 21 世纪以来市中医院的巨大变化。以病床为例,2003 年,黄秋云刚刚担任院长时,医院开放床位仅有 100 张,张峻芳任院长期间,新建设的病房大楼增加床位 300 张,近年规划的新院区规划床位600 张,使得医院总床位超过 1000 张。党委书记廖锦芳从 1984 年即进入市中医院工作,他以《我与福州市中医院同成长》为题,更是见证了改革开放以来医院的发展历程。关于中医药工作者奋战在基层的情况,刘守光、郑婉如分别回忆了"文革"之前闽清县中医培训和改革开放初期福州中医班的情况,这些培训班的学员大多数成为日后福州市各级中医医疗机构的骨干力量。此外,《叙事》收录的文章还记录了连江县中医院郑敏、罗源县中医院陈霖、福州著名中医专家郑伟达、福清市中医院陈立铨、永泰县中医院蔡瑞峰等人在各县区治病救人的事迹。

"历史源流"部分由福州市中医院萧诏玮、丘泓、黄佳月撰写。作者们抛弃了通史按照年代顺序撰写的成例,将编年史和专题有机结合起来,首先从杏林人物、医学典籍、海外交流、中西汇通四个方面介绍了闽派中医在中国医学史的地位,既总结了福建历史上的著名医家和医籍,又点明了福建中医的区域性特征,即在海外交流和中西汇通方面走在全国的前列。福州中医药的发展历程,则按照时间顺序,简明扼要地论述了从远古到民国时期福州中医药的历史概况。此后,分专题介绍福州中医的流派传承、地域特色、教学传承、医儒同源、开放包容等内容。福州医家流派纷呈,百家争鸣,各有发挥,或长于伤寒,或精于温病,或注重时方,或强调经典,或家传师承,或学校教育,共同促进了福州中医的发展,也铸就了福州中医医儒同源、开放包容的品格。

"流派传承""当代名医""医脉传承"部分,主要是部分医家的传记及其后世传承,其中"流派传承"以"1963年福建省卫生厅审定的名老中医""1976年福建省卫生厅确定的重点继承老中医""1985年福建省振兴中医大会表彰的省名老中医"以及全国老中医药专家学术经验继承工作指导老师(1993—2015年共五批),福建省老中医药专家学术经验继承工作指导老师(1993—2015年共二批)所载名录为主。"当代名医"以福建省卫生厅审定的"福建省名中医"(2013年、2018年共二批)所载名录为主,并纳入部分中西医结合名家。"医脉传承"以省级以上"福州市传统医药类非遗项目"为主,部分长期扎根在基层的名老中医,亦纳入其中以示传承。这份名单基本涵盖了福州地区中医临床内外妇儿、针灸推拿、整脊骨科、蛇伤、中西医结合、本草药物等各个领域的著名专家,如胡友梅、俞慎初、盛国荣、王德藩、陈桐雨、陈民藩等大师级人物,还有陈氏烧伤科、谢氏痔科、周氏喉科、林氏骨伤科等被纳入各级非物质文化遗产项目。更重要的是,《叙事》在征集这些文章时,特别注重医家的现代传承问题,清晰地呈现了福州中医的传承谱系。

"本草撷珍"共收录19篇文章,涉及药物学著作、各地中草药普查、中草药从业者、民间青草药铺、中药草炮制等,提供了大量第一手调查和口述资料。关于药物学著作的编撰,林恩燕的《从福建本草到福建药物志》尽管篇幅不长,却描述了福建省编撰区域性药物学著作的艰辛历程。从1957年开始,福建省中医研究所即组织力量在全省开展中草药普查,1962年开始编写《福建本草》,后因"文革"中断,改革开放后,先于1979、1983、1992年出版三册《福建药物志》。萧诏玮回忆说,《福州市中草药单验方选编》也历时四年之久,先后通过各种方式搜集到单验方3800余首。本书编写遵循疗效确切,实用性强或具有一定科研价值的选方原则,将 3800 多首方进行分门别类,去粗取精,删繁就简。编写组要求供稿者最好提供疗效资料及病例介绍,也就是说资料要翔实,疗效力求确切,可见本书编写刻意求真,立意谨严。本书分内、外、妇、儿 4 大部分,按 4 大科分别召开 4 场审稿会,请省市知名的中草药医师及西学中医师进行逐方审查、筛选,计有 160 人次参加,再根据专家意见向供稿者查证落实(或上门访问,或电话通信联系,包括 350 封信访),数易其稿,至 1979 年 8 月才最后定稿。由上述两部本草著作的编撰过程分析,福州地区此前编写的相关中医药书籍质量上是非常可靠的。此外,关于中草药普查方面,介绍了福州、福清、连江、罗源不同时期的中医药资源普查和青草药店铺资源调查,尤其侧重挖掘普查背后的感人故事。关于中草药从业者,介绍了朱濂溪、李楚銮、游天才、提润法师以及部分青草药摊主,他们或为草药医,或整理草药书籍,或从事草药经营。

"杏林文翰"主要从中医药研究的角度,收录 13 篇相关研究性文章。朱旭和林端宜的两篇文章再现了闽台中医药交流的历史场景,杨凡的《中医古籍文献整理研究工作概述》提供了一份相对完整的福州地区中医古籍整理书单,萧诏玮的数篇文章以文证医,以诗话、札记的形式提供了部分福州近代医家的趣闻轶事。

附录尽管没有纳入正文,但具有极高的文献价值。本书爬梳档案资料,整理出《福建省卫生厅审定的名老中医名录(1963 年)》《福建省卫生厅确定的重点继承老中医名录(1976 年)》《福建省振兴中医大会表彰的 128 位省名老中医(1985 年)》《福建省名中医名录(2013 年)》《福建省名中医名录(2018 年)》《福建省全国老中医药专家学术经验继承工作指导老师及继承人(共五批)》《福建省老中医药专家学术经验继承工作指导老师及继承人(共二批)》《福州市老药工名录》《福州市中药资源名录》《福建福州中医药获省部级以上科研创新奖目录(1949—2020 年)》《福建省福州市中医药文化保护传承大事记》等 11 条附录,为开展福州中医药研究提供了翔实的资料。

三、《叙事:福州中医药文化保护传承的集体记忆》的编撰特点

总体而言,《叙事》呈现出两个明显的特点:

首先,进行顶层设计,稳步推进,精心选材。本书是福州市政协文史委"叙事"系列丛书之一,从该系列丛书的选题看,都是市政协文史委精心选择具有福州典型性特色的话题作为主题,如历史文化名城保护(涉及古建筑群三坊七

巷)、内河水系综合治理(福州内河水系发达)、闽剧评话伬艺保护传承(地方特色曲艺文化)等,中医药文化保护传承被纳入叙事系列,本身就说明政协文史委将之视为福州的历史名片之一。项目立项后,市政协领导带领市政协文史委同志及有关专家专程前往福州市中医院、福建中医药大学等地调研座谈,确定《叙事》征编工作方案和征编大纲,制定《叙事》征编工作实施方案,向社会发布征稿启事。至 2021 年 8 月,《叙事》征稿工作基本完成,12 月市政协文史委遴选征文,组编《叙事》并交付印刷正式出版。

其次,从体例到内容体现编撰方式的创新,强调文史资料亲历、亲见、亲闻的基本原则,收录文章以口述采访或亲历者、亲见者、亲闻者撰文为主。编撰者从征集的 360 余篇文章中,筛选出正式入编文稿共计 189 篇,其中口述采访或撰文来稿 148 篇,文史文献资料 41 篇。即便是一些旧的话题,先前曾经有很多人撰写过相关的文章,《叙事》都尽可能联系相关人员增补资料,提出新的观点。在体例的创新上,《叙事》也实现了新的突破。从全国范围而言,各地各级政协文史资料也陆续汇编发行了不少中医药专辑,如湖北省崇阳县《崇阳文史资料·医药卫生专辑》(第 6 辑,1989 年)、河北省邢台市《邢台文史资料·医药卫生专辑》(第 8 辑,1992 年)、广西玉林市玉州区《玉林市玉州区文史资料·医药卫生专辑》(第 3 辑,2001 年)、福州市台江区《台江文史资料·中医药篇》(第 19辑,2006 年)、四川省南充市《南充市文史资料·南充市名老中医》(第 11 辑,2002 年)、广西柳州《柳州文史资料·柳州现代中医名人风采录》(第 14 辑,2004年)等等。这些文史资料的汇编有一个共同的特点,即将征集的各种文章大杂烩,并没有确定统一的主题,并没有按照一定的逻辑顺序加以排列增删。《叙事》则不同,它栏目的选择经过精心策划,文章的取舍经过仔细斟酌,全书融为一体,全面呈现了新中国成立后福州中医药发展的基本情况。总之,《叙事》为地方政协机构开展中医药资料整理和中医药文化研究提供了全新的范式,为福建省其他地区汇编此类的书籍开启了先河,也为中医药文化研究提供了不可多得的珍贵文献。

第六章 其他类型中医药文献

福建中医药文献种类繁多,数量巨大。以医籍而论,除1911年之前的古医籍外,民国以来福建医家撰写的涉及中医药的专著数量也是非常可观的,相关学术论文更是不可胜数。以档案而论,福建省各级档案馆保存着数量不菲的和中医药相关的档案,大部分并未对外开放。以口述史料而论,福建各地的名老中医经历了数十年的风风雨雨,他们对于百年来尤其是1949年以来福建中医的发展历程非常熟悉,目前尚未开展系统的访谈。本章所谓其他类型的中医药文献,仅包括民间抄本医书、医家往来书信、台湾报刊涉闽中医药文献等三个方面。

第一节 福建民间抄本医书

一、福建抄本医书基本情况

根据前期调研,闽台地区民间抄本医书至少在1万种,种类繁多,数量庞大。20世纪80年代以后,大批中医古籍或影印,或校注,或再版,民国时期的中医期刊和论著也陆续整理出版,大大推进了中医文献研究,对当代中医药事业的发展产生了巨大的促进作用。但大量散落于民间的中医药文献,仍未引起学术界足够的重视。现存福建民间中医药文献,包括有抄本医书、近现代医家处方、药店药栈的合同账簿流水账单、中医药及丹丸散膏等的广告单、中医药专业性团体组织的档案及相关材料、近代以来中医药教育机构材料(教科书、学校章程、毕业证书等),其他如书信、小册子、照片、碑刻等实物资料。上述各类文献中,以抄本医书存世量最大,学术界和收藏界的整理也最为完整。当前,受各种因素影响,民间中医药抄本不断损毁,尤其一些孤本、抄本濒临消亡,加强抢救保护工作就是抢救保护祖国传统文化遗产,要大力加强民间抄本医书的搜集和整理工作。

从目前已经影印或校注出版的大型抄本医书来看,如《国家图书馆藏稀见古代医籍钞(稿)本丛编》(全国图书馆文献缩微复制中心编,全国图书馆文献缩微复制中心 2005 年版)、《中医古籍珍稀抄本精选》(段逸山主编,上海科学技术出版社 2019 年)、《上海图书馆藏中医稿抄本丛刊》(段逸山主编,上海科学技术出版社 2019 年)、《珍稀中医稿钞本丛刊·新安卷》(王剑辉主编,上海大学出版社 2018 年)等,内容涉及医论、诊法、方剂、针灸、临床各科、医案医话等,其中如明代鲍震宇《新安鲍震宇先生秘传眼科》、程衍道《程敬通先生医学心法》,清代朱英《一本医贯》、潘介侯《病机类治》,及民国时期丰文涛《丰文涛医案》等都极为罕见。但是,上述影印的文献涉及福建的比较少。从已经搜集到的民间抄本医书来看,现存福建抄本医书涵盖了中医基础理论、临床各科、单方验方、青草药、医案医话等各个门类。

现存民间抄本医书,有些系学界所未知的珍本孤本,甚至不乏名家稿本,具有极高的价值。可以肯定的是,历经兵荒马乱、水火灾异等,相当数量的抄本医书已经佚失,留存于世的可谓漏网之鱼。近些年来,随着传统文化复兴和社会经济的发展,不少民间藏家以搜集抄本医书为志向,取得了丰硕的成果,大批隐藏于民间的抄本医书不断面世。不过,就福建的情况而言,不论是近年学术界和收藏界发掘的新文献,还是笔者近年来搜集的抄本医书,可以肯定的是,类似于王聘贤捐赠《补遗雷公炮制便览》的佳话肯定是越来越少。①

福建抄本医书中具有区域特色的蛇伤类抄本、宗教医学类抄本、民间青草药抄本、走方游医类抄本、南少林骨伤抄本等还没有受到学术界关注,民间遗存抄本医书的搜集工作依然大有可为。如总数不低于 500 种的南少林骨伤抄本,如果能以专题的方式加以搜集整理,一定会有重大收获。一般的骨伤科抄本医书多集中于临床应用,很少涉及基础理论或其他内容,如打穴和拿穴手法、推拿与火灸、梅毒恶疮顽癣等奇难杂症治疗及其他的外治方法。至于号称秘方验

---

① 王聘贤(1897—1965),贵州兴义人,近代中医学家,生前藏有大量珍稀中医古籍。1965年王氏逝世后,家属遵遗嘱将其藏书捐赠给国家,其中最为宝贵者为明代万历十九年(1591 年)手绘 14 册《补遗雷公炮制便览》。该书为大型彩绘本草文献,湮没已久,长期不为世人所知,从未见诸公私书目记载,是中国现存彩绘药图最多最完整、内容最独特的稀世本草图谱孤本。裘俭、郑金生:《〈补遗雷公炮制便览〉一书的坎坷经历》,《中医文献杂志》,2007 年第 3 期。

方,更是抄本医书的重要内容,如部分医书中标注"邱老师傅传方""照图治病要窍""秘传接骨八宝单方""金不换断骨还原""吉祥传授三圣笤""少林铁板先师接骨还原"等等。但这并不是说,这些抄本医书不注重医德和医学理论,福建中医药大学图书馆收藏的一部福建少林寺医书《跌打科杂书》,就提出"夫习医者,必先读明儒书,后习方书,而见理精粹","跌打损伤必知脉诀,今知跌打者,予见百人之中唯有一二人知脉诀者"①。

走方游医,中国古代称"铃医"。学界对于走方郎中的认知主要依据清代著名医学家赵学敏著《串雅》内外编。不过,不同地域的走方郎中有很大的差异。可惜的是,走方郎中多为民间草药医生,以养家糊口为目标,很少能够留下文字著作。清初抄本《走街会心录》(洪少鹏著)提供了明清之际闽台民间走方郎中的基本状态。本书序言称"洪君者,学兼文武,豪情任侠,有过人之识,惊人之举。及鼎革以后,绝意进取,遂遁迹江湖,拜师为医,乃走街巷,顾乡里,踵门疗疾,诚心活人,而但求一饭之酬"。在具体内容上,本书体现出明显的闽南和台湾特色,多处使用方言记录病症和药物。② 走方游医的具体行医过程,官方文献中很少有记载,一般民间文献也多语焉不详。抄本医书《江湖游医摆摊卖药心得》为开展走方游医的细化考察提供了绝好的资料。本书开头便说,"众位兄台,像弟来到你们贵境场上,摆了个小摊,若要不说几句话来,夜明珠未放毫光,谁知是宝。若有说得几句话来,还说我是个卖当的。但是,说话要说与明人,送饭要送与饥人,宝剑赠与烈士,红粉赠与佳人,今日当场卖药的也甚多,行医的也甚广,叫作龙蛇混杂,真假难分,都是前人哄怕了的,正是'前人撒把土惊怕后头人'"③。这开头几句话就是典型的走方郎中的语言风格。还有的走方郎中采用歌诀的姓氏先来一番自我介绍,并不断强调自己的儒者身份。"滔滔绿水不断流,往来山客遍九州。……想我弟幼读儒书,也想金榜题名,皆因名不成利不就,也曾拜过三师,会过四友。"④将此类的抄本医书加以专题性收藏和研究,必将大大丰富民间医家的多重形象。

与全国各地一样,福建抄本医书同质性太强,相当数量的抄本价值不大。

① 佚名:《跌打科杂书》,民国抄本,福建中医药图书馆藏。
② 李文旭:《〈走街会心录〉与清初闽台走街医学》,《中华医史杂志》1995年第1期。
③ 佚名:《江湖游医摆摊卖药心得》,个人收藏电子版。
④ 佚名:《卖药点章》,个人收藏电子版。

如各类秘方中,虽然不乏一些经验之方,但多数所谓秘方者,或抄录经方,或将经方改良,或故意用一些基本找不到的药材。以跌打损伤类抄本为例,基本号称传自少林寺某某,手法、外用及内服药物在不同抄本中相差不大。就学术研究来说,判断新发现文献价值的基本标准是,该文献是否揭示了新的问题,能够为研究者带来新的启示。这种情况有点类似于契约文书。学界发现了海量的各类契约文书,经历几十年研究后,现在契约文书研究几乎陷于停滞,原因即在于尽管各地不断发现新的文书,但同质性太强,新发现的文书只是数量上的增加,在此基础上很难开展具有创新意义的学术研究。不过,如果加大抄本医书的搜集量,将一定数量的抄本医书从形式到内容比对校勘,还是可能发现很多创新性的东西。

在同一类型的医书中,如果某些医书明显与其他文献不同,则需重点关注。以医案为例,现存从古至今的医案数量非常庞大,作为医生的临床诊断记载,医案的价值自不待言。不过,存世的绝大多数医案基本为成功性案例。以常识论之,医家治病,成功者固然甚多,失败者亦属正常,但记录失败的医案很少见到。从研究者的角度而言,失败的医案自然十分宝贵。如福建中医药大学收藏的民国初年抄本《医案存疑》[①],共详细列举了 11 例存疑病案,有的是作者自认为医技不精,有的是作者自认为辨证失误,还有的病人已殁,但作者也已竭力,均详录留待后人评说。在医案类文献中,此类专门记录诊疗失败案例的作品尤其宝贵。

民间遗存中医药抄本散落于各地,其中相当部分被二手书商收购,文献的原始生态被破坏,给研究带来极大的不便。近代著名中医学家张赞臣生前收藏有大量中医药文献,包括珍贵中医古籍、同时代人的著作、民国时期中医期刊、张氏本人的著作、未刊医案、处方及张氏各类手稿等等。张氏精通中医内外诸科,尤其对耳鼻喉科有精深的研究和丰富的临床经验,20 世纪 60 年代以后,张氏深感中医耳鼻喉科后继乏人,决心开办全国和上海耳鼻咽喉科医师进修班,同时兼任上海中医学院耳鼻咽喉科教研组主任,从社会教育和国民教育两方面

---

① 佚名:《医案存疑》,民国抄本,福建中医药大学图书馆藏。目前类似的失败性医疗记录,无论是已经刊行的古医籍,还是民间抄本医书,都是非常少见的。就笔者视域所及,仅见明代薛铠、薛己的《保婴撮要》中有部分治疗失败的记录,民国时期福建医家李健颐曾编写一部《医医误书》,堪称中医误诊学的典范。

促进中医耳鼻喉科的教学。这一时期,张赞臣留下了关于耳鼻喉科教学的大量手稿。后不知何故张氏藏书流向市场,在旧书网站公开销售。处方被拆成一页一页,目前每页约售价 500 元;未刊医案包括内外妇儿耳鼻喉等各科,也被拆分,每本约 2000 元。这批文献在网络上被不同的买家购置,后世研究张氏者,欲搜集全相关资料,恐难上加难。对研究者而言,文献的原始生态被破坏,导致文献背后的诸多文化、社会因素被人为割裂。

幸运的是,2012 年以来,在福建中医药大学接收的三批中医古籍中,均有不少遗存在民间的抄本医书,归户清晰,保存完好,最大限度地保护了文献的原始生态。2012 年 11 月,南平潘国璋先生将家藏祖传的《证治准绳》《陈修园医书》《痰火点雪》《图注难经》等共计 121 册古籍悉数捐出,其中有抄本医书 6 种 9 册。2015 年 6 月,盛国荣教授后人盛云鹤联系福建中医药大学图书馆,将其生前收藏的大量珍贵文献资料,包括线装古籍、民国书籍期刊、现代中医图书期刊和盛国荣手稿、字画、奖状、照片、印章等计 163 箱捐赠给校图书馆。其中有盛国荣民国时期作业簿稿本 1 册,抄本 4 种 6 册,抄录者不详抄本 7 种 16 册。2022 年 9 月,福州市陈永平先生将其家藏古籍《医宗金鉴》《伤寒论浅注》《陈修园医书五十种》《医方汇编》等共计 124 册捐赠给福建中医药大学图书馆,其中有陈永平外祖父魏赐端手抄《内科医方》《西药略释》《幼科发挥》《经验方》《肺经验法指南》《验方新编》《汤头歌诀》等 7 种 7 册。[①]

民间抄本医书在流传过程中往往多次交易,许多高度关联的抄本被不同收藏者和公私机构收藏,严重破坏了其完整性。近十年来,随着收藏市场的火爆,各类民间藏品的价格日益虚高,搜集愈加困难。客观地说,从收藏的角度而言,民间遗存中医药文献,尤其是抄本医书,绝大多数更具有文献价值,文物的价值不大。但是,二手市场上部分中医药文献价格奇高,囊中羞涩的读书人根本无力购买。

二、福建民间抄本医书的价值

民间遗存抄本医书提供了大量此前未为学界知晓的新材料,据此可以对中

---

① 具体可参见:福建中医药大学图书馆编:《潘欣兰老中医古籍捐赠纪念册》,2013 年;《盛国荣教授家藏文献捐赠纪念册》,2015 年;《陈永平先生古籍图书捐赠纪念册》,2022 年。

国医学史上的重要人物、历史事件、医家思想等做出新的评价,具有重要的医学史价值。部分抄本所据底本现已无存,许多未经刊刻的稿本和某些仅仅通过抄本形式流传的医书,多赖抄本得以留存于世,具有重要的文献学价值。同时,在近代中西医冲突的背景下,部分中医抄本继承和发扬了中国传统医学文化,具有重大的文化史价值。

抄本医书多是医家临床经验的总结,开展抄本医书的系统整理,对区域性疑难杂症的临床治疗具有重要的应用价值。福建民间抄本医书是中华医药文化与福建区域文化相结合的重要载体之一,搜集整理抄本医书为弘扬和传承区域中医药文化提供可靠的文献基础。民间中医药文献,尤其是一些验方、秘方和处方,多系历代医家临床实践的结晶,虽然时过境迁,但部分验方仍具有很高的临床价值。如民国时期福建省晋江县王则辉抄本医书《德辉堂古传验方》中有"治漏痛痔疮自消方",该方用 16 味药材,研细为末,另加其他 3 味煮烂,抟为桐子大,口服。王氏此书的特点是,凡是自认为有价值的验方,往往以不同的方式注明,如"此方不可轻传""外科之至宝也""此方百发百中不可轻视"等等。但"治漏痛痔疮自消方"未有此类标识,说明该方系本书中的一般验方。1987 年,福建省厦门市卫生局退休名医门诊部中医师黄培基曾撰写过一个有关该方的说明,大概言他本人在临床上遇到一痔疮患者,各地求医未能根治,他利用此方治愈了患者的疾病。① 可以肯定地说,如果条件许可,大力发掘抄本医书中的验方、单方,一定能够相当程度地促进中医临床的发展。

从文献学价值而言,部分抄本医书往往能给研究者带来意料之外的惊喜,大大推进医家和医家学术思想等相关研究。以林作建为例,虽然志书记载清代福建医家撰写了不少医案,但真正存世者不多。福州壶山林氏中医世家,至今在福州地区依然享有盛誉,清代林作建与名医陈修园关系密切,时相来往,陈修园往返榕城,常在林家下榻。二人曾共同会诊福州王墓山、郑宁馨病案。林作建著有《诸病坏症歌》《和斋医案》《伤寒论眉批补注》《六经辨证歌括》《妇人古方歌括》《壶山医统》《壶山意准》等书。笔者多年搜集,未见《和斋医案》的踪迹,后在上海中医药大学图书馆获见《壶山意准》抄本 1 部。该抄本未注明抄录时间,未有抄录者的任何信息,也未有原作者林作建的序跋,目前不清楚系依据林氏

---

① 王则辉:《德辉堂古传验方》,台北:燕征印刷厂,1985 年,第 105 页。

原本抄录还是从其他途径抄录。① 《壶山意准》全书分厥阴病、呕泄中虚等八十五门，共载医案九十四则，包括呕吐、咳喘、虚劳、痢疾、血证、疟疾、泄泻、伏暑吐利、失血、失精、大汗、大泻、带下、产后头痛等，主要为内、妇两科疾病。本书所列病案多为疑难杂症，病案记录详尽，分析辨证颇精，可供临床参考，也为研究林作建及其学术思想提供了难得的资料。

文献是文化的重要载体，离开文献空谈文化传承犹如无源之水、无本之木。近百年来，随着中外文化交流和现代化进程的不断深入，中国的传统社会文化受到了剧烈的冲击。然而，在民间文化中，许多传统因素仍然顽强地延续下来，民间历史文献在其中发挥了重要作用。时至今日，各种民间历史文献仍然具有重要的社会功能，在维系和建构社会文化传统中扮演着重要角色。② 中国古代医家历来强调德艺双馨，医家的医德构成了中医药文化的重要组成部分。

从泉州地区流出的某家族抄本医书共 4 册，每册封面均标注"代代传下去""一定记住真言，不传无德之人"，显示民间医家同样注重医德的培养，这本身就是儒家文化在医学领域的反映。盛国荣教授抄录其师陆渊雷的《伤寒论今释》，在空白处留下了若干首盛教授自题诗文，如"抄书虽是寻常事，抉择宁无苦费思，局外人观何足异，此中甘苦自家知"。可见，在盛老看来，抄书绝非简单的抄写，其本身就是一种中医药文化的传承。更可贵的是，在盛国荣教授抄录的这部《伤寒论今释》中，夹着两个纸条，一是 1947 年 11 月 19 日陆渊雷写给盛国荣书信的复印件，一是一张通过邮局给甘肃患者的汇款凭据。陆渊雷写给盛国荣书信中说，"自古学问与功名分两途，状元翰林有绝对不通学问者，大学问家有终身布衣者"③。这显然是作为老师的陆渊雷对学生的鼓励和鞭策。关于汇款凭据，我们在盛老的往来书信中，找到了与汇款凭证有关的那封信。一甘肃患者在来信中说，非常感谢盛教授，经过几次治疗后，病情明显好转，该患者随信附上 50 元表达谢意。在 20 世纪 80 年代初期，50 元是一笔相当大的收入。目

---

① 民国中医期刊《三三医报》从 1933 年第 1 卷第 7 期开始，连载林作建的《壶山意准》，同样也没有该书的任何信息，不清楚系作者后人投稿至《三三医报》，抑或是从民间征集而得。至于上海中医药大学所藏抄本与《三三医报》连载本之间的关系，目前也无法考证。

② 郑振满：《民间历史文献与文化传承研究》，《东南学术》2004 年增刊。

③ 我们见到的陆渊雷写给盛国荣的信系复印件，据盛国荣教授后人介绍，原件在"文革"中遗失。

前没有看到盛教授的回信,不过从汇款凭证可以推断,盛老通过邮局自贴邮资将患者的 50 元如数退还。盛教授在每一封来信的信封上,均注明何时收到该信、何时回复,部分回信的复印件或者他开具的处方也保存在患者的来信中。从收到和回复信件的时间分析,最多时他一天收到 20 余封求医信,回复 10 余封。对于这些素不相识的患者,盛教授均能一一耐心答复,倾其所学,尽力服务于社会。看到这些材料,我们不得不感叹中国传统医家高尚的道德情怀。

三、民间抄本医书的整理

近年来,社会各界越来越注重民间抄本医书的搜集,福建中医药大学设立专项资金支持图书馆建立抄本医书专题库。为更好地开展这项工作,笔者对福建中医药大学图书馆现有抄本医书进行了初步的整理,并制定了未来继续搜集抄本医书的规划和方案。

首先,利用大学生社会实践,在福建开展民间中医和民间抄本医书的普查,遴选有效信息,通过各种途径与收藏者取得联系,确定抄本医书的价值,尽最大可能搜集遗留在民间的抄本医书。这些抄本医书进入图书馆后,与采编部门联合,设计可行的程序和规范,将搜集到的抄本医书编号典藏。编号典藏时体现抄录者、载体材质、书写形式、页码、破损状况、文献收藏地、文献来源地、收藏方式等基本信息。

其次,编纂"条其篇目、撮其指意"的内容提要,制作体现抄本医书基本特征的图录。图录选择能够反映该书基本特征和内容特色的书影数幅,著录题名、卷数、著者、抄录者、版本、存卷、钤印及其他反映抄本特征的插图等。编撰抄本医书的内容提要。提要的编撰分为两个层次:一是以《四库全书总目提要》为蓝本,结合福建民间抄本医书的实际情况,撰写福建民间抄本医书总叙和各部类分叙,以提纲挈领述其概貌。二是参考近年来出版的中医古籍和中医抄本提要类著作,撰写抄本医书提要,考镜其学术源流,评析其抄录特色及影响。从内容上看,福建民间抄本医书外科、骨伤科资料特别丰富,方药除来源于传统医书外更多地使用福建的单方或在地药物资源,在文本撰述方式上夹杂很多区域性方言。

再次,探讨福建民间遗存抄本医书的生产机制。运用文献计量学和知识图谱的方法,借助统计软件的聚类分析和词频统计,梳理札记型抄本医书、抄录型抄本医书、创作型抄本医书的生产机制,考察不同类型的抄本医书如何经过对已有文本的编排、归纳、考证与释析,形成其最后形态。抄本医书的再生产与民间医学权威的重构。以搜集到的家族抄本医书为个案,探讨札记型抄本、抄录型抄本、创作型抄本的互相转换与抄本医书再生产的问题。抄本医书的再生产既是基于民众实际需求的选择性编辑过程,又是民间医学权威的重构过程。

最后,基于民间遗存抄本医书开展专题性研究。抄本医书长期流传的社会因素研究。总结抄本在生产与传播过程中承载的信仰、思想及独特的人文价值,揭示在明中期以后印刷技术日益成熟、印刷成本日益下降、印本医书日益普及的情况下,抄本医书至今依然盛行的原因。抄本医书插图与刊本医书插图的对比研究。将同类型抄本医书和刊本医书的插图加以对比,分析抄本医书插图在构图方法上的特征,探究为何即便是妇科、儿科中的抄本医书人物图像亦多为成年男性或无性别插图,为何抄本医书插图在人物形塑上常常以道教人物的形象出现。闽台地区特殊类型抄本医书的综合研究。受各种因素影响,闽台地区保存了数量不菲的红色文化抄本医书、东南亚闽籍华侨华人抄本医书、台湾地区同胞抄本医书、民间游医抄本医书等特殊类型抄本,综合运用文献学、文化学、人类学的研究方法,发掘闽台地区这些特殊类型抄本医书的社会文化史意义。

第二节　书信类中医药文献

一、福建侨批涉中医药类资料

侨批是海外华侨通过民间渠道以及后来的金融、邮政机构寄回国内,连带家书或简单附言的汇款凭证。侨批中的书信是了解华侨海外日常生活的重要资料,学术界也有非常深入的研究。近年来,《潮汕侨批集成》《福建侨批档案文献汇编》《闽南侨批大全》等各地大量侨批文献影印出版,总量超过500余册,引发了侨批研究的热潮。因为侨批的主要功能是海外华侨华人给国内亲友的汇款凭证,相关研究主要从经济史、社会史、金融史等领域开展。实际上,侨批中的书信也涉及大量中医药的资料。本节对涉中医药类侨批资料进行初步的梳理,以便学术界利用此类文献开展相关研究。

就目前已知的福建侨批而言,除了下文专题介绍的吴瑞甫书信外,尚未见到闽籍医家或药商从海外寄往国内的侨批,也未见到成批量涉及中医药的家族侨批。至于福建涉中医药类侨批的具体数量,更是不得而知。不过可以肯定的是,疾病叙事和治疗是分居国内和海外的亲人之间日常交流的重要话题,也是海外往国内汇款的重要缘由之一。根据现有资料,侨批中涉及中医药的文献大致有如下几类:一是向国内亲友叙述病痛情况,其中涉及湿热、烧热、沾热、眼病、遗精、痢疾、脚气、耳鸣、风寒、肺病、胃病、痘疹、无名肿痛、吐血等等。至于致病原因,一般均归结为思乡心切、操劳过度、当地气候湿热、不注意养生等。二是疾病治疗,大部分华侨都经历了中西医治疗的过程,或推荐中医,或推荐验方,或讨论病情,或交流治病经验,或叮嘱愈后保养,部分人还采用了国内的宗教疗法。三是代购药物,很多侨批汇款回国内,请家乡亲人代购各种成药,也有不少华侨从海外购买各种西药邮寄回国内。

幸运的是,笔者在现存福建侨批中,发现一通晋江籍华侨施伯翔从菲律宾寄给家乡妻儿的信件,其中详细叙述了他在菲律宾生病和治疗的经历,对于了解此类文献具有重要的参考价值。兹照录如下:

瑞霞吾妻、玉琛吾儿:

本月来先后接读尔母子来信数封,适我病倒在家中,心情不好,四肢无力,手不能握管,故迟难答复,祈谅之。自本月十日到今日,已经廿天的日子,曾经延西医两次诊治,注射服药,幸得药到病除,逐暂痊安无恙。调养后至今日仍恢复依旧的健康和活动,查此次所患之病亦是由脚病所引起,我因今年五月初间再往巴西俱乐部为人家记账趁食(谋生)。直至十月十日这五个月来亦都顺利下去,想不到初十日早晨起床,脚病突然剧烈发作,肿胀起来,痛楚不堪,寸步难移,无法工作,告辞回家后,所有风湿毒皆由下身部分爆发,从屁股直透脚底发出,痒不可当。把较痒甲烂(痒得抓破皮;甲,与的意思)。经五六夜无法安睡,受苦难堪。据医生所云,证明我思想过度,时常失眠,且常在冷气房(受)侵袭,日久积习所致。我为这脚病拖来九年久,受刑罚的(得)太凄惨了,较破产无遗(无异)。要为脚病医愈,故不惜牺牲,这九年来过程中不愿放弃,仍继续内服和外涂搽。对于不利及刺激的食物都注意抗(控)制,放弃不食。有时感觉好势像会行动,有时发作,艰难苦痛,任医不愈。现在医药太贵,一帖中药须要二三十元,一粒西药丸非一元亦须八角。因我久病成良医,只有自己小心用物质和药品吃服与外擦,而使舒筋活络。有人说云南白药和片仔癀最适合我的脚病,这二项药饵系是我国出品,此间稀罕,价又太贵,无钱可买,所以未曾试验过。兹由难逢凑巧的事情,特为尔们告(知)也。因本月初旬,吾亲堂施秀掩嫁龙湖亭许会珠为妻,闻于旧年间受过去我们恩主云飞夫人妈取作基身(类似巫师),亦会开口说话,替一般善男信女排难解纷(忧),派药医病。现来此间(菲)和伊(她)夫会面。伊夫许会珠目前曾任囡鱼铺察店内做伙长,我闻知前往访问,恳求她代云飞夫人(妈)为我医脚病。焚香后,刹那间遂罩身变神,开口说话。先一句是说二十余年来始和我再见面,是非常欢喜。二句说我八年前患此严重的脚病,好得伊夫妻赶来照顾和保护,方得平安无事。那不是诸神明极力扶持解救,则我性命难保矣。三句说我运气呆,破了大钱而消祸灾。四句说伊(他)们都同情我遭遇和痛苦,叫我安心。要为医愈这脚病,遂派出中药三味:黄芪、木瓜、乌豆和猪筋焪食,连服三帖,有些见效。今日又再往请示,亦来开口,另派药方,即当归、牛七、桂枝、苡米四味,和水蛙焪食。因此间无水蛙可买,即改用赤肉。尚未吃下,看所派的药味,都是适合我的服用,是我所会了解。目下开始改就神医,看今后病况如何,是否见效,当再去信通知,勿介。……念我现时因贫病交加,无生活计,真是困难重重。自己医药费用都是东借西移。到今日计算,共欠亲友将近菲币九千元之多,只剩下半条生命为信用做担保。认为吕宋鼓吕宋擂,这是我个人的事,所以不写去为尔们告也。在此畸形局势之下,千变万化全无准则,大时局如未明朗化之前,全东南亚经济动荡不定,有惊人的通货膨胀,连汇水(率)亦起至登峰造极。目前以菲币四佰壹拾五元比人民币壹佰(元),任何人都不会想到这样的逆转。受害者是一般趁食人,大半都是无法按月顾家,非我独然也。促我寄六佰元还债,须折彬(菲)币贰仟余元,不是不寄,实在无法可寄,祈谅之。债家既然好意借咱,用好话且宽以时日,待我脚病医治较好势,自然会再出去趁食,届时即营为或者会先寄多少前去还之,或再写信要求坪弟帮忙。祈勿介。据乌掩说,尔亦想要来港,叫我急速去信叫尔切不可来。因为香港非常复杂和纷乱,来就反悔无及。说她此次冒险，无处谋生，非常错误，想倒回家。顺告知之。

玉琛吾儿强要申请来港，劝阻不听，既然这样，我会另写信帮助他申请，勿介。

1973.10.29 夫伯翔书[①]

在这封信中，施伯翔首先告知妻儿他生病的消息，说此次所患之病亦是由脚病所引起，脚病突然剧烈发作，肿胀起来，痛楚不堪，寸步难移。根据施伯翔的描述，生病后痛苦异常，所有风湿毒皆由下身部分爆发，从屁股直透脚底发出，痒不可当，把较痒甲烂。据医生所云，系思想过度，时常失眠，且常在冷气房受侵袭，日久积习所致。如果再结合信中所言他患此病已经九年的时间，可知他在菲律宾的工作环境相当艰苦。华侨与故乡亲人之间的通信中，互相诉说病情是比较常见的，这其实是双方舒缓内心压力的重要方式，通过对亲人的倾诉，写信者获得心理上的慰藉。一旦病情痊愈，则会立即写信告诉亲友，以让其安心。光绪三十四年(1908)晋江籍菲律宾华侨庄文梯从家信中得知其母染病卧床，写信表达愧疚之情，"母亲大人自九月拾五日染病许久，……儿在山河远隔，不得奉侍母亲大人，不孝至罪也"。愧疚之情溢于言表。[②] 1930 年 9 月 1 日，许书琏从菲律宾写信告知妻子，"余粗躯胸部风毒之患，现已完全痊愈矣，可无介虑"[③]。1936 年 5 月 16 日，蔡连皆从菲律宾写信告诉妻子王氏，"余之身体近已痊愈如常，可免介意。惟家中诸事，务希谨慎，身体亦希自珍"[④]。此类的内容在侨批中比较常见。

双方通信中，还有不少详细讨论病情病因或具体的治疗方法，因为一般民众对医学并不精通，信中多叮嘱一些基本的生活医疗常识，如 1948 年，马尼拉王财福寄集美珩山乡妻子陈牡丹信函，"对于你的身体衰弱、瘦、食物不会消化、饱胀、无乳，你到底有请教医生吗？这种病大概是欠补质，胃消化力日软弱，以致不会消化。……第一须先医治你的胃，使它消化自如，食物才会有效力。现在我希望你还是请医生医治，或者先买周明辉消痞丸去试食，或者可使你身体比

① 晋江市档案局(馆)：《晋江侨批集成与研究》，北京：九州出版社，2014 年，第 258-259 页。
② 晋江市档案局(馆)：《晋江侨批集成与研究》，北京：九州出版社，2014 年，第 54 页。
③ 晋江市档案局(馆)：《晋江侨批集成与研究》，北京：九州出版社，2014 年，第 74 页。
④ 晋江市档案局(馆)：《晋江侨批集成与研究》，北京：九州出版社，2014 年，第 124 页。

较强健,不然后日若是有妥当人要回国,我可买点食补及助消化的药丸寄回"①。如果是医生,则会给出比较专业的回答,1993 年,南安水头李庆民回寄新加坡庆剑信函,"对于惠珍之子检查尿酸高,这是代谢不平衡的现象,新加坡医生建议多吃鱼类、少吃肉类,肾小珠过滤障碍,多吃贝壳类。这是西医学说,但我是中医,对照结合中医理论,肾有不足无有余,有肾阴虚和肾阳虚二大类,初步我的意见认为是肾阳虚。但是他没有来信,说什么症状,有何不正常的病症,实是难以开药单,所以初步拟一张以试探性服三四剂,看如何"②。

其次,施伯翔谈到了他采用中西医方法治疗的问题,无论是中药还是西药,价格都过于昂贵。他还谈到云南白药和片仔癀,说"这二项药饵系是我国出品,此间稀罕,价又太贵,无钱可买"。这说明云南白药和片仔癀通过各种途径传播到东南亚国家。实际上,华侨往返国内外,中西药物是最经常携带或邮寄的物品之一。侨批中诸如此类的材料也非常多。从家书中得知女儿乳部病变后,1948 年 12 月 11 日陈叔炭从菲律宾给其女儿玉燕写信,"近闻儿乳部生痛,深为介意,未知痊愈否?惟庄点确有职业,祈儿勿介。日前焕叔回家,寄去血清药 24 粒,其服法:大人每三点钟一片,小儿每三点钟半片。祈即注意服法"③。1948 年 2 月 8 日,许宗韩寄给其父许桂芬的信中,询问从海外寄往家乡的物品是否收到,其中包括苏发大素药片、蜜示药膏、棉途捞盾药膏、红药水、罗马补肾丸等药物。④ 至于从国内带到海外的药物,绝大多数为中药,1931 年 8 月 24 日,黄氏写信汇寄大洋 10 元给将到菲律宾的侄子贤成,请他在厦门代为购买八味丸随身带到菲律宾。⑤ 1957 年 11 月,菲律宾马尼拉王财福寄厦门集美陈牡丹,要的东西更为奇特,"吩咐要讨咱厝大松树的松须(松须是咱乡后垵社、后埔头那样大松树,生在树枝倒坠落来那种须,不是松根),有闲请去割一束。若要来港才带来,因为这味是秘方药方,据云炖赤肉吃,专治鼻流血,甚然应验,而吕宋无松树,药房也无处可买这味药,因此非唐山讨不可"。一些海外药行的侨批中,则不时有

①　本书编委会:《闽南侨批大全》(第 1 辑第 14 册),福州:福建人民出版社,2016 年,第 307 页。

②　本书编委会:《闽南侨批大全》(第 1 辑第 10 册),福州:福建人民出版社,2016 年,第 210 页。

③　晋江市档案局(馆):《晋江侨批集成与研究》,北京:九州出版社,2014 年,第 226 页。

④　晋江市档案局(馆):《晋江侨批集成与研究》,北京:九州出版社,2014 年,第 228 页。

⑤　晋江市档案局(馆):《晋江侨批集成与研究》,北京:九州出版社,2014 年,第 110 页。

在国内采购大众药材的清单。

最后,在万般无奈之际,施伯翔还借助了民俗疗法,请巫师作法为之治疗。施伯翔在信中的描述非常传神,让他觉得非常可信,服用开出的中药后症状也有明显好转。"目下开始改就神医,看今后病况如何,是否见效,当再去信通知,勿介。"看来他准备用这种方法治疗一段时间。至于最后情况如何,未见相关书信留下来。

总之,侨批类文献涉及中医药的资料虽然不多,但也涉及疾病叙事、中西医治疗、中医养生、中西药物、中医知识和中医观念等要素的跨域流动。通过这些尺牍往来,我们也得以在书信中发现庶民的医疗世界。从侨批文献中探讨中医药的相关问题,至今未引起学术界足够的关注。从文献的独特性而言,这是一片尚未开垦的处女地。

二、吴瑞甫家书

吴瑞甫家书系指 1939 年吴氏从厦门到达新加坡后,从新加坡寄给同安亲友的书信,约 150 通。吴瑞甫的这些信件最初保存在吴氏后人手中,20 世纪 80 年代初期,福建卫生厅中医处、厦门卫生局吴瑞甫学术研究领导小组在整理吴瑞甫著作时,这批书信保存得还比较完整。据廖雅彬《吴瑞甫家书遗方》一文所言:"作者从吴瑞甫先生由新加坡寄回的家书中,发现许多有关答复来函问诊及处方用药等手稿,对于研究吴老的医疗经验,不无裨益。"[①]在廖雅彬、柯联才校注的《外科理法》前言中也谈到,"先生南渡星洲后,在其家书中恒见论病处方之文,兹摘其有关外科部分给予补入,冀全其貌"[②]。说明廖雅彬、柯联才曾经翻阅过这些书信。笔者在访谈当年参与整理者、盛国荣教授已故高足柯联才主任时,柯主任也谈到他们的确见到了吴瑞甫的信件和不少手稿。其后不知何故,这批信件散失出去,辗转流入厦门旧书商陈先生手中,2011 年由厦门大学人文学院谢泳教授以 3 万元的价格购买。谢泳教授秉持"学术乃天下公器"之原则,将这些书信以《吴瑞甫家书》为名影印,纳入"同文书库·厦门文献系列"于 2018

---

① 福建卫生厅中医处、厦门卫生局吴瑞甫学术研究领导小组:《吴瑞甫学术研究文选》,福建卫生厅中医处、厦门卫生局吴瑞甫学术研究领导小组,1983 年,第 80 页。

② 蔡鸿新、王尊旺、张孙彪主编:《吴瑞甫全集》(第 3 册),厦门:厦门大学出版社,2022 年,第 164 页。

年由厦门大学出版社出版。至此,人们才对这批书信有比较全面的了解。

根据谢泳教授为《吴瑞甫家书》撰写的序言,因原件当时为散乱档,且有零散书信已在网上售出,所以本辑《吴瑞甫家书》只是散乱家书初步辑录,无系统且不完整。刊行目的是保存乡邦文献并供研究者及时使用。因原信散乱,现据信笺形制辑为两部分,一是吴瑞甫用新加坡行医时自制信笺"中医吴瑞甫用笺",这部分显然是吴瑞甫避难新加坡后的来信。二是用"厦门协美造"信笺,大体可判断为吴瑞甫初到新加坡时所寄家书,原信周边多已裁剪且有部分残破。因旧时书信习惯不署具体年代,所以家书前后时间只大体排列,错置在所难免。"中医吴瑞甫用笺"部分,就时间而言,应在"厦门协美造"信笺之后,现排在前面,系据藏者习惯(因此部分保存基本完好),而"厦门协美造"信笺部分、多有残破且有断笺零片情况,故排列在后。全部家书时间,大体为吴瑞甫1939年6月避居新加坡至1944年左右,共140余通。[①]

《吴瑞甫家书》内容非常丰富,大致可以分为如下几个部分:吴瑞甫在新加坡的生活状况、吴瑞甫历年给同安家庭的汇款、吴瑞甫对家庭成员的人生规划、新加坡和厦门地方社会情况、吴瑞甫给家庭成员治疗的处方等。谢泳教授释读了吴瑞甫的一封书信:

> 启祥长孙知悉:近有人来言汝母嘱其到叻后向余言,谓余须速归。一则汝祖妈尚未归土,汝五叔公年老行走不便;一则厦门业产纷如乱丝,须回家整理;一则汝等余当再任教督之责,今均明了,亦属当务之急,自应一一施行。但比近今世界,无一片干净土,大家值此时局,能得偷安过日,便是大大福气,否则生者且无法照顾,何论死者?现海面船舶危险万状,英国商轮艾波号经中水雷沉没,搭客及办事人等,一概死亡,何从来往?即云厦门业产纠纷,汝得收税,随便的收。纵虽难收,亦看破就是。但若有人照契,汝可言寄在余处。惟明三借契,从前有收回否?余前屡次询及竟未照复,今者世界纷纷,无论何地方,大家都看破,无从处理,亦无从计较也。至教儿孙一节,余年虽老,无时敢忘,特水途辽远,阻碍甚多,老人断无冒险之理。即冒险安抵家乡,衣食亦为发生问题。在外洋街衢亦稍平靖,生意尚

---

① 吴锡璜:《吴瑞甫家书(外一种)·前言》,厦门:厦门大学出版社,2018年,第6-7页。

在,不堪设想。余亦不贪恋久居,稍有时机,亦即速返,可免介此。顺由中国银行付其港币八十一元洋角正,到即照收。以十元交汝三姆婆,以十元交汝五叔公,余归家用。

这封信时间题为"六月二号",具体年代不明,不过从中依然可以看出吴瑞甫在新加坡的处境以及面对诸多困境无奈的心态,甚至厦门的产业无法收租"亦看破就是"。二战时期,日本占领东南亚部分国家后,世界局势混乱不堪,交通时断时续,如吴瑞甫在一封家书中提及当时情况:"此间防务,尽量整理,移家回国者颇多。不知将来局面如何?令人难测。甚恐海面封锁,则将来银信必觉困难。余每提前备寄,正为此故。"现有吴瑞甫的信件,几乎每封信都谈到给家人汇款事宜,并强调说明系维持家用,说明当时海外汇款成为人们维系生活的重要来源。

当然,从中医文献学的角度而言,这批书信最重要的价值还在于提供了许多吴瑞甫的问诊记录和处方。兹照录部分如下:

1940年2月29日,寄长子树怀信:谈及其留在国内的夫人关于老年肺肾阴虚、湿痰内盛、喘逆多痰及风痰眩晕、头痛之症,并附汤方、丸方和外用方。汤方:党参三钱、生苏淮五钱、茯苓四钱、浙贝三钱、生晋芪三钱、煮夏钱半、炙甘草一钱、陈皮一钱,生石决六钱、全蝎连尾三只、山萸肉钱半、甘菊钱半(如有吐酸去山萸)。丸方:洋参五钱、饮术二两、茯神二两、当归五钱、山萸五钱、盐芪八钱、甘杞八钱、浙贝六钱、杜仲五钱、甘草五钱、淮膝六钱、甘菊六钱。外用方:荞麦二两为末,和酒炒热,苎布包熨痛处。[1]

1940年4月28日,寄长子树怀信,称接到同安救济委员会来信,以吐泻、鼠疫、脑膜炎三疫症盛行,死者不少,感叹刀兵未已,继以疾疫,殊堪浩叹!但等此症,五月以后,热度高至近九十度,疫虫不能生存,则疫症可安。"家中可常买菜头、绿豆、冬瓜煮服,甚为有益,不但可避疫,且免染疟。余遇疫症盛行时,多食菜头、绿豆,每与病家接触,竟不传染,已多年矣,汝其遵行为要。"[2]此外,在1940年9月4日、1940年10月13日、1941年1月9日、1941年3月22日等信件中,

---

① 吴锡璜:《吴瑞甫家书(外一种)》,厦门:厦门大学出版社,2018年,第14页。
② 吴锡璜:《吴瑞甫家书(外一种)》,厦门:厦门大学出版社,2018年,第37页。

吴瑞甫均答复了家人关于各种疾病的治疗问题，或分析病情，或开具处方，或叮嘱养护。

吴瑞甫是近代福建最具代表性的医家之一，福建省学术界很早就开展了有关吴瑞甫的研究。20世纪80年代初，福建省卫生厅中医处、厦门市卫生局吴瑞甫学术研究领导小组组织编印了《吴瑞甫学术研究文选》，其后柯联才先生等人相继整理出版吴瑞甫的《外科理法》《伤科要诀》，将吴瑞甫的研究推向一个小高潮。由于工作关系的原因，笔者对吴瑞甫也特别关注，依据现有的材料撰写了部分文章，通过各种途径搜集到不少关于吴瑞甫的材料。2022年，本人与蔡鸿新、张孙彪共同主编的《吴瑞甫全集》共收录吴氏医学著作6种、自编学校教材11种、医事评论类文章50余篇以及门生故旧等的追忆文字等。《吴瑞甫全集》内容涵盖有中医基础理论探析、疫病防治研究、中医教育活动、医界往来信函、书序题词及各类医政建言，全面体现吴瑞甫在中西医会通、中医教育、疫病防治、中医药海外传播等方面的宝贵实践和独到思考。从这些论著中，可近距离感悟吴瑞甫独具一格的学术思想和热忱饱满的社会关怀，全面展现吴瑞甫学术思想在近代中医史和福建中医学发展过程中的地位和影响。不过，现有材料缺乏吴瑞甫的医案，使得我们对于他的临床实践无从了解。这批书信恰恰做了一定程度的弥补，在吴瑞甫医案缺失的情况下，这些资料对于研究吴氏的学术思想和临床实践，有非常大的帮助。

三、盛国荣海外医疗书信[①]

福建中医药大学图书馆现存盛国荣往来书信共1258封，其中海外（主要是东南亚）往来书信268封，可大致区分为寻医问药类、海外教学类、对外交流类、其他类，以寻医问药类为主体，共207封。207封书信中，盛国荣共治疗各类患者75人，其中治愈者17人，效果明显者35人，效果一般者15人，情况不明者8人。本节以海外寻医问药类书信说明这批资料的文献价值。

（一）书信反映的盛国荣治疗医案

印度尼西亚华侨陈某某医案。现存陈某某写给盛国荣的书信共6封，其中最早的一封是1983年12月30日，盛国荣回信4封。可以肯定的是，二人的往

---

① 本节系与李颖合作完成，特此说明。

来书信应不止此数。1983 年 11 月陈某某即通过吴玉兰转交给盛一封信，告知盛国荣每次月经来潮前十天一定会感冒。11 月 24 日，盛国荣即为之开过一处方。通过当年 12 月 30 日的信，可以得知陈某某患有慢性咽喉炎、甲亢、慢性胃炎、神经衰弱等慢性病，由于身体较为虚弱，她平时状态非常差，身体在一个月内只有十天左右的正常状态，其他时间不是伤风咳嗽，就是呕吐头痛，头昏眼花。[①] 从这封信看，陈某某的这种情况应该已经很长时间了，且此前盛为之开过可以长期服用的用于调理身体机能的健脾补气、消食宽中处方。

1984 年 4 月 10 日，陈某某写信说，3 月 23 日盛国荣回信告知陈，继续为她配制用于口服的药粉，这些药方由于不能邮寄到国外，一般都是通过熟人回国时捎带。陈某某怀孕后，对于怀孕过程中的保养问题，也是相当纠结，特写信咨询"需不需要中西结合"。[②] 盛在 5 月 5 日给予答复，鼓励她调整心态，并给他开了固胎的药。1984 年 7 月 23 日陈写信称，"小字条在前几天收到了，谢谢盛教授给我的鼓励"。怀孕后，陈一直坚持服用保胎固胎的中药。尽管怀孕，陈还是非常紧张的，"我平时迟到一个月就开始出血，到了 4 个月就流产，现在只希望盛教授帮助我"[③]。盛在 8 月 1 日和 8 月 9 日连续答复两次。

1984 年 9 月 5 日，陈来信称，8 月 24 日盛的回信已经收到，盛先后两次开出了保胎的处方，陈服用后有不同的反应。"盛教授，我不喝医生的西药，是否会影响胎儿的健康？"请盛再次更改处方，治疗其胃胀，体内风重。盛在 9 月 15 日给予答复。1984 年 10 月 20 日，陈再次写信告知盛，怀孕四个多月，但出现了大便带血情况，人非常紧张，安胎药继续服用，盛在 11 月 1 日给予答复。此后未见双方有书信往来。

新加坡华侨李某某医案。李某某写给盛国荣共 10 封书信，其中盛明确标注有回复者 8 封。

1983 年 11 月 22 日的第一封信中，李某某叙述了与盛的初次接触。李某某患慢性肾炎，在新加坡长期采用西医治疗，效果不明显。1983 年 11 月于回国之际，赴盛国荣处就诊。11 月 6 日，盛开出处方。返回新加坡后，从 11 月 12 日李

---

① 陈某某 1983 年 12 月 30 日给盛国荣的信，福建中医药大学图书馆藏，编号盛书信 B-32。
② 陈某某 1984 年 4 月 10 日给盛国荣的信，福建中医药大学图书馆藏，编号盛书信 B-35。
③ 陈某某 1984 年 7 月 23 日给盛国荣的信，福建中医药大学图书馆藏，编号盛书信 B-43。

开始服用此方,至写信之日止,接连服用 11 天,李的总体感受还是可以的。[①]　在 11 月 29 日,李某某再次写信给盛,告知体检情况。12 月 10 日盛回复。

1984 年 2 月 7 日,李某某告知盛国荣,他于 1 月 27 日和 29 日分别给盛国荣写信,现存书信中未见到,具体情况不详。2 月 7 日,李某某在新加坡两所不同医院检查结果有很大的出入,西医要求定期检查,患者面对不同医院的检测结果很无奈,不知相信哪家医院的检查结果,但自身感觉情况基本正常。这封信中附录一张 1 月 8 日盛开的处方,说明除了现存的书信外,二人之间还有频繁的书信往来。1984 年 2 月 23 日,李某某称,2 月 4 日的来信和新处方已经收到,说明 2 月 7 日信中提及的 1 月底李写的信,盛有认真回复。盛在信中说,他自配的药丸处方,患者不要随意公开,这些药丸不能邮寄,主要靠往返于国内外的人捎带。李简介服用 4 日新开的处方十余天后在医院的检查结果,症状没有太大变化。23 日李某某再次收到盛的来信和一张新的处方,是 15 日开的,应该是盛对于李某某 2 月 7 日来信的回复。

1984 年 3 月 10 日李某某的信,告知盛 2 月 29 日的来信已经收到,是盛对 2 月 23 日李信的回复。从 2 月 26 日开始,服用 15 日开的处方两周的时间。经过一段时间的治疗,李某某西医检查的各项指标有明显好转。"这几个月来,不断地服用您开的中药,一般上,精神、饮食和睡眠都好。"尤其是先前一直困扰他的浮肿有很大改观,"腰不会酸痛,口不会干燥,大便正常,非常轻微浮肿"[②]。鉴于情况好转,李某某减少了激素的服用量,停止服用西医配制的利尿剂。他告知盛有人从新加坡回国,会到厦门拿盛配制的补肾丸。此后于 1984 年 6 月 20 日、7 月 19 日李某某两次写信讨论病情。从 7 月 19 日后至 1985 年 1 月 15 日,中间未发现双方书信往来。不过,从 1985 年 1 月 15 日李某某的信推测,其间二人还是有书信往来,9 月 26 日,盛曾为李新开一处方,12 月 28 日,盛再次致信李,说即将到新加坡,并附有新的处方。盛回信中告知李,对于慢性病,应保持乐观的态度,要有坚定的意志,李表示感谢。

法国华侨洪某某医案。法国华侨洪宝隆之父洪某某,经肾病专家会诊后认为,肾功能已经完全消失,伴有糖尿病,医生宣布无药可治,维持生命的唯一办

---

① 李某某 1983 年 11 月 22 日给盛国荣的信,福建中医药大学图书馆藏,编号盛书信 B-47。

② 李某某 1984 年 3 月 10 日给盛国荣的信,福建中医药大学图书馆藏,编号盛书信 B-68。

法是每周洗血三次,永无断续。患者及家属几近绝望,后经法国华侨同时也是盛的学生王汉宝介绍,洪氏父子于 1994 年 4 月 18 日抵达厦门,经过盛一月左右的治疗,一切症状好转,两下脚下肢浮肿消退,精神明显好转,体重增加,尿糖及血压日趋正常。

1994 年 6 月 7 日,王汉宝从巴黎写信说,洪宝隆之父亲情况良好,大有进步。王最后说,"以后凡是在法国有意要求中医名医治疗者,愚生必会介绍找恩师求医"①。1994 年 6 月 26 日王汉宝写信说,"欣接来信,老师一生努力发扬中医,向西医挑战,为祖国医学发展做出了很大贡献,颇为钦佩"②。在这封信中,王汉宝还谈及了他对中西医的看法,以及当代中医日渐衰落的原因,由此似乎可以推理,盛国荣在给王的复信中,也可能谈及了他的中西医学观。另外,王汉宝还介绍了患糖尿病及肝炎的法侨陈嘉裕和腰部神经受压的美侨柯玉华,二人均是在当地西医治疗无效者,确定到厦门找盛治疗。

1994 年 7 月 30 日王再次写信告知,洪宝隆之父亲坚持服恩师之药,现已痊愈。今后在法国如若有更多受苦被西医认为不能治疗的病者,愚生必会尽力介绍到厦门去求治。1994 年 11 月 14 日王汉宝信称,洪宝隆决定启程到厦门取药,告知盛关于洪父亲的具体情况,"愚认为他的病已被恩师医好了,现仅剩下调补而已"③。

(二)从书信看盛国荣的海外医疗活动

综合上述三则医疗案例,并结合其他求医问药类书信,盛国荣的海外医疗主要有三种方式。

一是通过信函治疗。1983 年 8 月,泰国华侨符树仪第一次找盛为其儿子诊治皮肤病,其子病症经西医检测后,未确定究竟为何病,对症治疗后并无效果,盛为之开处方。8 月 29 日,符写信告知盛服用中药十天后的情况,9 月 8 日,符告知盛服用中药 20 天后情况,头面颈皮肤较前有光滑,额前尚未出汗,鼻稍有油润,背后上部较前有少粒脓水。胸前、腹、手、脚,还是有粒脓水,指甲、足趾甲有脓水。粒脓水干后脱皮屑,又渐复生,周而复始。④ 此后双方通信互有往来,盛

---

① 王汉宝 1994 年 6 月 7 日给盛国荣的信,福建中医药大学图书馆藏,编号盛书信 C-14。

② 王汉宝 1994 年 6 月 24 日给盛国荣的信,福建中医药大学图书馆藏,编号盛书信 C-18。

③ 王汉宝 1994 年 11 月 14 日给盛国荣的信,福建中医药大学图书馆藏,编号盛书信 C-32。

④ 符树仪 1983 年 9 月 8 日给盛国荣的信,福建中医药大学图书馆藏,编号盛书信 D-11。

国荣回信称，"令郎之病，系疑难杂症之一，在漫长患病及治疗过程中反复是在意料中，只要耐心治疗，我相信会有所好转。遗憾的是因天南地北，加上行动不便，未能就诊，带来一定困难"①。从这里看，符第一次找盛为其儿子治疗，可能就是通过书信的方式。香港人陈雪瑛在 1983 年 2 月 17 日的信中说，其儿子庄宏伟，从 1975 年患消化不良，经常肚子痛，经中西医治疗，均作胃病处理，服药不见效果，持续时间达数年之久，1981 年底确诊胃酸过多，抽取胃酸后依然闷痛，四肢疲倦无力，食量不振，身体衰弱。"今承林志良夫人见证大夫医术高明，可惜敝人家境不佳，年轻失夫穷寡之至，不能让小儿回乡求医。"②3 月 4 日盛写信回复为之开具处方。

二是海外华侨趁回国之机，亲自到厦门找盛治疗。部分华侨趁回国之机，通过各种途径到盛国荣府上求医问诊。1981 年 11 月，侨居海外多年的黄三顺，因患膝关节疾病，在国外治疗多年没有效果，到厦门盛国荣处请盛为之治疗。从加拿大华侨余太太的感谢信中得知，余氏回国之际到厦门找盛看病，回加拿大后按时服用药物休养生息。泰国华侨王闻标在厦门学习中医期间，盛为之治愈了困扰其多年的胃病。由于经济条件等各种因素的限制，华侨随时返回厦门登门求医显然不太现实，而中医望闻问切的诊断方式却需要医患之间尽可能有面对面的沟通，因此，更多情况下，是两种诊疗方式结合在一起。只要有条件，很多患者均会利用一切可能的机会到厦门与盛国荣见面，以便使之对病情有较为清晰的了解。盛氏开方后，患者往往返回居住国服用，而后通过信函的形式交流病情和开展治疗。

三是盛国荣利用各种外出学术交流、走亲访友的机会在海外国家为当地患者治疗。1997 年 2 月 28 日，印尼华侨陈蓉邀请盛到印尼为其父亲治疗，自愿承担一切费用。考虑到盛国荣此时年事已高，出国单独为患者治疗的情形不会太多，一般多是在国外省亲或学术交流时顺便治疗部分患者。盛国荣在给其学生张远猷的一封回信中曾谈到此事，告知其近期将赴印尼，届时请他提前和陈蓉联系，亲自为陈父治疗。在盛国荣往来书信中，屡屡出现这样的情况，即患者在写信求助的同时，还附上介绍人的一封书信，这些介绍人或是盛的亲朋好友，或

---

① 盛国荣 1983 年 10 月 9 日给符树仪的信，福建中医药大学图书馆藏，编号盛书信 D-14。

② 陈雪瑛 1983 年 2 月 7 日给盛国荣的信，福建中医药大学图书馆藏，编号盛书信 E-32。

是盛的门生弟子,或是盛先前治愈的病号。这一方面是由于海外华侨对国内情况不熟,很多情况下的确面临着求医无门的窘境,同时通过熟人介绍还大大增强了医患之间的可信度。从患者与盛国荣建立联系的媒介看,多数患者都是通过他人介绍与盛取得联系,这反映出海外华侨的生活圈仍属于熟人社会。

(三)盛国荣海外医疗书信的文献学价值

首先,依据这批书信可以开展中医药疗效与中医药海外传播关系的研究。无论是中医还是西医,对于患者而言,疗效是最为可靠的证明。也正是因为盛国荣的治疗有比较明显的效果,才使得他在海外尤其是东南亚一带享誉盛名。从疾病种类看,他所治疗的疾病多为各种久治不愈的慢性病和疑难杂症。如盛国荣治疗法国华人王宝隆的案例,在当地华人圈引起相当的轰动。王宝隆之表姐患肾炎多年,曾经进行肾移植手术,其女婿是法国西医,曾大力反对洪梅材到厦门找中医治疗,经过这一事件后也改变其观点,考虑到厦门求医。自幼患皮肤病且西医常年医治无效的华人李永光也随同其父亲到厦门求助。从国内的情况看,在盛国荣求医问药类往来书信中,有相当部分为国内患者的感谢信,如原国家副主席王震、原厦门大学校长王亚南、原厦门大学校长汪德耀、国民党元老陈立夫、马来西亚中医师公会会长饶师泉等均有写给盛国荣的感谢信。

其次,从这批书信可以开展中医药标准化与海外传播的适应性问题。西医侧重于仪器诊断治疗百病,而中医强调的是整体治疗,切忌把疾病当作孤立现象。由于中医西医在生理、病理、药理等方面存在根本的不同,西方人很难接受中医药的一整套理论基础和治疗原则。在盛国荣治疗的案例中,很多人曾经服用他自己配制的各种成分不明的补肾丸和药粉。传统中医的思维世界里,出于保护自己独家配方的考虑,这种个人配制验方丸散且不告知患者究竟为何物的情况是较为常见的,也为患者所接受。检视近代以来的中医临床实践,越是名医越是有自己独特的常用方剂和自制的各种保命丹之类。此类丹丸膏散在有严格标准的西医眼中,自然是不能被认同的。

最后,从这批书信可以开展海外华人医疗交往与族群共同体建构的研究。中医药海外服务的患者基本为华人圈。统计分析,现存盛国荣海外往来书信中,共治疗患者75人,其中73人为华侨,仅一人为欧洲人,一人为泰国人,且此二人通晓中文,对中国医药持认可的态度。可见,所谓中医药海外传播,仍然以海外华人社会为主。这些患者是通过何种途径与盛国荣取得联系,梳理彼此之间的交往圈和朋友圈,可以挖掘中医在凝聚海外华人华侨中华民族共同体意识中的重要作用。

第三节　台湾报刊涉闽中医药文献

一、台湾报刊涉闽中医药的报道

1987年两岸关系正常化以后,闽台之间的交往逐渐增多。据笔者目前查阅到的资料,台湾媒体关于福建中医药最早的一篇新闻是1981年11月30日《中国时报》刊发的"厦门举办中医药学术会两岸百余人参加"。此后,随着台湾学生源源不断地来到福建中医药大学就读,台湾媒体的相关报道也逐渐增多。兹将台湾地区主要报纸如《中国时报》《联合报》《"中央"日报》《经济日报》等有关涉闽中医药的报道列表如下:

表6-1　台湾地区主要报纸关于福建中医药的报道

时间	标题	主要内容	出处
1988-11-30	厦门举办中医药学术会两岸百余人参加	首届两岸中医药学术交流会在厦门召开。	《中国时报》1988-11-30第10版
1989-01-18	台湾中医大陆考照	为中医从业人员及自学中医者举办中医专业自学考试。	《联合报》1989-01-28第9版
1989-04-03	福建中医学院聘台湾专家授艺	福建中医学院聘请台湾中医专家担任教师。	《联合报》1989-04-03第9版
1989-04-04	福建中医学院办理自学考证	福建中医学院当年开始,开办中医自学考试。	《联合报》1989-04-04第9版
1990-03-06	中医药学术交流会四月初在福州举行	台湾组团参加当年的第三届中医药学术交流会。	《联合报》1990-03-06第9版
1990-04-11	福建中医学院卅年历史五大专业科系齐全设备先进	百余台湾中医界人士取得结业证书,多位台湾中医师在大陆任教。	《联合报》1990-04-11第9版
1990-06-01	福建中医学院的台湾学生	采访台湾学生,畅谈在福建中医学院的学习和生活。	《联合报》1990-06-01第10版
1991-01-07	杜建应邀访台进行两岸中医学术交流	杜建以大陆杰出人士身份访问台湾,开展学术交流。	《联合报》1991-01-07第5版

续表

时间	标题	主要内容	出处
1991-01-07	福建中医学院提高学术水平有意与台湾合作培训硕士。	福建中医学院与台湾中国医药学院拟联合培养中医药硕士	《联合报》1991-01-07 第 5 版
1991-01-08	两岸合作培训中医硕士,"卫生署":文凭不被承认	台湾卫生主管部门称,不能承认大陆的学历,台湾中医要慎重。	《联合报》1991-01-08 第 5 版
1992-05-30	台湾人士获大陆证书如何处置	对于台湾人士获得大陆中医毕业证书,如何认定。	《中国时报》1992-05-30 第 3 版
1994-03-25	福建中医学院获准扩大对台招生	分五年制本科,三年制专科及硕士班。	《中国时报》1994-03-25 第 11 版
1994-11-27	福建中医学院将招台湾学生	分五年制本科,三年制专科及硕士班。	《联合报》1994-11-27 第 17 版
1995-04-20	福建中医学院扩大在台招生两个首创	两岸高校合作培养研究生,部分研究生课程在台湾授课。	《联合报》1995-04-20 第 10 版
2000-04-10	调和与福建中医学院签约	调和资讯公司与福建中医学院签约开展中医网络教学。	《经济日报》2000-04-10 第 26 版
2000-06-29	中医网路教学招收学士班	调和资讯公司与福建中医学院联合开课。	《经济日报》2000-06-29 第 34 版
2001-07-06	闽中医学院 23 台生毕业	当年毕业 23 人,合计毕业 200 余人。	《"中央"日报》2001-07-06 第 7 版
2001-11-05	大陆开放考照各界把脉	台湾各界认为待遇不高,台湾生未必愿意留在大陆就业。	《中国时报》2001-11-05 第 9 版
2003-08-11	福州开放台湾中医考照	福建中医学院毕业的台湾学生参加福州的中医资格考试。	《中国时报》2003-08-11 第 11 版
2004-05-30	福建中医学院台生大集合	海外教育学院自成体系,超过 300 台生毕业拿到学位。	《中国时报》2004-05-30 第 A14 版
2006-05-14	两岸中医药界合作	两岸中医界参加首届海峡两岸中医药发展与合作论坛。	《"中央"日报》2006-05-14 第 6 版
2009-07-18	台生高嘉骏获聘陆大学教师	高嘉骏与福建中医学院签约成为正式编制教师。	《联合报》2009-07-18 第 A16 版
2009-09-30	台生跨海学中医 10 年逾 8000	中医收入高,台湾获得证照困难,不认可大陆学历。	《联合报》2009-09-30 第 A10 版
2009-10-01	留下的少放弃所学的人更多	台生跨海学中医,行医艰难,证照难考,进公立医院困难。	《联合报》2009-10-01 第 A15 版
2014-03-12	两岸药材交易厦门设平台	厦门打造两岸地道优质药材对接平台。	《联合报》2014-03-12 第 E01 版

二、台湾报刊涉闽中医药报道的主要内容

1989年1月,台湾《联合报》首先报道了福建将于4月开办台湾中医从业人员自学考试的消息,"福建省有关方面决定,从今年四月起为台湾的中医从业人员及自学中医者举办中医专业自学考试,考试合格者将取得中医师资格,相当于大陆中医学院大专毕业水平,并发给证书"①。首次实行中医考证,台湾报名30人以上即可专门开考,该考试由福建中医学院承办,同时学校接受海内外以及港澳台地区人士报名参加中医自学考试,课程和临床技能考核通过者颁发专科毕业证书。

随着两岸教育交流日渐深入,台媒报道福建中医学院是两岸中医药交流第一校,其学术水准不断提高,两岸有意合作培养中医硕士,"福建省中医学院为进一步提高学术水平,有意与台湾学界合作培训硕士研究生",同时,"台湾中医医药学院一些副教授准备以个人身份,与福建省中医学院教师联合指导硕士研究生"②。消息一经披露,立即引起台湾中医界的高度关注和兴趣。不过,台湾地区卫生主管部门随即表示,"如果只是单纯的学术交流,'卫生署'乐见其成,但若涉及各种医事训练资格或文凭的认定"③,有意前往大陆的人最好要先了解相关政策。他明确表示,由于两岸医事政策的差异,台生在大陆所取得的文凭在台湾将不被承认。实际上,毕业文凭和中医师资格证等问题对于台生来大陆学习中医始终是一个巨大的困扰。时任海基会副秘书长李庆平在1992年召开的"海峡两岸中医发展暨交流座谈会"上即呼吁,"已有五名台湾人士在福建省获得中医学院证书,这五人将来学历的认证及是否可在台执业等,都成为两岸医疗交流上存在的大问题"④。为此,主管机构对于台湾地区人士获得大陆中医学历证书问题,要尽快出台解决的办法。

1994年《中国时报》《联合报》等大篇幅报道了大陆扩大对台招生的消息。根据这些报道可知,大陆对台招生类别增加为五年制本科、三年制专科、硕士研

---

① 《台湾中医大陆考照》,《联合报》1989年1月18日第9版。

② 韩剑华:《福建中医学院提高学术水平,有意与台湾合作培训硕士》,《联合报》1991年1月7日第5版。

③ 郭锦萍:《两岸合作培训中医硕士,"卫生署"文凭不被承认》,《联合报》1991年1月8日第5版。

④ 陈美琼:《台湾人士获大陆证书如何处置?》,《中国时报》1992年5月30日第3版。

究生三个层次,报考大陆高等院校的台湾地区考生必须参加联合招生考试,合格者方可给予入学通知书。由于两岸中学教育存在差异,考虑台湾地区学生特殊性,福建中医学院对台生放宽限制,设置预科班等。报道称这在大陆中医院校中尚属首例,也是对台招生的重大突破。1995年福建中医学院院长杜建教授指出,学校将进一步扩大对台招收硕士生,教学上首创与台湾高校"联合培养"的模式,并安排部分课程在台上课。台媒纷纷报道此事,认为该计划产生了两个首创:一是首创两岸院校合作培养研究生的模式;二是首创了部分研究生课程在台上课的教学模式。① 此举兼容并包,进一步促进了两岸中医药交流与发展。

除福建中医学院外,20世纪90年代之后,福建相继开放了福建师范大学、厦门大学、集美大学、福州大学、福建农林大学、福建医科大学、华侨大学等共计8所学校单独对台招生,专门为台生设立的考试每年1月、8月各招生一次。这一举措被认为是参加大陆统一高考外的另一选择,台生可按照要求进行报考。② 至此,福建的对台招生进入新的历史阶段,两岸教育交流融合进一步发展。

在对台教育交流方面,台湾媒体关注的另外一个焦点是台湾地区师生在大陆的日常工作与生活。1988年,福建中医学院排除各种困难和阻力,接受了第一个台生庄继志到学校就读。可能是当时两岸之间的形势还比较敏感,笔者未见台湾媒体公开报道此事。1989年《联合报》在"大陆与台湾"栏目以"福建中医学院聘台湾专家授艺"为名,报道了福建中医学院聘任四位台湾中医专家担任该校教师的消息,"福建中医学院聘请台湾专家学者任教,始于1987年3月,先后有台湾中国医药学院的教授和台北、桃园等地的中医师受聘,双方常有函件往来,进行学术交流。……深受师生欢迎"③。依然未公开报道四位台湾地区教师的姓名。

1990年,《联合报》特派记者何明国突破层层关卡,采访了第一个来福建中医学院读书的庄继志,并全文发表了记者和庄姓学生的对谈录。询问他毕业后是否愿意留在大陆工作,该生称,"大陆收入太低,不可能留在大陆执业"。问及他寒暑假如何打发,该生答复,"来这里快两年了,寒暑假都不敢回台湾,因为不

---

① 赖锦宏:《福建中医学院扩大在台招生》,《联合报》1995年4月20日第10版。
② 大陆新闻中心:《福建六大学校可单独招台生》,《联合报》,2002年12月9日第13版。
③ 《福建中医学院聘台湾专家授艺》,《联合报》1989年4月3日第9版。

知道台湾怎样看待长期留在大陆的学生"①。这是一篇非常重要的报道,真实地体现了两岸开放初期台湾同胞对大陆的基本看法,也体现了他们对于两岸政策走向的忧虑。随着两岸交流的深入,台湾学生到福建中医学院的人数越来越多,他们对大陆的印象也发生根本性转变。2004年,《中国时报》再次报道了台湾学生在福建中医药大学生活和学习的情况,至2004年,已经超过300名台湾学生在福建中医学院拿到学位。来自高雄的薛嘉良对未来的人生规划非常清晰,"通过大陆的中医师考试,考虑进一步进修,然后选择在大陆发展"②。对于选择就读福建中医学院的原因,他说主要基于福建与台湾的地缘关系以及福建中医学院在大陆的专业名声。此时这些台湾学生对比分析两岸中医的发展,不再是对大陆软硬件条件的不满,更多的是对台湾中医现状的微言。

2009年9月,《联合报》刊发了一组"中医热"的报道,具体包括"台生跨海学中医10年逾8000""进中医学院:考试、申请、单招""陆中西兼备,台窄门更窄"等三篇文章,对十余年台湾地区学生在大陆学习中医的情况进行了系统的回顾和总结。"台生跨海学中医10年逾8000"开篇即引用了福建中医学院台湾毕业生庄雅玲的故事,说明大陆学历和执业证书无法得到台湾当局的承认,始终是困扰台湾学生到大陆学习中医的主要障碍。在采访中,庄雅玲坦陈,回台湾还是留在大陆发展,是她进学校到现在都没有思考透的问题。实际上,这也是大部分台湾学生的困惑,正如该组文章的前言谈到,"近十年来自大陆毕业的台生(不含短期培训类)逾两万人,其中,研读中医专业的超过八千人,中医是台生到大陆读书最热门的专科。然而,付出多年青春,花了高额学费来大陆学习传统医术的台生,却因台湾不认可大陆医师证照和学历,以及台湾中医执照政策紧缩,面临进退维谷的困境"③。即便如此,学生虽然面临种种困境,到大陆学习中医的人数依然有增无减。

1988年是重要的一年,福建中医学院建校30周年,同时学校在厦门举办"首届海峡两岸中医药学术研讨会"。时任台湾中国医药学院董事长陈立夫先生来信庆贺并赠送其撰写的《中医之理论基础》的论文。此事在海内外引起很大的反响。台湾媒体统计厦门举行为期5天的海峡两岸中医药学术交流活动,

---

① 何明国:《福建中医学院的"台湾学生"》,《联合报》1990年6月1日第10版。

② 朱建陵:《福建中医学院台生大集合》,《中国时报》2004年5月30日第A14版。

③ 赖锦宏:《台生跨海学中医10年逾8000》,《联合报》2009年9月30日第A10版。

参与者包括厦门中医院陈应龙教授、福建中医学院副院长盛国荣教授等达百余人,会议收到 245 篇论文。这次会议标志着中医药事业的推进又迈出了很大的一步。①

1989 年,福建中医学院与陈立夫先生建立了直接的书信联系,有效减轻了台湾中医药各界人士与学校交往的顾虑,从而推动了两岸交往的加深和扩大。1990 年,为了进一步加强闽台中医药事业的发展,福建中医学院召开"第三届海峡两岸中医药学术研讨会"。台湾媒体报道福建中医学院院长杜建教授表示此次交流会规模大,大会主要内容包括促进两岸学术交流,提高中医学术水平;为海峡两岸学术交流培训中心举行落成典礼。② 1992 年,台湾地区当局报道将逐渐放宽大陆人士入境要求,表示只要非党政军的专职人员,申请来台均从宽处理,并坚持"由远而近、先海后陆、平等互惠"的原则以加强医学交流。③ 其实,此前一年,福建中医学院院长杜建教授已经以杰出人才身份应邀访台,进行两岸中医学术交流。台媒报道杜院长是首位应邀访台的中医人士,其在会上介绍了中医临床立竿见影的成果,并且通过考察台湾地区和大陆中医药现状,表示两岸应积极相互借鉴、取长补短以共同推进发展中医药事业,此次访台打破了多年来闽台中医药单向交流的僵局。④ 至 2022 年,两岸已经联合举办了十四届中医药学术交流研讨会。台湾学界和媒体踊跃参加,留下了大量的文字材料。

2000 年,网络教育开始盛行。为更好融入新时代,运用现代教育技术弘扬中医药文化,福建中医学院与网络公司携手共创"中医网络教学",计划于当年 9 月开始授课,修满学分经考试合格者可获得国家认可的统一毕业证书或学位证书。台湾媒体表示大力赞成"中医网络教学",认为该教学方式便于学生随时上课、进修。⑤ 除此之外,学校积极开展两岸中药材的研发和贸易工作。2014 年,台湾媒体报道厦门将举行"第五届海峡两岸医药品论坛"⑥,主要目的是打造两

---

① 《厦门举办中医药学术会,两岸百余人参加》,《中国时报》1988 年 11 月 30 日第 10 版。
② 韩剑华:《中医药学术交流会四月初在福州举行,台湾将组团集体出席》,《联合报》1990 年 3 月 6 日第 9 版。
③ 陈美瑗:《马英九:乐见两岸医学交流》,《中国时报》1992 年 5 月 30 日第 3 版。
④ 韩剑华:《福建中医学院杜建院长应邀访台进行两岸中医学术交流》,《联合报》1991 年 1 月 7 日第 5A 版。
⑤ 《中医网络教学合同调和与福建中医学院签约》,《经济日报》2000 年 4 月 10 日第 26 版。
⑥ 《两岸药材交易,厦门设平台》,《联合报》2014 年 3 月 12 日第 1 版。

岸地道优质药材对接平台。台湾方面表示此举措既保证药材品质,也大大降低了运营成本,希望能够在最短时间内建立药材集散中心。中国中药协会表示该计划分三期建设,有关方面正着手准备,最快明年完成。

2013年,台湾媒体报道为促进海峡两岸大学生对中西医结合复健的发展,中国医药大学与福建中医药大学交往密切,双方就推动中西医结合康复的关键问题、研究思路、世界物理治疗现状等热门问题进行一番探讨,并签署相关合作协议。目前针灸、中医康复已逐渐被世界认可和接受,两岸合作能加快普及中医治疗技术和理念。[①] 现代医疗技术更新换代迅速,台湾媒体报道福建中医药大学积极搭乘科技的快车于2017年推出"中医太空舱"。该仪器可采集面部和舌面信息,通过采集人体的标准化数据,形成标准化的健康管理方案,此后可通过数据核对来完成中医"望闻问切"的过程。

三、台湾报刊涉闽中医药报道的文献学价值

首先,从台湾报刊报道内容看,再现了两岸恢复交流以来闽台中医药交流的历史面貌,是研究改革开放以来福建中医药发展史和两岸中医药交流史的重要文献。自福建中医药大学开展对台招生和教育以来,台湾媒体即高度关注,随时报道有关我校和台湾中医界交流合作的相关信息。在台湾媒体的视野中,福建与台湾一衣带水,地理位置、信仰、血缘等较为亲近,中医药作为中国的瑰宝,经过不断沉淀和不同层次的学术交流、碰撞,已形成互补、互动、多元化的趋势。台湾媒体的相关报道,是对福建对台交流与合作的认可。以此为基本史料,可以开展大陆逐渐开放台生报考的艰辛历程、台湾师生在大陆高校的日常生活、海峡两岸中医药学术交流、海峡两岸中医药科技产业开发与合作等问题的深入研究。

其次,从台湾报刊报道来源看,经历了由转载香港报刊到特约记者再到特派专职记者采写的过程。两岸开放初期,双方都有比较多的顾虑,交流渠道很不畅通,台湾报刊报道的相关信息,一般均从香港媒体转载或由该报驻香港记者采写。1990年前后的一些报道多标注"本报香港电"。即便是来自香港的信

---

① 《促进两岸复健学术发展,中医大福建中医大签MOU》,《工商时报》2000年4月10日第26版。

息源,大多数也不是香港站记者亲自采访编写,而是以引用大陆媒体报道为主。随着两岸交流日渐开放,媒体界合作也逐渐增多,许多媒体开始采用"特约记者"的方式采写稿件,即授权给大陆记者"特约记者"的名义,请大陆记者为其撰写稿件。同时,部分报刊成立大陆新闻中心,直接派遣记者到大陆进行某些专题性采访,撰写了不少深入性报道。从这个角度出发,可以分析不同时期台湾媒体有关大陆历史书写的变化,探讨台湾社会关于闽台中医药交流的历史变迁。

最后,从文献类型学看,台湾报刊相关报道构成了审视福建中医药发展的"他者"视野,为研究者从不同面向考察当代闽台文化交流史提供了不可多得的宝贵素材。1987年两岸恢复交流以来,闽台中医药交往日益频繁,不少台湾报刊也进行了连续性报道,尤其是福建中医药大学作为祖国大陆最早开展对台中医药教育交流与合作的院校,在两岸关系刚刚解冻之时,招收台湾学生、获得对台单独招生权等事件都在台湾地区产生极大的反响。三十多年来,台湾地区报刊大量报道了大陆尤其是福建高校和科研机构在招生、学术交流、产业合作等方面的消息。在当代福建中医药研究中,台湾报刊涉闽中医药报道这一类文献至今未引起学界的注意,现有研究中也较少使用。将这些资料与同时期大陆的报道加以对比分析,可以大大丰富我们对相关问题的认知。

结 论

中医药文献是研究福建医学发展史的基本素材,是福建中医药传承的文化载体,是福建中医药对外交流的历史见证,具有重要的文献学价值、文化学意义和临床治疗功能。结论部分,笔者以三个具体的研究案例说明如何运用这些文献开展福建医学史的研究,以及使用这些文献的过程中需要注意什么问题。

一、关于医家细节性问题的考证:以陈逊斋籍贯为中心

陈逊斋,福建人,民国时期悬壶济世于南京、重庆等地,并积极参与当时中央国医馆的办学、办医以及维护中医等活动,为新中国培养了一大批中医人才,被学者尊称为"京都四大名医"。对于陈逊斋的籍贯问题,以及与陈修园的关系,学术界向来有争论。陈逊斋是福建人这点学者没有疑义,因陈逊斋在其著作《伤寒论改正并注·自序》中写道,"时在民国二十三年仲冬之月福建陈逊斋识",[①]明确提出其本人是福建人。但对于陈逊斋具体是福建哪里人,目前学界存在两种不同观点:一种认为是福州长乐人;另一种则认为是永定县高陂乡上洋村人。

邓铁涛在《中医近代史论文集》中绘制了中央国医馆学术整理委员会职员录,该表中"陈逊斋籍贯福建长乐",[②]并注明此表是根据 1934 年 5 月中央国医馆铅印本《中央国医馆一览》绘制,这是目前最早间接提及陈逊斋具体籍贯的资料。笔者得见的一份民国时期中医教材亦持陈逊斋是长乐人的观点,该书封面题有"伤寒病学大义讲义,陈逊斋先生编,张震鼎置,1940 年 6 月"的字样,正文标题"伤寒病大义,福建长乐陈逊斋著",[③]1939 年陈逊斋在广安县复办"南京市国医内科讲习所",笔者推测此资料可能是当时的教材,张震鼎可能是该学校的

---

① 陈逊斋:《伤寒论改正并注·自序》,1935 年铅印本。
② 李灵辉、王尊旺:《民国医家陈逊斋籍贯考》,《中华医史杂志》2020 年第 50 卷第 4 期。
③ 陈逊斋:《伤寒病大义》,民国油印本。

学生。1949年张宗景为翻印《金匮要略改正并注》所作的序文中说到:"南闽长乐陈逊斋先生……清名医陈修园氏之苗裔,能世其家学而发扬光大之者也。"①张宗景首次明确提出陈逊斋是长乐人,而且是陈修园的后裔。戴执礼、俞慎初、福州市地方志编纂委员会、萧诏玮等认同陈逊斋是福建长乐陈修园后人的观点。持陈逊斋是永定人观点的主要是永定籍的人士,如福建省永定县政协原副主席陈炎荣,在1982年的政协文史资料汇编《传奇式人物陈逊斋》一文中写道:"陈逊斋是我县高陂乡上洋村人。"②时任永定县高陂镇党委书记吴小化等人编写的《高陂记忆》一书,明确提出陈逊斋系上洋陈氏二十代孙,沿袭永定县文史资料中陈炎荣的观点,且首次从族系上进行了确认。③ 陈逊斋籍贯长乐说与永定说令人莫衷一是,且无从考证,致使张金鑫在重新点校出版陈逊斋医学著作《伤寒论改正并注》时,只能折中以上两种观点,将陈逊斋介绍为"福建省永定县高陂乡上洋村人,为清代著名医家陈修园先生七世孙"④,更显得不伦不类。

从文献学的角度而言,民国时期的史料明确注明陈逊斋为福建长乐人,且未见陈本人加以更正,新中国成立前的相关文献,包括永定县地方志,亦未见到有关陈逊斋的记载,似乎陈逊斋籍贯"福建长乐说且为陈修园后人"的说法应当采信。然而,事实并非如此。陈炎荣是永定县高陂乡上洋村人,曾为永定县政协第三、第四届副主席,龙岩地区文联第二届副主席。陈炎荣自称与陈逊斋的孙子陈绳汉是好友,曾说"友德之子、逊斋之孙陈绳汉,现在我县锰制品厂工作,是我的同乡,也是我的世交好友"⑤。这种指名道姓的说法造假的可能性不大。笔者查阅高陂上洋村1994年续修的《上洋颍川陈氏族谱》,该族谱明确记载:"廿二世广诚公(振轩公三子)字逊哉(斋),生于光绪己丑……子友德。廿三世友德(广诚公之子)生于一九二二年……子绳汉、任远。"⑥此外,该族谱还有一条陈逊斋的传记,称其设立国医研究所,著《伤寒论改正并注》《金匮释疑》等书,为当代

① 陈逊斋:《金匮要略改正并注·张宗景序》,1949年油印本。

② 陈炎荣:《传奇式人物陈逊斋》,中国人民政治协商会议永定县委员会文史资料编辑室:《永定文史资料》(第4辑),中国人民政治协商会议永定县委员会文史资料编辑室,1982年,第96页。

③ 吴小化、温汉荣、廖炎兆等主编:《高陂记忆》,北京:五洲传播出版社,2013年,第444页。

④ 陈逊斋编撰、张金鑫点校:《伤寒论改正并注·前言》,北京:学苑出版社,2011年。

⑤ 陈炎荣:《传奇式人物陈逊斋》,中国人民政治协商会议永定县委员会文史资料编辑室:《永定文史资料》(第4辑),中国人民政治协商会议永定县委员会文史资料编辑室,1982年,第103页。

⑥ 《上洋颍川陈氏族谱》编委会:《上洋颍川陈氏族谱》,《上洋颍川陈氏族谱》编委会,1994年,第234页。

名医。至此可以肯定,陈炎荣提出陈逊斋籍贯是永定高陂上洋村的观点是准确的。陈逊斋是永定高陂上洋陈氏第二十二世孙,非吴小化等人提出的第二十代孙。关于这里"哉""斋"错误,由于修谱人的文化程度以及印刷质量等原因,族谱常出现一些错别字,实属正常现象。为慎重起见,笔者辗转联系上陈逊斋的曾孙、陈绳汉的儿子陈伟昌先生,经其确认族谱中所记载的陈逊哉即其曾祖父陈逊斋。由此可知,陈逊斋籍贯乃福建省永定县高陂乡上洋村是毫无疑义的。

断定陈逊斋为福建省永定县人,并不能必然地得出陈逊斋和陈修园毫无关联的结论,因为还存在陈修园的后人移居永定的可能性。民国二十二年(1933)修订的《南阳陈氏族谱》记载,陈修园乃长乐江田南阳陈氏,陈修园长子道彪往下传三代,次子道照传一代,[①]未见与陈逊斋有关的信息,说明长乐江田南阳陈氏,民国时期并无出这样一个名医陈逊斋。若永定高陂上洋村的陈逊斋是陈修园七世孙,则说明上洋陈氏乃南阳陈氏一支外迁的支系。认真梳理两部族谱,可以确认两支陈氏并无交集:永定上洋颍川陈氏在南北朝时由河南颍川郡(今禹州市)迁入福建仙游,五代时迁入长汀,又于明代由长汀迁居上杭,明嘉靖年间在高陂上洋开基繁衍。长乐江田南阳陈氏乃五代末由河南光州固始县迁入福建福清南阳村,宋初分支迁入长乐江田镇,明崇祯年间再迁入长乐江田溪湄乡。再对比陈逊斋以上七世族系与陈修园后代族系:陈逊斋为上洋陈氏第廿二世,廿一世振轩公,二十世五卿公,十九世美宽公,十八世龙湖公,十七世几俊公,十六世彩丹公,十五世景从公。陈修园为南阳陈氏第三十世,三十一世道彪、道照,三十二世诸治、诸翘、诸德、诸英、诸谟,三十三世彦澄、彦思、彦安、彦禄,三十四世扬怡、礑保。至此可明确陈逊斋为永定高陂上洋陈氏后裔,不是长乐江田南阳陈氏的族孙,更不是陈修园的七世孙。

按照中国人的传统观念,对自己的先祖籍贯尤其重视,为何陈逊斋对人们以为他是长乐人且为陈修园后裔的误解未加辩解呢? 在旧中国,那些挂着"祖传三代世医"金字招牌的医生,被奉若神明,视为掌上明珠。清代福建长乐籍名医陈修园,在全国有很大的影响。普通百姓受"医不三世不服其药"思想的影响,更愿意相信医术高明、疗效卓著的医生都有家学渊源。因此,时人面对一个医术高明且来自福建的陈姓名医,很自然将其与陈修园联系在一起。从陈逊斋

---

① 陈玉麟、陈扬禄:《南阳陈氏族谱》,民国二十二年铅印本,第406-408页。

的角度来看,也许是基于当时世人对有家学渊源中医崇拜的这种心理,为方便自己远道而来在异乡行医开业,利用名医之后的光环更方便自己的行医治病,易于取得患者信任,故对世人的这种误解也就不主动加以否认,以致以讹传讹,造成今日学界的误解。

二、关于历史公案的重新讨论:以福建古代四大名医为中心

福建古代四大名医,通行的说法是杨士瀛、宋慈、苏颂和陈修园。从何时开始福建有四大名医之说,究竟是何人将这四人确定为古代名医,福建历代医家中为何是这四人而不是其他人被树立为四大名医,确定他们四人为名医的标准是什么。到目前为止,尚未看到较有说服力的观点。据福建中医药大学医史文献学科的部分老师回忆,福建古代四大名医的说法源于已故医史专家俞慎初先生。笔者翻阅俞老的相关论著,也未见他明确讨论过这一问题。

判定某人是否属于名医,自然标准有很多,但最基本的标准应当是通医学,不但要具有广博的中医基础理论知识,还要具有丰富的临床实践经验,在当时特定的区域内具有较高的知名度。就知名度来说,福建历史上的医家自然是董奉名气最大,"虎守杏林""杏林春暖""杏林国手"等俨然成为名医的代名词。虽然董奉号称"建安三神医"之一,很显然他和张仲景、华佗的历史地位无法比拟。从史源学角度而言,董奉事迹源于葛洪的《神仙传》,该材料本身的可信度偏低,他本人更没有留下什么文字材料,董奉及其杏林传说更多的是具有文化传承价值,史料价值不大。因此,在没有可靠文字资料的情况下,不宜将董奉作为福建历史上的名医。

目前四大名医的说法,杨士瀛、宋慈、陈修园没有什么争议。宋慈仅有一部《洗冤集录》传世,不过,《洗冤集录》既是宋慈法医学理论的总结,也是他开展司法医学检验的实践所得。再加上长期以来,即便在世界范围内,均以宋慈作为法医学鼻祖,以《洗冤集录》作为司法检验的圭臬,这足以证明宋慈在法医学领域的历史地位,宋慈名列其中可谓实至名归。

如果要遴选福建历史上四位名医的话,将苏颂作为其中之一是非常牵强的。以下我们通过对相关史料的罗列排比说明这一问题。

《宋史·苏颂传》是有关苏颂生平事迹最为权威的资料,其略云:

　　苏颂,字子容,泉州南安人。父绅,葬润州丹阳,因徙居之。第进士,历
宿州观察推官、知江宁县。……皇祐五年,召试馆阁校勘,同知太常礼
院。……嘉祐中……迁集贤校理,编定书籍。……英宗即位……迁度支判
官。……(送契丹使还)命为淮南转运使。召修起居注,擢知制诰、知通进
银台司、知审刑院。……元丰初,权知开封府,颇严鞭朴。谓京师浩穰,须
弹压,当以柱后惠文治之,非亳、颍卧治之比。有僧犯法,事连祥符令李纯,
颂置不治。御史舒亶纠其故纵,贬秘书监、知濠州。……未几,知河阳,改
知沧州。……元祐初,拜刑部尚书,迁吏部兼侍读。……既又请别制浑仪,
因命颂提举。颂既邃于律历,以吏部令史韩公廉晓算术,有巧思,奏用之。
授以古法,为台三层,上设浑仪,中设浑象,下设司辰,贯以一机,激水转轮,
不假人力。时至刻临,则司辰出告。星辰缠度所次,占候则验,不差晷刻,
昼夜晦明,皆可推见,前此未有也。……五年,擢尚书左丞。尝行枢密
事。……七年,拜右仆射兼中书门下侍郎。颂为相,务在奉行故事,使百官
守法遵职。量能授任,杜绝侥幸之原,深戒疆场之臣邀功生事。论议有未
安者,毅然力争之。……绍圣四年,拜太子少师致仕。……徽宗立,进太子
太保,爵累赵郡公。建中靖国元年夏至,自草遗表,明日卒,年八十二。诏
辍视朝二日,赠司空。……颂器局闳远,不与人校短长,以礼法自持。虽
贵,奉养如寒士。自书契以来,经史、九流、百家之说,至于图纬、律吕、星
官、算法、山经、本草,无所不通。尤明典故,喜为人言,亹亹不绝。朝廷有
所制作,必就而正焉。[①]

　　以上节录《宋史·苏颂传》的内容,传记记录了苏颂提举制作浑天仪一事,
并有较为详细的叙述,没有提及编纂《本草图经》,仅在最后的盖棺论定中称其
"自书契以来,经史、九流、百家之说,至于图纬、律吕、星官、算法、山经、本草,无
所不通",并未强调他的本草学贡献。

　　《本草图经》原书失传,一般认为当代本草学家尚志钧先生辑校的《本草图
经》是目前最为完备的版本。本书有苏颂序言一篇:

---

①　(元)脱脱等撰:《宋史》卷三百四十《苏颂传》,北京:中华书局,1977年,第10859～10870页。

昔神农尝百草之滋味，以救万民之疾苦，后世师祖，由是本草之学兴焉。汉魏以来，名医相继，传其书者，则有吴普、李当之《药录》，陶隐居、苏恭等注解。国初两诏近臣，总领上医兼集诸家之说，则有《开宝重定本草》……又有《天宝单方药图》。……先是诏命儒臣，重校神农本草等凡八书。光禄卿直秘阁臣禹锡、尚书祠部郎中秘阁校理臣亿、太常博士集贤校理臣颂、殿中丞臣检、光禄寺丞臣保衡，相次被选，仍领医官秦宗古、朱有章等，编缉累年，既而《补注本草》成书，奏御。又诏天下郡县图上所产药本，用永徽故事，重命编述。臣禹锡以谓考正群书，资众见，则其功易就，论著文本，出异手，则其体不一，今天下所上绘事千名，其解说物类，皆据世医之所闻见，事有详略，言多鄙俚，向非专一，整比缘饰以文，则前后不伦，披寻难晓；乃以臣颂向尝刻意此书，于是建言奏请，俾专撰述。臣颂既被旨，则裒集众说，类聚诠次，粗有条目。……臣学不该通，职预编述，仰奉宸旨，深愧寡闻。嘉祐六年九月日，朝奉郎太常博士、充集贤校理、新差知颍州军州、兼管内劝农及管句开治沟洫河道事、骑都尉借紫臣苏颂谨上。[①]

根据苏颂的叙述，起初他和光禄卿直秘阁掌禹锡等人奉命校订《神农本草经》等八书，后皇帝诏天下郡县图上所产药本，用永徽故事重编天下本草。掌禹锡推荐时任太常博士、集贤校理的苏颂主其事。苏颂在序言中说，"臣颂向尝刻意此书"，这并非他信口雌黄，而是确有此事。"皇祐五年，召试馆阁校勘，同知太常礼院"，宋仁宗皇祐五年（1053），苏颂上调京师任馆阁校勘，即集贤校理，掌整理图书事宜，开启了他编校古籍的生涯。嘉祐二年（1057），宋政府在编修院设校正医书局，命掌禹锡、林亿、苏颂等率领医官校注古医籍，以掌禹锡为其首。在编撰《嘉祐本草》过程中，苏颂深感本草著作缺少绘图是一大缺陷，他认为应当编撰有绘图的本草著作，在向皇帝呈交的《补注神农本草总序》中建议："欲下诸路、州、县应系产药去处，并令识别人仔细辨认根、茎、苗、叶、花、实形色大小，并虫、鱼、鸟、兽、玉石等，堪入药用者，逐件画图，并一一开说著花结实，收采时月及所用功效。其番夷所产，即令询问榷场、市舶、商客，亦依此供析。并取逐味一二两或一二枚，封角，因入京人差赍送当所投纳，以凭昭证，画成本草图，并

---

① （宋）苏颂编撰，尚志钧辑校：《本草图经辑校本·苏颂序》，北京：学苑出版社，2017 年。

别撰图经。与今本草并行,使后人用药,知所依据。"①皇帝从苏颂所请,命令全国各地向京师呈送药物绘图和标本。这也就是苏颂序文中所说的"又诏天下郡县图上所产药本,用永徽故事,重命编述"。获得授权后,苏颂随即"裒集众说,类聚诠次,粗有条目"。结合《本草图经》苏颂自序的落款和掌禹锡的上奏可知,该书即将完工时,苏颂突然调任颍州知州,后续工作由掌禹锡完成。此后,未见苏颂从事和本草学相关的事务。

查阅《苏魏公文集》,没有任何苏颂精通医药的记载。《苏魏公文集》共72卷,涉及古诗、律诗、使辽诗、挽辞、册文、奏议、敕书、诏书、批答、口宣、外国书、表、青词、斋文、祝文、乐章、教坊作语、祭文、封赠、启、碑铭、墓表、墓志铭、行状、记、序文、书、札子、杂著等文体,涉及医药的内容非常少,其中"殿中省尚药奉御直翰林医官院张士禹可殿中省尚药奉御充翰林医官副使"等数篇主要涉及医官的任免、举荐和封荫,属于医疗行政的范畴。无论是苏颂和时人的唱酬通信,还是时人有关苏颂的各种记载,都没有苏颂本人通医的记载,也未见彼此讨论有关本草的任何知识。苏颂长孙苏象先编纂的《丞相魏公谭训》为象先随侍祖父苏颂时所记祖父的言行,既有当时记录,亦有后来追忆。该书分为国论、国政、家世、家学、家训、行己、文学、诗什、前言、政事、亲族、外姻、师友、知人、善言、鉴裁、游从、荐举、恬淡、器玩、饮膳、道释、神祠、疾医、卜相、杂事等二十六题,分条记述其祖父苏颂言行事迹、为政为学、朋友交往以及家世亲族等情况。同样未言及苏颂通医药的问题。

此外,《苏魏公文集》卷六十五收录了苏颂撰写的数部本草学著作的序言。仔细分析这些序言,俱言其奉命编修本草诸书事宜,如《补注神农本草总序》云"嘉祐二年八月,有诏臣禹锡等再加校正,臣某等亦既被命,遂更研核。……乃请因其疏梧,更为补注,应诸家医书药谱所载物品功用,并从采掇"②。其《校定备急千金要方》序云:"睿孝皇帝至仁恤物,留意医方,以谓驱沴淫、救昏札、保寿命、跻康宁,无先于此道,于是诏命儒臣,是正坠失。臣某等实被兹选,典领有年。窃谓孙氏之书精深博赡,搜闻浅见,诚难究悉。乃因广内秘文及民间众本、道藏竺典、旁篇杂子,并用搜访以资参考,得以正其舛互、补其遗佚。"③综合上述

---

① 朱人求、和溪主编:《苏颂全集》(第二册),北京:国家图书馆出版社,2020年,第798页。
② 朱人求、和溪主编:《苏颂全集》(第二册),北京:国家图书馆出版社,2020年,第798页。
③ 朱人求、和溪主编:《苏颂全集》(第二册),北京:国家图书馆出版社,2020年,第803页。

两篇序文,苏颂之所以参与校注本草书籍,是其职责使然,也就是他在担任馆阁校勘后的谢辞中所说,"固当负帙宿官,潜精志业,考会字书之牾,参订于前篇,详求略录之余,更资于新簿,冀成铅椠之效"①。并不能必然地得出他本人精通医通药的结论。

笔者作如此论断,并不是说苏颂完全不懂医药。两宋时期,文人通医是非常普遍的现象,有些人的医术甚至达到了相当高的地步,如苏轼、辛弃疾都曾经编纂方书。但是,就身份属性而言,他们和专业的医家,甚至弃儒从医的职业医者有本质的区别,无论如何,都不能将他们划归到医家的行列。苏颂的情况便是如此。他编撰和参与校订本草学书籍,都是担任"馆阁校勘"职责使然,并不意味着他精通本草学。正因为如此,他在汇编《本草图经》时,"其间玉石金土之名,草木虫鱼之别,有一物而杂出诸郡者,有同名而形类全别者,则参用古今之说,互相发明,其茎梗之细大,华实之荣落,虽与旧说相戾,并兼存之。崖略不备,则稍援旧注,以足成文意,注又不足,乃更旁引经、史及方书、小说,以条悉其本原"②。当然,在长期整理本草著作过程中,他阅读大量本草学文献,获得一定的本草学知识,应当是毫无疑问的。总之,从苏颂的情况看,将他列入福建古代四大名医是错误的。

三、关于中医与社会的互动问题:以明代福建养济院为中心

明清时期福建的地方志中,有大量医疗慈善机构养济院的资料。明代福建养济院的修建可以分为三个时期:即洪武年间的创建时期,成化弘治年间的增建时期和嘉靖万历年间的重修时期。关于养济院的基本情况,本书第二章已经做了比较详细的介绍。这里主要通过养济院的运作探讨医疗与社会的互动关系。

王兴亚认为明代中前期各养济院收养人数没有名额限制,万历年间各地养济院收养孤老残疾有了名额的规定,并以吕坤《风宪约》的记载为证据。③ 其实吕的说法具有特定的时间和地点,我们不能拿该条特殊的证据来说明明代全国各地养济院收养有了定额,当然也不能排除个别地方有名额的限定。综合史料

① 朱人求、和溪主编:《苏颂全集》(第二册),北京:国家图书馆出版社,2020年,第564页。
② (宋)苏颂编撰,尚志钧辑校:《本草图经辑校本·苏颂序》,北京:学苑出版社,2017年。
③ 王兴亚:《明代养济院研究》,《郑州大学学报》1989年第3期。

分析,笔者认为,与清代就养济院收养人数做出明确规定不同,明代未曾就人数问题做出明确的规定。从地方看,由于经济实力和区域大小各异,各地建立的养济院差别甚大,所能容纳的人数自然也不相同。根据统计,明代福建养济院规制如下:安溪县 14 间,邵武县 57 间,同安县 42 间,顺昌县 40 间有奇,永定县 13 间,闽县 37 间,德化县 8 间,归化县 18 间,宁洋县 4 间,泰宁县 30 间。就地方志的记载看,除万历三十九年(1611)归化县养济院月支口粮"孤贫共三十名"外,[①]其余未见有明确人数限制的,一般多为"人数无定额"。如政和县养济院"凡流徙笃废及年幼不能自存之民皆收养之",[②]上杭县养济院"其人数逐年稽覆之,增耗不一",[③]将乐县养济院"收养孤老无定数",[④]尤溪县养济院"额无定数"。[⑤]笔者检阅明代其他省份的地方志,发现有限定人数的记载也非常少。

关于明代养济院的收养程序和具体运作方式,现有史料多语焉不详。明人吕坤任职山西巡抚时,曾制定一个十分理想化的养济院审收则例,其审收凡十条,存恤凡十条。[⑥] 从吕氏制定的该则例分析,养济院的收养强调如下几个原则,其一,必须为鳏寡孤独没有生活能力,即所谓"老弱废疾及鳏寡孤独不能自存者";其二,所收养之人必须为遵纪守法者,根据应收养人的不同情况分别等级,按照次序进入养济院;其三,值得注意的是,其中规定"失迷乡贯久在地方者,上等孤老惟于冬生院收恤,其瞽目残肢不能自存者,与本州县人一视同仁可也"。如果我们以倒读史料的思维分析,无疑其中包含明代养济院收养的另外一个重要原则,即强调原地原籍,即所谓"境内"之人,夫马进称之为"原籍地收养主义"。从福建省的情况看,其收养人员大致相同,即凡鳏寡孤独穷民无告者、贫病衰老不能自存者、鳏寡孤独及废疾之人、贫穷无亲属依倚者、老弱废疾及鳏寡孤独不能自存者等等。

前已述及,明代养济院收养实行原籍地收养主义原则。这里需要讨论的一个问题是既然慈善事业主旨是抚恤孤老、救济贫穷,对于流入异乡的应当抚恤者政府为何强调勘其原籍送归故里。我们认为,这与该制度的设计初衷紧密相关,

---

① 万历《归化县志》卷二《建制志》,日本藏中国罕见地方志丛刊续编本。
② 民国《政和县志》卷二十一《惠政》,中国地方志集成福建府县志辑本。
③ 康熙《上杭县志》卷三《版籍志》,清代孤本方志选本。
④ 乾隆《将乐县志》卷十六《惠政》,乾隆三十一年刻本。
⑤ 崇祯《尤溪县志》卷二《规制志》,日本藏中国罕见地方志丛刊本。
⑥ 吕坤:《新吾吕先生实政录·民务》卷二《收养孤老》,文渊阁四库全书本。

明代养济院的设立及其运作具有明显的社会控制职能,当政者意欲通过这一传统的慈善模式达到其控制社会不安定因素的愿望。学术界以往对此关注甚少。

从制度层面而言,在明代制定的各种则例和律令中,有明确要求官员到任后必须查点养济院的运作情况。如《明会典》记载官吏授职到任须知,其应当考察的项目中有"养济院见在孤老月支粮米岁支布匹逐一开报,须亲自点视给赐,毋致失所,以副朝廷存恤之意"[①]。地方官对其辖区内的应当收养者负有完全责任,吏部之所以要求他们到任后"须亲自点视给赐,毋致失所",表面上是为了"以副朝廷存恤之意",其实还有另外一层含义,即防止这些易流动人口四处流浪,给社会造成动荡。对于因各种原因四处流浪衣食无着者,一般采取的措施是遣送原籍送入当地养济院。这一点从京城养济院的收养情况即可明晰。成化以前,北京收养原则和全国各地一样,要想进入京城养济院必须取得当地的籍贯,并由地方官注册。很显然这种政策远远不能适应从各地流入北京的大量人口。成化年间该政策的一个突出变化是无论京城还是外籍养济院的做法是先行收养,然后堪其原籍送归。

农民出身的朱元璋深知,要想维持国家的安定,必须加强对于基层社会的控制。洪武三年(1370)十一月,明太祖下令在全国实施户贴制度,力图全面而准确地掌握全国人口状况。十四年(1381)正月,明朝在全国又设立了里甲制度,编造赋役黄册,里甲中不承担赋役的鳏寡孤独者称为畸零。为更严格地限制人口自由迁移,凡出远门者,必须获得政府颁发的文引才能成行,凡军民人等往来,但出百里者即验文引。不仅如此,在十九年给户部的敕令中,更有着看似更为苛刻的要求,天下四民"务在各守本业,医卜者土著不得远游。凡出入作息,乡邻必互知之,其有不事生业而游惰者及舍匿他境游民者,皆迁之远方"[②]。通过以上一系列的措施,居民被限定在固定的场所,国家对其的掌控和征发很容易实施。对于明代的开创者朱元璋来说,他所希望的就是建立一个传统安土重迁的农业社会,人民各安其所,各从其业。

传统社会中,最容易流动的恰恰是那些鳏寡孤独废疾不能自存者,他们往往以乞讨的方式周游各地,给社会带来很大的不安定因素。历史上所谓的流

---

① 万历《明会典》卷九《吏部八》,续修四库全书本。
② 《明太祖实录》卷一百七十七,洪武十九年正月壬寅条。

民、乞丐和流寇一定情况下其实很难区分。纵观中国历史,对于流民,有司不为存恤,不为安集,初为流民,既为流寇,遂延绵而不可弥补,这种情况非常多。以农民战争起家的朱元璋对此非常清楚,如何有效控制这一特殊人群的自由流动成为其制度设计的关键点,对于传统慈善机构养济院的改造和利用也就成为必然。

四、福建中医药文献的应用

在使用中医药文献开展相关研究时,应注意三个方面的问题。

文献及其内容的解读。中医药文献,尤其是民间抄本医书,多系从医者自行撰写,不同医家文化水平有异,各种抄本医书的质量自然也大不相同。在很多抄本中,语句不通、错字连篇的情况比比皆是,错别字、通假字大量出现,给解读带来一定的困难。某抄本医书,有"千杯不醉方",其方组成为只具子和洋参。起初我们实在不明白"只具子"为何物,也曾怀疑是否为"枳椇子",查阅多种抄本医书,"枳椇子"有"只俱子""枳俱子""鸡距子""只具子"等各种名目,才确定"只具子"即"枳椇子"。南方常用药槟榔,在不同的抄本中,有"槟榔""梹榔""兵榔""兵郎""炳郎""丙榔"等至少10余种写法。民国时期的各种文献,错误之处非常多,常常因为错字连篇而根本无法理解文献所要表达的意思。对中医药文献尤其是抄本医书的解读,要把握两个基本原则:一是不可过分拘泥于细节,医书中个别无法理解的词句,存在多种可能性,要根据以往解读此类文献的经验,从"音似""形似""性似"进行基本的判断。如果条件允许,可以参阅同类医书,看其他医书中能否找到相似的答案。二是充分考虑医书产生的地域性特征,解读民间中医抄本,更大的困难在于方言。中国各地方言千差万别,对于一个外地人而言,阅读那些用方言写就的医书,简直就是阅读天书。要通过对各种相关性文献的对比校读,辨识文字、订正讹误,正确理解文献内容。

开展细化研究。受现有文献不足的限制,某些专题性研究往往无法开展细部探讨,利用一些民间文献,有时能给研究带来意料不到的突破,开展一些细节性研究。福建中医药大学近年搜集到新加坡华侨林云仙抄录的《新加坡同济医院考医录》1册,对于揭示民国时期新加坡同济医院的医生招考颇有帮助。既有研究表明,民国时期,新加坡同济医院的医生采取公开招考的办法择优录取,每三年举行一次。然而,同济医院究竟考些什么题目、考生如何答题、如何评阅试卷、招考流程等细节性问题均未见学界有深入探讨。林云仙抄录《新加坡同济医院考医录》中，收录了 1932 年、1935 年、1938 年 3 个年度的医院招考医生的考卷，并附有批阅者的评语。若能发掘出更多的此类文献，肯定对相关研究有莫大的帮助。民间中医药文献种类众多，数量巨大，可以依据不同的类别构建数据库，以便于保存和利用。在条件许可的情况下，如果能将相当数量的中医抄本完成数字化处理，通过大数据挖掘技术实现便利地检索，必将大大促进医学史的研究。通过数据库开展中药的物质文化史研究，学界已经有较为深入的探讨，如蒋竹山关于人参的研究、林日杖关于大黄的研究等，都大大推进了相关问题的研究。就我们目前正在从事的陈修园文献史而言，通过大数据挖掘技术，考察陈修园常用处方的文献史源流，通过历代尤其是明清以来民间社会对经典名方认知与应用的变化探讨其文化史价值，应该是一项非常有意义的工作。如著名经方小柴胡汤，可以通过查阅现有各类古籍数据库，探讨该方的方剂源流和组成，方剂组成变化分析，所治病证变化分析，用药剂量分析，炮制方法分析等等，在此基础上，再结合民间中医抄本对该方的临床应用，梳理小柴胡汤的文献史价值和文化史意义。

回到历史现场。在利用中医药文献开展医学史研究时，还要注重回到历史现场，开展田野调查，发掘口述文献，不可盲目相信文字资料。由民间医家撰写的临床经验总结，往往带有自夸的成分。不论真实情况如何，在医家的笔下，均描述为经过数次的治疗，患者得以痊愈。同时，为凸显个人医疗水平的高明，很多医家形成固定的书写套路，先言明该患者在他处求医多人，用药无数，然效果不佳，继述经本人治疗后药到病除，立解沉疴，患者及其家属或致送锦旗，或刊文感谢。民国时期福建某地高姓医生著有《儿科新书》，卷首即附录了患者的感谢信数通，大体言医生高某医术高超，宅心仁厚，居乡间救死扶伤，对当地的医疗作出重大贡献，患者感激不尽等等。笔者曾驱车至当地考察，实际情况令人大跌眼镜。2023 年 3 月，笔者在魏赐端后人带领下，来到福建古田县城西街道罗峰村，参观魏赐端故居，翻阅魏氏族谱，了解其生平事迹。魏赐端幼承庭训，致力于学，从建瓯中医专科学校毕业后，即回到家乡悬壶济世。他汇通中西医学，熟稔内外妇儿各科，望闻问切、开方配药、针灸手术、接生养护等等，处处精心，样样在行。据乡人耆老介绍，他生性善良，乐善好施，技艺超绝，医德高尚，济病扶困不为钱，颇有宋清遗风，乡亲们屡赠锦旗匾额致谢。诸如此类的信息，仅仅依靠文字材料是无法获取的。

参考文献

一、地方志

崇祯《尤溪县志》,日本藏中国罕见地方志丛刊本。

道光《晋江县志》,中国地方志集成本。

道光《漳平县志》,中国地方志集成本。

光绪《漳州府志》,中国地方志集成本。

光绪《重纂邵武府志》,中国地方志集成本。

(明)冯梦龙著,陈煜奎校点:《寿宁待志》,福州:福建人民出版社,1983年。

(明)何乔远:《闽书》,福州:福建人民出版社,1995年。

(宋)胡太初修,赵与沐纂:《临汀志》,福州:福建人民出版社,1990年。

(明)黄仲昭修纂:《八闽通志》,福州:福建人民出版社,1990年。

嘉靖《安溪县志》,天一阁藏明代方志选刊本。

嘉靖《福宁州志》,日本藏中国罕见地方志丛刊本。

嘉靖《惠安县志》,天一阁藏明代方志选刊本。

嘉靖《建宁府志》,天一阁藏明代方志选刊本。

嘉靖《建阳县志》,天一阁藏明代方志选刊本。

嘉靖《重修沙县志》,福州:海风出版社,2006年。

嘉靖《邵武府志》,四库全书存目丛书本。

嘉靖《汀州府志》,天一阁藏明代方志选刊续编本。

嘉靖《武康县志》,天一阁藏明代方志选刊本。

嘉靖《仙游县志》,日本藏中国罕见地方志丛刊本。

嘉靖《延平府志》,天一阁藏明代方志选刊本。

嘉庆《惠安县志》,中国地方志集成本。

康熙《光泽县志》,清代孤本方志选本。

康熙《建宁府志》,中国地方志集成本。

康熙《建宁县志》,清代孤本方志选第二辑本。

康熙《罗源县志》,中国地方志集成本。

康熙《清流县志》,清代孤本方志选本。

康熙《上杭县志》,清代孤本方志选本。

康熙《松溪县志》,中国方志丛书本。

康熙《仙游县志》,清代孤本方志选本。

康熙《漳平县志》,福建师范大学图书馆藏稀见方志丛刊本。

康熙《长乐县志》,中国地方志集成本。

民国《崇安县新志》,中国地方志集成本。

民国《连城县志》,中国地方志集成本。

民国《连江县志》,中国地方志集成本。

民国《莆田县志》,中国地方志集成本。

民国《霞浦县志》,中国地方志集成本。

民国《永定县志》,中国地方志集成本。

民国《长乐县志》,中国地方志集成本。

民国《诏安县志》,中国方志丛书本。

民国《政和县志》,中国地方志集成本。

乾隆《安溪县志》,中国地方志集成本。

乾隆《福建通志》,文渊阁四库全书本。

乾隆《福州府志》,中国地方志集成本。

乾隆《将乐县志》,乾隆三十一年刻本。

乾隆《泉州府志》,中国地方志集成本。

乾隆《泰宁县志》,中国地方志集成本。

乾隆《仙游县志》,中国地方志集成本。

乾隆《长汀县志》,中国方志丛书本。

万历《福安县志》,日本藏中国罕见地方志丛刊本。

万历《福宁州志》,日本藏中国罕见地方志丛刊本。

万历《福州府志》,福州:海风出版社,2001年。

万历《归化县志》,日本藏中国罕见地方志丛刊续编本。

万历《建阳县志》,日本藏中国罕见地方志丛刊本。

万历《泉州府志》,台北:台湾学生书局,1987年。

万历《兖州府志》,天一阁藏明代方志选刊续编本。

二、文史资料

丹阳市政协文史资料研究委员会、丹阳市文学艺术界联合会:《丹阳文史资料》(第12辑),丹阳市政协文史资料研究委员会、丹阳市文学艺术界联合会,1997年。

中国人民政治协商会议福建省顺昌县委员会文史资料委员会:《顺昌文史资料》(第10辑),中国人民政治协商会议福建省顺昌县委员会文史资料委员会,1992年。

福州市政协文化文史和学习委员会:《叙事:福州中医药文化保护传承的集体记忆》,福州:福建美术出版社,2021年。

中国人民政治协商会议厦门市海沧区政协文史委员会:《厦门海沧文史资料·保生慈济文化专辑》(第4辑),中国人民政治协商会议厦门市海沧区政协文史委员会,2008年。

中国人民政治协商会议福建省顺昌县委员会文史资料委员会:《顺昌文史资料》(第5辑),中国人民政治协商会议福建省顺昌县委员会文史资料委员会,1987年。

中国人民政治协商会议福建省平潭县委员会文史资料委员会:《平潭文史资料》(第3辑),中国人民政治协商会议福建省平潭县委员会文史资料委员会,1983年。

中国人民政治协商会议福建省建阳县委员会文史资料研究会:《建阳文史资料》(第6辑),政协建阳县委员会文史资料研究会,1987年。

政协连云港市海州区委员会:《海州文史资料》(第5辑),政协连云港市海州区委员会,时间不详。

中国人民政治协商会议厦门市委员会文史资料研究会:《厦门文史资料选辑》(第21辑),中国人民政治协商会议厦门市委员会文史资料研究会,1994年。

政协长乐市文史资料委员会:《长乐文史资料》(第6辑),政协长乐市文史资料委员会,2005年。

中国人民政治协商会议福建省南安县委员会文史资料研究委员会:《南安文史资料》(第11辑),中国人民政治协商会议福建省南安县委员会文史资料研究委员会,1990年。

中国人民政治协商会议福建省福州市委员会文史资料工作委员会:《福州文史资料选辑》(第21辑),中国人民政治协商会议福建省福州市委员会,文史资料工作委员会,2002年。

中国人民政治协商会议福建省福州市委员会文史资料工作委员会:《福州文史资料选辑》(第9辑),中国人民政治协商会议福建省福州市委员会文史资料工作委员会,1989年。

中国人民政治协商会议福建省建瓯市委员会文史资料委员会:《建瓯文史资料》(第20辑),中国人民政治协商会议福建省建瓯市委员会文史资料委员会,1995年。

中国人民政治协商会议福建省建阳县委员会文史资料委员会:《建阳文史资料》(第7辑),中国人民政治协商会议福建省建阳县委员会文史资料委员会,1987年。

中国人民政治协商会议福建省晋江市委员会文史资料研究委员会:《晋江文史资料选辑》(第14辑),中国人民政治协商会议福建省晋江市委员会文史资料研究委员会,1993年。

中国人民政治协商会议福建省晋江县委员会文史资料研究委员会编:《晋江文史资料选辑》(第11辑),中国人民政治协商会议福建省晋江县委员会文史资料研究委员会,1989年。

中国人民政治协商会议福建省连城县委员会文史资料委员会:《连城文史资料》(第15辑),中国人民政治协商会议福建省连城县委员会文史资料委员会,1991年。

中国人民政治协商会议福建省龙海县委员会文史资料组:《龙海文史资料》(第3辑),中国人民政治协商会议福建省龙海县委员会文史资料组,1985年。

中国人民政治协商会议福建省莆田县委员会:《莆田文史资料》(第3辑),中国人民政治协商会议福建省莆田县委员会,1982年。

中国人民政治协商会议福建省莆田县委员会:《莆田文史资料》(第5辑),中国人民政治协商会议福建省莆田县委员会,1982年。

中国人民政治协商会议福建省泉州市鲤城区委员会文史资料研究委员会：《泉州鲤城文史资料》（第 4 辑），中国人民政治协商会议福建省泉州市鲤城区委员会文史资料研究委员会，1989 年。

中国人民政治协商会议福建省泉州市鲤城区委员会文史资料委员会：《泉州鲤城文史资料》（第 8 辑），中国人民政治协商会议福建省泉州市鲤城区委员会文史资料委员会，1991 年。

中国人民政治协商会议福建省泉州市委员会文史资料委员会：《泉州文史资料》（新 8 辑），中国人民政治协商会议福建省泉州市委员会文史资料委员会，1991 年。

中国人民政治协商会议福建省泉州市委员会文史资料研究委员会：《泉州文史资料》（第 13 辑），中国人民政治协商会议福建省泉州市委员会文史资料研究委员会，1982 年。

中国人民政治协商会议福建省泉州市委员会文史资料研究委员会：《泉州文史资料》（第 16 辑），中国人民政治协商会议福建省泉州市委员会文史资料研究委员会，1984 年。

中国人民政治协商会议福建省泉州市委员会文史资料研究委员会：《泉州文史资料》（第 12 辑），中国人民政治协商会议福建省泉州市委员会文史资料研究委员会，1982 年。

中国人民政治协商会议福建省上杭县委员会文史资料编辑室：《上杭文史资料》（第 12 辑），中国人民政治协商会议福建省上杭县委员会文史资料编辑室，1988 年。

中国人民政治协商会议福建省上杭县委员会文史资料编辑室：《上杭文史资料》（第 4 辑），中国人民政治协商会议福建省上杭县委员会文史资料编辑室，1984 年。

中国人民政治协商会议福建省上杭县委员会文史资料编辑室：《上杭文史资料》（第 6 辑），中国人民政治协商会议福建省上杭县委员会文史资料编辑室，1984 年。

中国人民政治协商会议福建省上杭县委员会文史资料编辑室：《上杭文史资料》（第 9 辑），中国人民政治协商会议福建省上杭县委员会文史资料编辑室，1986 年。

中国人民政治协商会议福建省同安县委员会文史资料工作组:《同安文史资料》(第2辑),中国人民政治协商会议福建省同安县委员会文史资料工作组,1982年。

中国人民政治协商会议福建省同安县委员会文史资料委员会:《同安文史资料》(第1辑),中国人民政治协商会议福建省同安县委员会文史资料委员会,1982年。

中国人民政治协商会议福建省委员会文史资料委员会:《福建文史资料》(第36辑),中国人民政治协商会议福建省委员会文史资料委员会,1997年。

中国人民政治协商会议福建省霞浦县委员会文史组:《霞浦文史资料》(第3辑),中国人民政治协商会议福建省霞浦县委员会文史组,1985年。

中国人民政治协商会议福建省永安市委员会文史资料研究委员会:《永安文史资料》(第8辑),中国人民政治协商会议福建省永安市委员会文史资料研究委员会,1989年。

中国人民政治协商会议福建省永安县委员会文史工作组:《永安文史资料》(第2辑),中国人民政治协商会议福建省永安县委员会文史工作组,1983年。

中国人民政治协商会议福建省永春县委员会文史资料工作组:《永春文史资料》(第8辑),中国人民政治协商会议福建省永春县委员会文史资料研究委员会,1988年。

中国人民政治协商会议福建省永泰县委员会文史组:《永泰文史资料》(第3辑),中国人民政治协商会议福建省永泰县委员会文史组,1986年。

中国人民政治协商会议福建省漳平县委员会文史组:《漳平文史资料》(第5辑),中国人民政治协商会议福建省漳平县委员会文史组,1984年。

中国人民政治协商会议福建省漳州市芗城区委员会文史资料委员会:《漳州芗城文史资料》(第4辑),中国人民政治协商会议福建省漳州市芗城区委员会文史资料委员会,1994年。

中国人民政治协商会议福建省长汀县委员会文史资料编辑室:《长汀文史资料》(第11辑),中国人民政治协商会议福建省长汀县委员会文史资料编辑室,1986年。

中国人民政治协商会议福建省诏安县委员会:《诏安文史资料》(第5辑),中国人民政治协商会议福建省诏安县委员会,1984年。

中国人民政治协商会议福州市台江区委员会:《台江文史资料》(第9辑),中国人民政治协商会议福州市台江区委员会,1993年。

中国人民政治协商会议厦门市鼓浪屿区委员会:《鼓浪屿文史资料》(第4辑),中国人民政治协商会议厦门市鼓浪屿区委员会,1999年。

中国人民政治协商会议厦门市鼓浪屿区委员会:《鼓浪屿文史资料》(第5辑),中国人民政治协商会议厦门市鼓浪屿区委员会,2000年。

中国人民政治协商会议厦门市同安区委员会文史资料委员会:《同安文史资料》(第18辑),中国人民政治协商会议厦门市同安区委员会文史资料委员会,1988年。

中国人民政治协商会议厦门市同安区委员会文史资料委员会:《同安文史资料》(第21辑),中国人民政治协商会议厦门市同安区委员会文史资料委员会,2002年。

中国人民政治协商会议永定县委员会文史资料编辑室:《永定文史资料》(第4辑),永定县政协文史资料委员会,1982年。

三、专著

包识生:《包氏医宗》,天津:天津科学技术出版社,2010年。

蔡鸿新、王尊旺、张孙彪主编:《吴瑞甫全集》,厦门:厦门大学出版社,2022年。

曹洪欣:《海外回归中医善本古籍丛书(续)》,北京:人民卫生出版社,2010年。

曹洪欣:《珍版海外回归中医古籍丛书》,北京:人民卫生出版社,2008年。

陈邦贤:《二十六史医史资料汇编》,中国中医研究院中国医史文献研究室,1982年。

陈登铠:《组织三山医学传习所成立记》,三山医学传习所,1917年。

陈建才:《八闽掌故大全》,福州:福建教育出版社,1994年。

陈可冀、张京春主编:《清宫医案精选》,北京:中国中医药出版社,2020年。

陈可冀主编:《清宫医案集成》,北京:科学出版社,2009年。

陈可冀主编:《清宫医案研究》,北京:中医古籍出版社,2006年。

陈梦雷:《古今医书集成医部全录》,北京:人民卫生出版社,1988年。

陈念祖:《医学寻源易简录》,清末刻本。

(宋)陈文中撰,宋咏梅、林绍志点校:《陈氏小儿病源、痘疹方论》,上海:上海科学技术出版社,2003年。

陈逊斋:《金匮要略改正并注》,1949年油印本。

陈逊斋:《伤寒病大义》,民国油印本。

陈逊斋编撰,张金鑫点校:《伤寒论改正并注》,北京:学苑出版社,2011年。

陈玉麟、陈扬禄:《南阳陈氏族谱》,民国二十二年铅印本。

(宋)陈造:《江湖长翁集》,文渊阁四库全书本。

陈振孙:《直斋书录解题》,上海:上海古籍出版社,1987年。

[日]丹波元胤编:《中国医籍考》,北京:人民卫生出版社,1983年。

邓瑞全、王冠英主编:《中国伪书综考》,合肥:黄山书社,1998年。

邓铁涛、刘小斌主编:《中医近代史论文集》,中医研究院学术委员会,2000年。

丁福保:《四部总录·医药编》,北京:商务印书馆,1955年。

杜建主编:《台湾中医药概览》,北京:中国医药科技出版社,1990年。

[日]夫马进著,伍跃、杨文信、张学锋译:《中国善会善堂史研究》,北京:商务印书馆,2005年。

福建省卫生防疫站、中国医学科学院流行病微生物研究所编:《福建省鼠疫流行史》,福建省卫生防疫站、中国医学科学院流行病微生物研究所,1973年。

福建卫生厅中医处、厦门卫生局吴瑞甫学术研究领导小组:《吴瑞甫学术研究文选》,福建卫生厅中医处、厦门卫生局吴瑞甫学术研究领导小组,1983年。

福建中医药大学图书馆编:《陈永平先生古籍图书捐赠纪念册》,福建中医药大学图书馆,2022年。

福建中医药大学图书馆编:《潘欣兰老中医古籍捐赠纪念册》,福建中医药大学图书馆,2013年。

福建中医药大学图书馆编:《盛国荣教授家藏文献捐赠纪念册》,福建中医药大学图书馆,2015年。

[日]冈西为人著,郭秀梅整理:《宋以前医籍考》,北京:人民卫生出版社,1958年。

高日阳、刘小斌主编:《岭南医籍考》,广州:广东科技出版社,2011年。

龚胜生编著:《中国三千年疫灾史料汇编(先秦至明代卷)》,济南:齐鲁书社,2019年。

郭蔼春主编:《中国分省医籍考》,天津:天津科学技术出版社,1987年。

(清)郭柏苍著,胡枫泽校点:《闽产录异》,长沙:岳麓书社,1986年。

(明)皇甫录:《皇明纪略》,北京:中华书局,1985年。

黄璐琦、张瑞贤主编:《道地药材理论与文献研究》,上海:上海科学技术出版社,2016年。

黄有霖主编:《福建省政协文史资料选编(医家类)》,厦门:厦门大学出版社,2015年。

(清)黄虞稷撰,瞿凤起、潘景郑整理:《千顷堂书目》,上海:上海古籍出版社,1990年。

纪昀:《四库全书总目提要》,石家庄:河北人民出版社,2000年。

嘉庆《钦定大清会典事例》,续修四库全书本。

贾得道:《中国医学史略》,太原:山西人民出版社,1979年。

贾维诚:《三百种医籍录》,哈尔滨:黑龙江科学技术出版社,1982年。

晋江市档案局(馆):《晋江侨批集成与研究》,北京:九州出版社,2014年。

[美]柯为良:《全体阐微》,光绪十五年福州圣教医馆刻本。

李成文等:《现代版中医古籍目录(1949—2012)》,北京:中国中医药出版社,2014年。

李茂如、胡天福、李若钧:《历代史志书目著录医籍汇考》,北京:人民卫生出版社,1994年。

李迅:《集验背疽方》,文渊阁四库全书本。

李云编著:《中医人名大辞典》,北京:中国中医药出版社,2016年。

(清)力钧著,王宗欣点校:《难经古注校补》,北京:学苑出版社,2015年。

林慧光主编:《陈修园医学全书》,北京:中国中医药出版社,2015年。

林慧光主编:《杨士瀛医学全书》,北京:中国中医药出版社,2006年。

(清)林开燧撰,张琳叶、焦振廉校注:《林氏活人录汇编》,北京:中国中医药出版社,2015年。

刘德荣主编:《福建医学史略》,福州:福建科学技术出版社,2011年。

刘德荣、邓月娥主编:《福建历代名医学术精华》,北京:中国中医药出版社,

2012 年。

　　刘德荣主编:《福建历代名医名著珍本精选》(第 3 卷),北京:中国中医药出版社,2016 年。

　　刘时觉:《四库及续修四库医书总目》,北京:中国中医药出版社,2005 年。

　　刘时觉:《宋元明清医籍年表》,北京:人民卫生出版社,2005 年。

　　刘时觉:《中国医籍续考》,北京:人民卫生出版社,2011 年。

　　刘通:《麻阳斋随笔》,福州:海潮摄影艺术出版社,2009 年。

　　(宋)刘信甫编著,李克夏点校:《活人事证方·活人事证方后集》,北京:中医古籍出版社,2017 年。

　　刘洋:《近代山西医学史:中医体制化历程》,太原:山西人民出版社,2018 年。

　　刘玉成、王旭东:《金陵百年中医》,南京:南京出版社,2013 年。

　　(清)陆心源著、冯惠民整理:《仪顾堂书目题跋汇编》,北京:中华书局,2009 年。

　　吕坤:《新吾吕先生实政录》,文渊阁四库全书本。

　　(元)马端临:《文献通考》,北京:中华书局,2011 年。

　　马继兴:《马继兴医学文集(1943—2009)》,北京:中医古籍出版社,2009 年。

　　马继兴:《日本现存中国稀觏古医籍丛书》,北京:人民卫生出版社,1999 年。

　　钱曾:《也是园藏书目》,北京:国家图书馆出版社,2014 年。

　　钱曾著,瞿凤起编:《虞山钱遵王藏书目录汇编》,上海:古典文学出版社,1958 年。

　　裘沛然主编:《中国医籍大辞典》,上海:上海科学技术出版社,2002 年。

　　裘庆元辑:《珍本医书集成》,北京:中国医药科技出版社,2016 年。

　　裘诗庭编:《珍本医书提要》,北京:中医古籍出版社,2010 年。

　　泉州市卫生志编纂委员会:《泉州市卫生志》,福州:福建人民出版社,2000 年。

　　任继愈主编:《道藏提要》,北京:中国社会科学出版社,1991 年。

　　[日]涩江全善、森立之等撰,杜泽逊、班龙门点校:《经籍访古志》,上海:上海古籍出版社,2014 年。

　　上洋颍川陈氏族谱编委会:《上洋颍川陈氏族谱》,上洋颍川陈氏族谱编委会,1994 年。

尚志钧:《中国本草要籍考》,合肥:安徽科学技术出版社,2009 年。

(宋)苏颂撰,胡乃长、王致谱辑注:《图经本草》,福州:福建科学技术出版社,1988 年。

(宋)苏颂编撰,尚志钧辑校:《本草图经辑校本》,北京:学苑出版社,2017 年。

孙坦村、肖诏玮主编:《福州近代中医流派经验荟萃》,福州:福建科学技术出版社,1994 年。

(明)童养学辑、刘文礼、罗珊珊校注:《伤寒六书纂要辨疑》,北京:中国中医药出版社,2015 年。

(明)童养学著,张大明校注:《伤寒活人指掌补注辨疑》,北京:中国中医药出版社,2015 年。

(元)脱脱等撰:《宋史》,北京:中华书局,1977 年。

万历《大明会典》,续修四库全书本。

(明)汪天锡:《官箴集要》,嘉靖十四年刊本。

王瑞祥主编:《中国古医籍书目提要》,北京:中医古籍出版社,2009 年。

(宋)王应麟:《玉海》,扬州:广陵书社,2003 年。

王则辉:《德辉堂古传验方》,台北:燕征印刷厂,1985 年。

吴锡璜:《吴瑞甫家书(外一种)》,厦门:厦门大学出版社,2018 年。

吴小化、温汉荣、廖炎兆等主编:《高陂记忆》,北京:五洲传播出版社,2013 年。

肖林榕、林端宜主编:《闽台历代中医医家志》,北京:中国医药科技出版社,2007 年。

肖林榕、林端宜主编:《台湾地区中医药概览(1990—2008)》,北京:科学出版社,2010 年。

肖诏玮、黄秋云主编:《壶天墨痕——近现代榕医锦翰》,福州:福建科学技术出版社,2012 年。

萧诏玮、黄秋云、孙坦村等主编:《榕峤医谭——福州历代中医特色》,福州:福建科学技术出版社,2009 年。

(明)萧京著,刘德荣、陈玉鹏校注:《轩岐救正论》,北京:线装书局,2011 年。

谢阳谷:《百年北京中医》,北京:化学工业出版社,2007年。

(明)熊宗立:《名方类证医书大全》,北京:中医古籍出版社,2012年。

(明)熊宗立撰,姚惠萍、李睿校注:《医学源流》,上海:上海科学技术出版社,2014年。

(明)熊宗立编著,王今觉、王嫣点校注释修订:《珍珠囊补遗药性赋》,北京:中国中医药出版社,2020年。

徐榕青主编:《福建道地药材现代研究》,福州:福建科学技术出版社,2014年。

(明)薛己等撰,张慧芳等校注:《薛氏医案》,北京:中国中医药出版社,1997年。

薛清录主编:《中国中医古籍总目》,上海:上海辞书出版社,2007年。

严世芸主编:《中国医籍通考》,上海:上海中医学院出版社,1992年。

(明)杨士奇等编:《文渊阁书目》,上海:商务印书馆,1937年。

(宋)叶大廉撰辑,唱春莲、金秀梅点校:《叶氏录验方》,上海:上海科学技术出版社,2003年。

佚名:《跌打科杂书》,民国抄本,福建中医药图书馆藏。

佚名:《江湖游医摆摊卖药心得》,个人收藏电子版。

佚名:《卖药点章》,个人收藏电子版。

余瀛鳌、傅景华主编:《中医古籍珍本提要》,北京:中医古籍出版社,1992年。

俞慎初主编:《闽台医林人物志》,福州:福建科技出版社,1988年。

(明)虞抟著,郭瑞华、马湃、王爱华等点校:《医学正传》,北京:中医古籍出版社,2002年。

麦群忠、魏以成编:《中国古代科技要籍简介》,太原:山西人民出版社,1984年。

张伯礼总主编,朱建平主编:《百年中医史》,上海:上海科学技术出版社,2016年。

张廷玉等:《明史》,北京:中华书局,1974年。

赵法新、胡永信、雷新强等主编:《中医文献学辞典》,北京:中医古籍出版社,2000年。

郑奋扬:《验方别录》,光绪二十一年福州刻本。

郑金生主编:《海外回归中医善本古籍丛书》,北京:人民卫生出版社,2002年。

(清)郑玉成:《活人慈航》,清光绪刻本。

中国医籍提要编写组:《中国医籍提要》,长春:吉林人民出版社,1984年。

(清)周士祢著,江月斐校注:《婴儿论》,北京:中国中医药出版社,2015年。

(宋)朱端章编,(宋)徐安国整理,杨金萍点校:《卫生家宝产科备要》,上海:上海科学技术出版社,2003年。

(宋)朱端章辑,杨雅西、平静、于鹰等校注:《卫生家宝方》,北京:中国中医药出版社,2015年。

朱人求、和溪主编:《苏颂全集》(第二册),北京:国家图书馆出版社,2020年。

朱维幹辑录,李瑞良增辑:《四库全书闽人著作提要》,福州:福建人民出版社,2001年。

四、论文

蔡捷恩:《〈闽台医林人物志〉补遗(续一)》,《福建中医药》1990年第2期。

陈乡钱、肖林榕、严雅英:《〈医鼎阶〉的作者与学术特点》,《中华医史杂志》2014年第3期。

崔为:《〈伤寒医约录〉钩沉》,《世界中西医结合杂志》2007年第1期。

福建中医药研究所医史研究室:《关于陈修园的二三事》,《福建中医药》1958年第4期。

高施、林丹红:《地方志中历代福建医家之医案医事分布评析》,《福建中医药大学学报》2013年第6期。

高施、林丹红:《建本医书刻印及其影响》,《福建中医药大学学报》2013年第4期。

郭霭春、高文柱:《地方志与医学文献整理》,《中医杂志》1983年第10期。

胡雅洁:《1980年以来国内宋元明清疫病史研究综述》,《黑龙江史志》2013年第21期。

黄坚航:《福建乌梅的道地性研究》,《中药材》2004年第10期。

纪征瀚:《〈痧症全书〉及其主要传本》,《中华医史杂志》2008 年第 3 期。

金丽、郑洪:《吴瑞甫〈卫生学讲义〉科学与人文健康理念评析》,《江西中医药大学学报》2019 年第 5 期。

孔庆洛:《关于林祖成的籍贯及其他》,《福建中医药》1991 年第 4 期。

赖文、李永宸、张涛等:《近 50 年的中国古代疫情研究》,《中华医史杂志》2002 年第 2 期。

李文旭:《〈走街会心录〉与清初闽台走街医学》,《中华医史杂志》1995 年第 1 期。

林春贵:《宁德长溪考》,《福建史志》2015 年第 5 期。

林竞成、曾健:《建泽泻的由来与产地考证》,《海峡药学》1996 年第 4 期。

林凌:《郑奋扬生平及学术特点》,《福建中医药大学学报》2012 年第 5 期。

林晓岚、林丹红:《地方志中宋代福建医家分布评价》,《福建中医药大学学报》2012 年第 2 期。

林晓岚:《基于旧志的福建四堡雕版印刷医学文献研究》,福建中医药大学硕士学位论文,2013 年。

林星:《近代福建传染病的流行及其防治机制探析》,《中共福建省委党校学报》2003 年第 9 期。

林雪娟、林楠:《〈神验医宗舌镜〉述评》,《湖北中医杂志》2004 年第 3 期。

刘德荣:《朱端章与〈卫生家宝产科备要〉》,《福建中医药》1987 年第 5 期。

马海艳:《明清福建中药材历史地理初探(1368—1911)》,暨南大学硕士学位论文,2018 年。

裴俭、郑金生:《〈补遗雷公炮制便览〉一书的坎坷经历》,《中医文献杂志》2007 年第 3 期。

苏晴、黄泽豪:《从〈闽产录异〉看清代福建中药材生产情况》,《中药材》2019 年第 2 期。

万芳、钟赣生:《方志与药学史研究之刍议》,《中国药学杂志》1998 年第 3 期。

王姝琛、崔为:《陈修园〈家藏心典〉探赜》,《长春中医药大学学报》2007 年第 2 期。

王兴亚:《明代养济院研究》,《郑州大学学报》1989 年第 3 期。

熊益亮、孙鑫、薛含丽等:《中国古代疫病文献研究述评》,《中华中医药杂志》2022 年第 8 期。

杨金萍、刘更生、王振国:《从〈卫生家宝产科备要〉印鉴考察名家递藏》,《中华医史杂志》2006 年第 1 期。

余新忠:《20 世纪以来明清疾疫史研究述评》,《中国史研究动态》2002 年第 10 期。

张孙彪、陈玉鹏、林楠:《近代福建"三山医学传习所"考略》,《中华医史杂志》2011 年第 6 期。

郑振满:《民间历史文献与文化传承研究》,《东南学术》2004 年增刊。